イラスト授業シリーズ

ひと目でわかる　HOW FOOD WORKS
食べ物のしくみとはたらき図鑑

イラスト授業シリーズ

ひと目でわかる
食べ物のしくみと
はたらき図鑑
HOW FOOD WORKS

北村真理／屋良佳緒利［日本語版監修］

千葉喜久枝［訳］

創元社

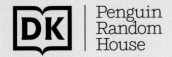

Original Title: How Food Works: The Facts Visually Explained
Copyright ©2017 Dorling Kindersley Limited
A Penguin Random House Company

Japanese translation rights arranged with
Dorling Kindersley Limited, London
through Fortuna Co., Ltd. Tokyo.

For sale in Japanese territory only.

Printed and bound in China

For the curious
www.dk.com

〈イラスト授業シリーズ〉
ひと目でわかる　食べ物のしくみとはたらき図鑑

2019年1月20日第1版第1刷　発行
2023年3月10日第1版第3刷　発行

日本語版監修者　北村真理、屋良佳緒利
訳　者　　　　　千葉喜久枝
発行者　　　　　矢部敬一
発行所　　　　　株式会社 創元社
　　　　　　　　https://www.sogensha.co.jp/
　　　　　　　　本社 〒541-0047 大阪市中央区淡路町4-3-6
　　　　　　　　Tel. 06-6231-9010　Fax. 06-6233-3111
　　　　　　　　東京支店 〒101-0051 東京都千代田区神田神保町1-2田辺ビル
　　　　　　　　Tel. 03-6811-0662

　　　　　　　　© 2019 CHIBA Kikue
　　　　　　　　ISBN978-4-422-74033-1 C0077

〔検印廃止〕
落丁・乱丁のときはお取り替えいたします。

JCOPY 〈出版者著作権管理機構　委託出版物〉
本書の無断複製は著作権法上での例外を除き禁じられています。複製される
場合は、そのつど事前に、出版者著作権管理機構（電話 03-5244-5088、
FAX03-5244-5089、e-mail: info@jcopy.or.jp）の許諾を得てください。

ヒトは何を食べてきたのか ⋯⋯⋯⋯⋯ 8

第1章
食べ物の基本

栄養素 ⋯⋯⋯⋯⋯⋯⋯⋯⋯⋯⋯⋯ 12

空腹と食欲 ⋯⋯⋯⋯⋯⋯⋯⋯⋯⋯ 14

風味 ⋯⋯⋯⋯⋯⋯⋯⋯⋯⋯⋯⋯⋯ 16

匂いと味 ⋯⋯⋯⋯⋯⋯⋯⋯⋯⋯⋯ 18

栄養素の消化 ⋯⋯⋯⋯⋯⋯⋯⋯⋯ 20

炭水化物 ⋯⋯⋯⋯⋯⋯⋯⋯⋯⋯⋯ 22

食物繊維 ⋯⋯⋯⋯⋯⋯⋯⋯⋯⋯⋯ 24

タンパク質 ⋯⋯⋯⋯⋯⋯⋯⋯⋯⋯ 26

脂肪 ⋯⋯⋯⋯⋯⋯⋯⋯⋯⋯⋯⋯⋯ 28

コレステロール ⋯⋯⋯⋯⋯⋯⋯⋯ 30

ビタミン ⋯⋯⋯⋯⋯⋯⋯⋯⋯⋯⋯ 32

ミネラル ⋯⋯⋯⋯⋯⋯⋯⋯⋯⋯⋯ 34

水 ⋯⋯⋯⋯⋯⋯⋯⋯⋯⋯⋯⋯⋯⋯ 36

インスタント食品 ⋯⋯⋯⋯⋯⋯⋯ 38

自然食品 ⋯⋯⋯⋯⋯⋯⋯⋯⋯⋯⋯ 40

過剰か不足か? ⋯⋯⋯⋯⋯⋯⋯⋯ 42

第2章
貯蔵と調理

どれだけ新しいと新鮮なのか? ⋯⋯⋯ 46

保存 ⋯⋯⋯⋯⋯⋯⋯⋯⋯⋯⋯⋯⋯ 48

冷蔵と冷凍 ⋯⋯⋯⋯⋯⋯⋯⋯⋯⋯ 50

発酵 ⋯⋯⋯⋯⋯⋯⋯⋯⋯⋯⋯⋯⋯ 52

ローフード ⋯⋯⋯⋯⋯⋯⋯⋯⋯⋯ 54

食べ物の加工処理 ⋯⋯⋯⋯⋯⋯⋯ 56

添加物 ⋯⋯⋯⋯⋯⋯⋯⋯⋯⋯⋯⋯ 58

調理法 ⋯⋯⋯⋯⋯⋯⋯⋯⋯⋯⋯⋯ 60

加熱調理による食べ物の変化 ⋯⋯⋯ 62

安全な調理 ⋯⋯⋯⋯⋯⋯⋯⋯⋯⋯ 64

第3章 食べ物の種類

赤身肉	68	ファイトケミカル	110
白身肉	70	葉物野菜	112
肉の部位	72	アブラナ類	114
加工肉	74	根菜類	116
肉の代用品	76	ネギの仲間	118
魚	78	果菜類	120
貝・甲殻類	80	甘い果実	122
卵	82	キノコと菌類	124
乳と乳糖	84	ナッツと種子	126
ヨーグルトと生きた培養菌	86	トウガラシなど辛い食品	128
チーズ	88	スパイス	130
デンプンを多く含む食品	90	ハーブ	132
穀物	92	塩	134
パン	94	油脂	136
麺とパスタ	96	砂糖	138
グルテン	98	血糖の高値と低値	140
豆類	100	デザート	142
大豆	102	チョコレート	144
ジャガイモ	104	砂糖菓子	146
果物と野菜	106	代替食品	148
スーパーフード	108		

第4章 飲み物

飲料水	152
コーヒー	154
茶	156
果物ジュースとスムージー	158
炭酸飲料	160
エネルギー補給飲料	162
アルコール	164
蒸留酒	166
アルコールと体	168
ワイン	170
ビール	172

第5章 食事

バランスの取れた食事 … 176
サプリメントは必要か？ … 178
食事のパターン … 180
西洋の食生活 … 182
東洋の食生活 … 184
宗教と倫理的信念に … 186
のっとった食事
菜食主義者とビーガン … 188
エネルギー出納 … 190
食事と運動 … 192
カロリーの計算 … 194
低糖質食 … 196
高繊維食 … 198
断続的断食法 … 200

デトックス … 202
人気のダイエット法 … 204
アレルギー … 206
不耐症 … 208
アレルゲン除去食 … 210
食事と血圧 … 212
心疾患と脳卒中 … 214
糖尿病 … 216
がん、骨粗しょう症、 … 218
貧血
妊娠中に摂取 … 220
すべきもの
赤ん坊と幼児 … 222
摂食障害 … 224

第6章 食べ物と環境

世界に食料を供給する … 228
集約農業か、 … 230
有機農法か？
工場飼育か、 … 232
平飼いか？
フェアトレード … 234
食品偽装 … 236
食品廃棄物 … 238
フードマイレージ … 240
遺伝子組み換え食品 … 242
魚の乱獲と持続可能な … 244
漁業
未来の食品 … 246

索引 … 248
謝辞 … 256

肉食

200万年以上前、私たちの祖先が肉食を始めてから、肉がもたらした余剰カロリーと消化に必要なエネルギーの減少により腸が小さくなったので、脳が大きくなり多くのエネルギーを消費するようになったのかもしれない。しかし肉食はまれで、依然として穀物など植物が主な食糧であっただろう。

加熱調理

ホモ・サピエンスが進化した20万年前よりもはるか昔から、私たちの祖先は加熱調理していた。加熱により食べ物は消化しやすくなったので、より多くのカロリーを得、咀嚼と貯蔵処理に多くの時間とエネルギーをかけずにすむようになった。食べ物の種類の広がりだけでなく、あごの筋肉と消化管がより小さくなったので、脳はさらに大きく発達したのかもしれない。

- 80万年前　火を利用していた考古学的な証拠
- 7万年前　調理用の炉の痕跡が広範囲に見られる
- 1万5,000年前　パン（無発酵）の発明

200万年前 ── 100万年前 ── 50万年前 ── 5万年前 ── 1万年前

- 1万2,000年前　山羊の家畜化
- 9,500年前　米の栽培
- 9,000～8,500年前　羊の家畜化

ヒトは何を食べてきたのか

ヒトが進化していく過程で食事は大きく変化し、それに応じて私たちの体も変化してきた。食の変化が起きた年代を定めるのは困難だが興味深い。加熱調理の起源は、考古学と遺伝学の示す証拠を専門家がどう解釈するかによって、30万年前か、180万年前までさかのぼると考えられている。それでも、ヒトがこれまでに食べてきたものが私たちの体にどのような影響をおよぼしたのか、科学者は把握しつつある。

食の歴史における重要な出来事

何万年以上にもわたる食事の変化とともに、ヒトの解剖学的構造と生理機能は進化してきた。食の変化における画期的出来事には、肉食や加熱調理などのように、はるか昔に起こったことなので、すでに私たちの体が適応していることもある。もっと最近の変化に体が適応しているかどうか、まだわかっていない。これまでに明らかになっているのは、エネルギー密度の高い食べ物があふれている現代の食生活には、私たちの健康にきわめて有害な側面もあるということだ。歴史を振り返ることで、もっと健康的な食生活を送るようになるかもしれない。

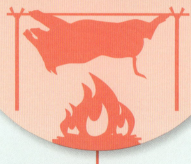

なぜアジア人に牛乳不耐症が多く見られるのか？

牛乳に含まれる乳糖への不耐症がアジア出身の人々により多く見られるのは、アジアでは家畜牛の伝播が世界の他の地域よりもずっと遅かったからである。

コロンブス交換

15、6世紀にヨーロッパ人が初めてアメリカ大陸の先住民と出会った時、それまでどの民族も経験したことのないほど大規模な食物の交換が始まった。ジャガイモとトウモロコシはまたたく間に旧世界の主要産物となり、アメリカ大陸に持ち込まれたサトウキビは繁茂した。

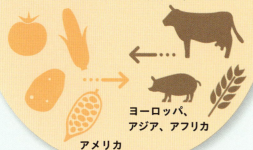

アメリカ ／ ヨーロッパ、アジア、アフリカ

甘い物への嗜好

私たちの祖先にとって甘い物はごちそうだった。ハチミツや熟した果物は豊かなエネルギー供給源であったが、めったに入手できなかった。今や甘い物があふれているが、甘い物への嗜好は肥満と、肥満に関連した病気の一因となっている。

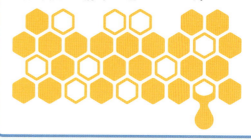

- 8,000年前 牛の家畜化
- 7,000年前 サトウキビの栽培
- 6,000年前 チーズとアルコール飲料の発明
- 紀元前1800年 中央アメリカでチョコレートが飲用される
- 997年 「ピッツァ」という言葉がイタリアで初めて使われる
- 1911年 合衆国で家庭用冷蔵庫が登場

5,000年前 ― 西暦紀元 ― 1000年 ― 2000年

- 6,000年前 ニワトリの家畜化
- 8,000年前 ジャガイモの栽培
- 4,000年前 トウモロコシの栽培、エジプトで発酵パンが発明される
- 1585年 チョコレートがヨーロッパに伝えられる

穀物の栽培により定住が可能になった。それにより多くの子どもを育てることが容易になったので、ほどなくして、ほとんどの地域で狩猟採集民を打ち負かした。とはいえ、限られた栄養と高い人口密度のため、狩猟採集民よりも栄養状態はよくなかった。

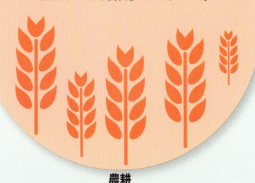

農耕

人間は何千年もの間食物を交易してきたが、ごく最近まで、遠く離れた場所まで運ぶことができたのは長期保存可能な作物だけであった。高速輸送技術に加えて、冷蔵冷凍技術の発展のおかげで、お金の余裕があれば、世界中の食べ物を食卓に並べることができるようになった。

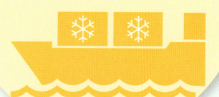

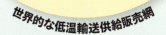

世界的な低温輸送供給販売網

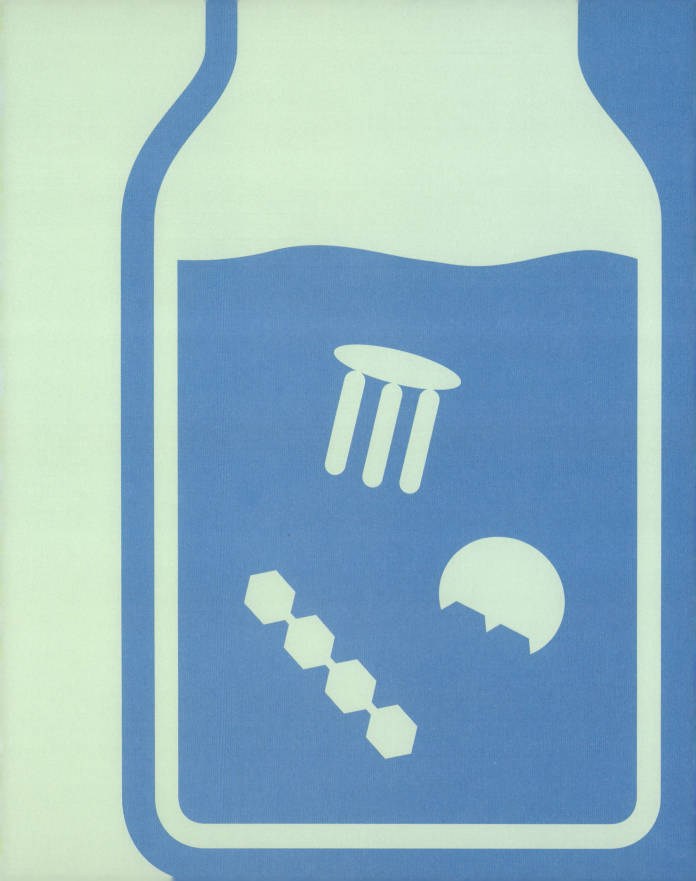

第1章

食べ物の基本

栄養素

体が正常にはたらくには、活力のための燃料と、体の成長と必要な維持管理のための構成物質、加えて、多くの代謝過程が確実に円滑におこなわれるよう、わずかな量ではあるが重要な化学成分の配合を必要とする。体はバランスの取れた食事に含まれる栄養素から、必要なものをほとんどすべて作ることができる。

体は何を必要とするのか？

食事に含まれる必須栄養素——水、炭水化物、タンパク質、脂肪、ビタミン、ミネラル——の適切な組み合わせによって、体は効率よくはたらき、健康を保つことができる。基本栄養素以外にも、果物や野菜に含まれるファイトケミカルや、ある種の魚に含まれる脂肪酸のように、必ずしも必要とは限らないが、体によいことがわかっている栄養素もある。プロバイオティクス（87頁参照）入りの食品などの機能性食品、あるいは栄養補助食品は、病気の予防を含め、栄養価以上の健康効果があると考えられている。

栄養失調

栄養失調は、適切な量の栄養素が不足している食事が原因で起こる。炭水化物とタンパク質の不足は子どもの発育と成長に障害をもたらし、ビタミンとミネラルの不足はある種の病気を引き起こす。たとえば、鉄分が不足すると貧血を起こす。栄養過多は、高カロリーの食事が原因の肥満など、栄養素の供給過剰が健康上の問題を引き起こす場合に見いだされる。

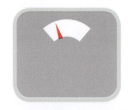

炭水化物

炭水化物は体の主要なエネルギー源で、体は単糖類とより複雑なデンプンをブドウ糖に変え、それが私たちの細胞の燃料となる。食物繊維に富む全粒粉と果物と野菜はもっとも健康によい炭水化物の供給源である。

水

人体の約65％は水が占めている。消化、呼吸、発汗、排尿により絶え間なく失われるため、水分は定期的に補給される必要がある。

ミネラル

さまざまな食品に含まれるミネラルは骨、髪、皮膚、血球を作るうえで不可欠である。さらに神経の作用を高め、食物をエネルギーへ変えるのを助ける。不足すると慢性疾患を引き起こす可能性がある。

糖

大腸

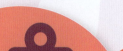

第1章 食べ物の基本
栄養素

必要なものを得る
私たちが食べたものは消化器系で分解・吸収される（20-21頁参照）。ほとんどの栄養は小腸で吸収される。

細胞を作り維持する
細胞は人体の機能上の基本単位で、体のさまざまな組織と器官を構成する。私たちの無数の細胞のひとつひとつが、日々の食事から得る栄養素によって作られ、維持される。栄養不足で細胞がきちんと機能しなければ、組織と器官に欠陥が生じ、さまざまな不調や病気の原因となる。

タンパク質
タンパク質はアミノ酸へ分解される。体はアミノ酸をエネルギーとして用いることもできるが、アミノ酸の主な役割は組織の成長と修復の構成単位としてである。健康によいタンパク源には豆、赤身肉、乳製品、卵がある。

アミノ酸

細胞を支える
さまざまな栄養素が細胞の形成と成長を支える。細胞の主な構造はアミノ酸と脂肪酸から作られ、どの細胞も炭水化物や脂肪酸によって燃料を供給される。

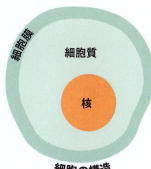

細胞の構造（細胞膜／細胞質／核）

脂肪
脂肪は豊かなエネルギー源で、脂溶性ビタミンの吸収に役立つ。必須脂肪酸を体は作り出すことができないので、食物から摂取しなければならない。健康にきわめてよい脂肪は乳製品、ナッツ、魚、植物油から得られる。

脂肪酸

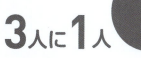

3人に1人
世界で**栄養失調**に苦しむ**人々の割合**

ビタミン
ビタミンは体の代謝過程、特に組織の成長と維持にかかわる過程で不可欠である。ほとんどのビタミンは体内に貯蔵されないため、バランスの取れた食事から定期的に摂取する必要がある。ミネラル同様、ある種のビタミンが不足すると欠乏性疾患を引き起こすことがある。

「健康によい食事」とは？
健康によい食事とは、さまざまな食品から、体が必要とするすべての必須栄養素を適度に体に供給する食事である。こうした食事をすれば、健康的な体重を獲得し維持することができるだろう。

胃／小腸

空腹と食欲

空腹は私たちの生存にきわめて重要で、空腹を感じるおかげで私たちは体が機能するのに十分な量を確実に摂取することができる。しかし私たちが多くの時間をかけて食事をするのは、空腹だからではなく、食べ物を味わうからだ──これは食欲のせいである。

空腹感と満腹感
空腹は、脳や消化系や貯蔵脂肪などの複雑に関連し合う器官によって管理される。食べたいという欲求は、低血糖や空っぽの胃などの内的要因や、食べ物を目にするとか、匂いを嗅ぐなどの外的誘因によってよびさまされる。食べ終わると満腹の信号が出され、十分な量を摂取したことを私たちに知らせてくれる。

空腹 vs 食欲
食欲は空腹とは異なるが、ふたつは関連し合っている。空腹とは、低血糖や空っぽの胃など体の合図によって湧き上がる、食べ物を求める生理的な欲求である。食欲は、食物や食物と関連した何かを見たり嗅いだりすることで突き動かされる、食べたいという欲求である。どれだけ食べたかの記憶も食欲においては重要で、短期記憶に障害のある人々は食べた後すぐにまた食べることがある。ストレスも食欲を増す可能性がある。体にはたらきかける特定の作用によって、食欲を抑制するのに役立つものがある。

水
水は胃を膨張させるので満腹感を引き起こす。水はすぐに吸収されるので満腹感は長く続かず、体は栄養素の不足に反応する。

グレープフルーツ
グレープフルーツの香りは迷走神経の活性化を弱めるようで、食欲を減退させる。

食物繊維
食物繊維の豊富な食品は胃を空にするまで時間がかかり、栄養素の吸収を遅くするので、長い時間満腹の状態を保つ。

ニコチン
ニコチンは視床下部で受容体を活性化させ、空腹信号を弱める。

タンパク質
タンパク質は、レプチンなどの食欲を調整するさまざまなホルモンの放出に影響をおよぼし、満腹感を増す。

運動
負荷の高い有酸素運動は飢餓ホルモンの放出に影響をおよぼし、一時的に空腹を抑える。

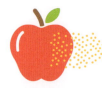
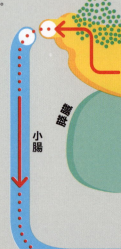

1 空腹を誘発する
実際に空腹かどうかは関係なく、食べ物を見ることで食欲が湧き上がることはある(同じ反応は食事時間の予測によっても起こる)。食べたものは食道を通って胃まで達する。

凡例
- グレリン
- インスリン
- レプチン
- 迷走神経
- → 食物の流れ

2 空っぽの胃
約2時間胃が空になっていると、腸の筋肉が収縮し、最後に残ったかすをすべて空にする。低血糖値が空腹感をつのらせる。グレリンという飢餓ホルモンの値も上昇する。

第1章　食べ物の基本
空腹と食欲

14 / 15

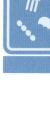

視床下部が迷走神経から「満腹」の信号を受け取る

6 脳が「満腹」信号を受け取る
迷走神経が直接視床下部へ信号を送り、食べ物を摂取したことを脳に伝え、飢餓衝動を抑える。

満腹

レプチン

5 レプチンが脳へ伝わる
脂肪細胞が空腹を抑制するホルモンのレプチンを放出する。食後はさらに多くのレプチンが分泌されるので、満腹を感じる（逆に、食を絶つとレプチンの値は減るので、空腹を感じる）。

迷走神経
インスリン
胃

4 膵臓がインスリンを放出する
膨張する胃と血中のブドウ糖の増加がインスリンの放出を引き起こす。これによりブドウ糖が（肝臓内で）グリコーゲンとなり、その後脂肪に変えられる。さらにインスリンは脳をもっと満腹信号に反応しやすくする。

伸展受容体

脂肪組織

3 胃が広がる
胃がいっぱいになると、伸展受容体が膨張を感知し、空腹を減らす化学物質が放出されるようにする（水などの液体も一時的に胃を広げるが、すぐに吸収されるので、再び空腹状態に戻る）。

消化された食物からブドウ糖が血液の中に放出される

食欲と肥満

肥満の傾向がある人々は、食欲をかきたてる外からの刺激に別の仕方で反応している可能性がある。また満腹ホルモンのレプチンへの感受性が低い可能性もある。残念ながら、レプチンを薬として摂取しても、肥満を防ぐことはできない。大量に摂取したとしても、体はすぐにレプチンに反応しなくなるからだ。

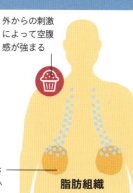

外からの刺激によって空腹感が強まる

レプチンが放出されても反応はない

脂肪組織

抑え難い欲求

特定の食べ物に対する異常なほど激しい欲求は、大多数の人が経験している。栄養素の不足が原因で起きることもあるので、体がその問題について教える方法なのかもしれない。しかしほとんどの場合は純粋に心理的なもので、ストレスか倦怠によって駆り立てられる。通常、欲望の対象となる食べ物は脂肪と砂糖のどちらか（あるいは両方）が大量に含まれており、食べると脳に快楽物質がいっせいに放出される。私たちが欲しているのは、現実の食べ物ではなく、この感覚なのかもしれない。

鉄

チョーク

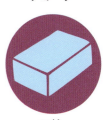

石鹸

どうして空腹になるとお腹が鳴るのか？
食べた後、胃の筋肉は食物を腸へ通過させるために収縮する。胃が空っぽの状態でもこれは起きるが、音を弱めるものが何もないので、大きく鳴り響いてしまう！

異常な欲求
特に妊娠中の女性や幼い子どもなど、土やチョーク、鉄、石鹸など、食品以外の物を食べたいという欲求を抱く人がいる。精神科医はこれを「異食症」と呼ぶ。

風味

私たちが食べるのは、ただ体が必要とするからだけでなく、楽しみのためでもある。そしてそれは少なくともある程度食べ物の風味のおかげである。風味は食べ物の味と匂いの組み合わせで、他の感覚器官からの情報と結びついて、快い体験をもたらしてくれる。

食べ物に風味を与えるのは何か？
食べ物を口にする前であれ、口の中に入っている時であれ、揮発性の化学物質が鼻に入ると私たちは匂いを検知する。それと同時に、舌と口は5種類の基本的な味を検知し、それらが匂いと結びついて風味をもたらす。他の感覚器官も味覚に関わっている。触覚と聴覚は食べ物の食感を教えてくれる。食べ物の色でさえ、味の感じ方に大きな影響をおよぼすことがある。ある研究によれば、オレンジスカッシュの色を変えると、オレンジの風味を正確に識別できなくなったという。

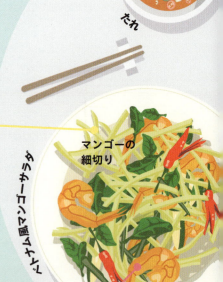

たれ
グリーンマンゴーサラダ
マンゴーの細切り
干しエビ

酸味
ベトナム料理のたれは、酸味のあるライム果汁、塩味の強い魚醤、甘いヤシ糖を、ニンニクとチリとともに混ぜたものを用いて、舌にあるほとんどすべての受容体を一度に活性化させる。酸味は、味蕾が水素イオンを感知するともたらされる。これらは果物や酢などの酸性食品から生じる。

甘味
基本的な味覚のもうひとつが甘味である。甘味受容体は（果物に含まれる）果糖と（砂糖などの）ショ糖の糖分に反応する。アスパルテームなどの人工甘味料は砂糖よりも甘く感じるので、使用量を抑えられる。

発見されていない味はまだあるか？
十分ありうる。金属の味を別の種類の味と主張する人はいる。またカルシウムの粉っぽい味をマウスは感知できるので、人間でも識別できるかもしれない。

「新しい」味
最近、脂肪酸と結びついて「脂肪」味をもたらす受容体が舌に発見された。これが6番目の味かどうかについてはまだ議論されている。別の研究によれば、人間はデンプンの味も感じるとされるが、受容体はまだ発見されていない。太めのフライドポテトを食べれば、新たに提示されたこれらふたつの味が感じられるかもしれない。

フライドポテト

うま味
うま味は最近になって発見された基本的な味覚で、日本語の「うまみ」がそのまま用いられている。食物中のグルタミン酸がうま味として感じられるが、これは干しエビ、醤油、パルメザンチーズなど発酵食品や熟成食品に多く含まれる。

第1章 食べ物の基本
風味　16/17

トマトは、風味をもたらす**222種類の揮発性化学物質**を放出する。

苦味
子どもは苦い食べ物を苦手とすることが多いが、多くの大人は茶、コーヒー、ダーク・チョコレートなどの苦い味を楽しむ。苦味はもっとも繊細な味覚であるが、それは苦味のある有毒な植物を食べないように私たちが進化してきたからかもしれない。

春巻き
ベトナム茶
ベトナム茶
塩味のピーナッツ

塩味
食卓塩は塩化ナトリウムで、人間の口の中にはナトリウムイオンを感知する受容体がある。カリウムなどの近縁の原子によって（それほど強くなくても）受容体が誘発されることもある。

味以外の感覚
舌と口は、5種類の基本的な味だけでなく、味に分類されないその他の感覚も感知することができる。舌の上にある神経は温度や触覚、痛みを感じ取るので、それらの神経を活性化する食べ物は独特の感覚をもたらす。たとえば、炭酸飲料に含まれる二酸化炭素は酸味受容体を活性化するだけでなく、炭酸ガスの泡が触覚受容体も刺激する。これが結びついてシュワシュワ泡立つ感覚をもたらす。

感覚	説明
渋味	茶や生の果実に含まれる化学物質が、粘膜を縮ませる感覚を引き起こして唾液の膜を崩壊させるので、口の中が乾いて苦くなったようになる。
涼味	ミントに含まれるメントールは舌の涼感受容体を敏感にして、冷たい、爽快な感覚をもたらす。
辛味	トウガラシに含まれる化学物質カプサイシンは、舌にある、痛みと熱の受容体を刺激して、焼けるような感覚をもたらす。
しびれ	原因に関しては異論があるが、花椒は、おそらく微細な触覚受容体を刺激することで、しびれやひりひりするような感覚をもたらす。

匂いと風味
食べ物の風味の大半は匂いによるが、匂いが味と異なることもある。これは口の中に食べ物がある時、匂い分子は鼻からではなく、喉の後部から上がるからである（19頁参照）。そのために私たちが感知する分子と順序が変わり、知覚する匂いに違いを与える。コーヒーとチョコレートで特に顕著である。

コーヒー

チョコレート

匂いと味

食べ物の分子が唾液に溶けると、舌と接触する時に味として記録される。食べ物によって放出された、空気で運ばれる揮発性分子は、鼻によって匂いとして感知される。

食べ物を知覚する

食べ物によって空気中に放出されるか、咀嚼されることで放出された分子は、鼻の中の粘液や口の中の唾液のような水分に触れると溶ける。分子はその後、分化した神経細胞によって感知される。その細胞が電気信号を脳に伝え、それぞれの匂いと味を識別、分類する。人間の鼻は何百種類の匂いを嗅ぎ分けられるが、舌は主に5種類の味——あるいはもっと多くの味（16-17頁参照）——を感知する。

嗅覚のしくみ
鼻腔には粘液の薄い膜がある。匂い分子がそこに溶けると、嗅覚受容細胞の終末と結びつく。

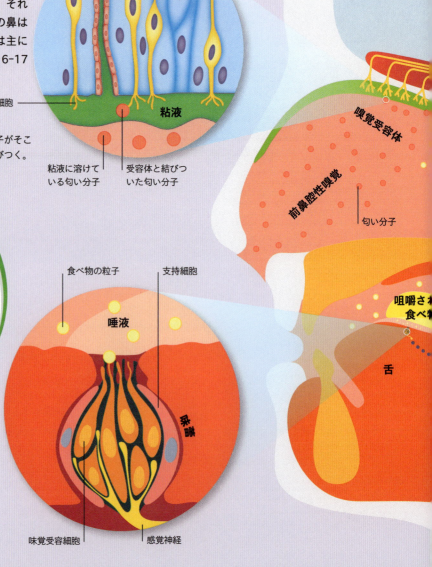

どうして料理の匂いを嗅いだだけで唾液が出てくるのか？
食べ物の匂いを嗅ぐと、感覚情報が脳まで伝えられ、脳から神経信号が唾液腺に送られる。唾液は消化の第一段階の準備をするために作り出される。

味覚のしくみ
舌の表面は味覚受容細胞に満ちている。唾液に溶かされた食べ物と飲み物の化学物質はこれらの細胞と接触する。

第1章 食べ物の基本
匂いと味
18/19

舌の乳頭状突起ひとつに何百種類の味蕾がある

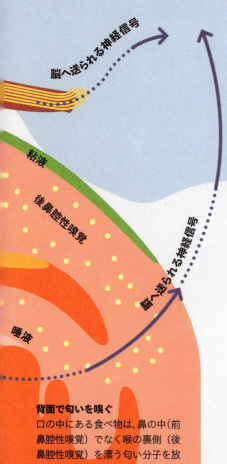

脳へ
鼻の嗅覚受容細胞と舌の味覚受容細胞が神経信号を脳へ送り、匂いと味を記録する。

脳へ送られる神経信号

粘液

後鼻腔性嗅覚

脳へ送られる神経信号

唾液

背面で匂いを嗅ぐ
口の中にある食べ物は、鼻の中（前鼻腔性嗅覚）でなく喉の裏側（後鼻腔性嗅覚）を漂う匂い分子を放出する。あなたが味わっているものの大半は、実際には後鼻腔性嗅覚を通じて感知される匂いで構成される。

食べ物にはどうして味と匂いがあるのか？

初期の人類は進化の過程でさまざまな食物の選択を日々おこなっていた。これにより私たち人間は、1種類の食物を食べ続ける動物よりも多くの味覚受容体を進化させてきた。幼い時は甘い味を好み、苦い味を受けつけない――これは甘味が高カロリーの食べ物を意味し、苦味が毒への警告となった進化の歴史に由来すると考えられる。塩味とうま味への欲求は、塩をはじめとするミネラルと、タンパク質の不足を補うためと考えられる。

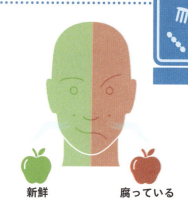

新鮮か、腐っているか？
果物が新鮮（栄養価が高い）か、それとも腐っている（危険度が高い）かを見きわめることは、私たちの祖先の役に立ったであろう。

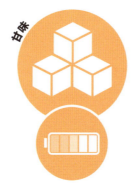
甘味

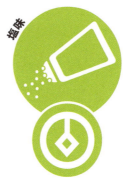
塩味

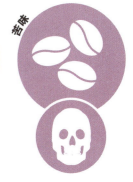
苦味

高カロリー
ハチミツなどの甘い食べ物はたくさんのカロリーを供給する

必須ミネラル類
ナトリウムは私たちの生存に不可欠な多量ミネラルのひとつなので、塩への嗜好が存在する。

毒のしるし
一般的に、苦味は有毒な食べ物の特徴であるが、経験をつんで、ある種の苦味を好むようになることもある。

機内食が味気ないのはなぜか？

飛行機では乾燥した空気のために口がカラカラに渇き、鼻が詰まるので、食べ物や飲み物から放出される分子が口と鼻の中の湿った媒体に溶けることができない。つまり味覚と嗅覚の受容体が分子を正しく検知できなくなる。飛行中は甘味と塩味への感受性が30％低下するので、機内食は塩味を強く効かせていることが多い。不思議なことにうま味は影響を受けないようだ。

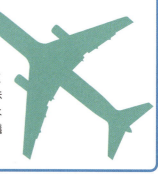

栄養素の消化

体が栄養素を吸収するために、食べ物はまず分解されなければならない――これが消化作用である。食べた物の大半は数時間で腸に達するが、そこにたどり着くまでにいくつかは人により異なる。炭水化物、タンパク質、脂肪はさまざまな消化の段階を経てすべて分解される。一方、食物繊維は比較的もとの状態をとどめる。

食べるとどんなことが起きるのか？

口に入った食べ物は、咀嚼による粉砕と撹拌という物理的作用に消化酵素の化学的作用が組み合わさって、血流に吸収されるくらい小さな分子に分解される。酵素はそれぞれ独特の形をしていて、特定の分子だけを分解できる。そのため私たちの体の中ではたくさんの種類の酵素がはたらいている――口から腸まですっと。

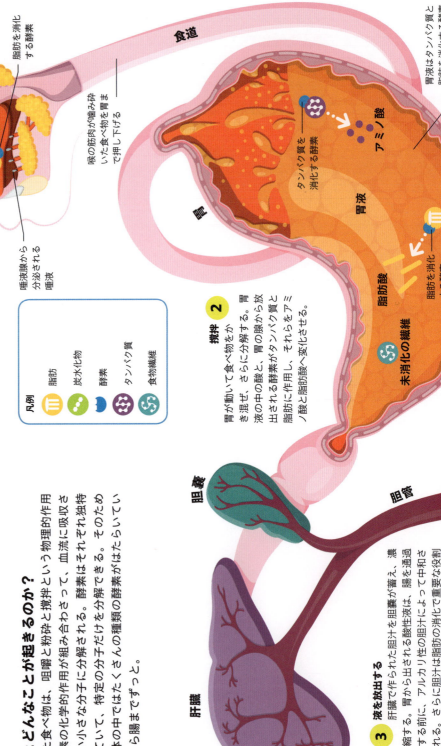

① 口の中へ
噛むことで食べ物は小さな粒子に分解される。これにより消化酵素が作用する表面積が大きくなる。唾液の中の酵素がデンプン（炭水化物の代表例）と脂肪を分解し始める。

デンプンを消化する酵素
脂肪を消化する酵素
唾液腺
歯で咀嚼する
唾液腺から分泌される唾液
食道
喉の筋肉が噛み砕いた食べ物を胃まで押し下げる

胃液はタンパク質と脂肪を消化する酵素を含む
タンパク質を消化する酵素
アミノ酸
胃
胃液
脂肪酸
脂肪を消化する酵素
未消化の繊維

② 撹拌
胃が動いて食べ物をかき混ぜ、さらに分解する。胃液の中の酸と、胃の腺から放出される酵素がタンパク質と脂肪に作用し、それらをアミノ酸と脂肪酸へ変化させる。

凡例
脂肪 ▭
炭水化物 ●●●
酵素 ◗
タンパク質 ✻
食物繊維 ✿

胆嚢
胆管
肝臓

③ 液を放出する
肝臓で作られた胆汁を胆嚢が蓄え、濃縮する。胃から出される酸性液は、腸を通過する前に、アルカリ性の胆汁によって中和される。さらに胆汁は脂肪の消化で重要な役割を演じる。

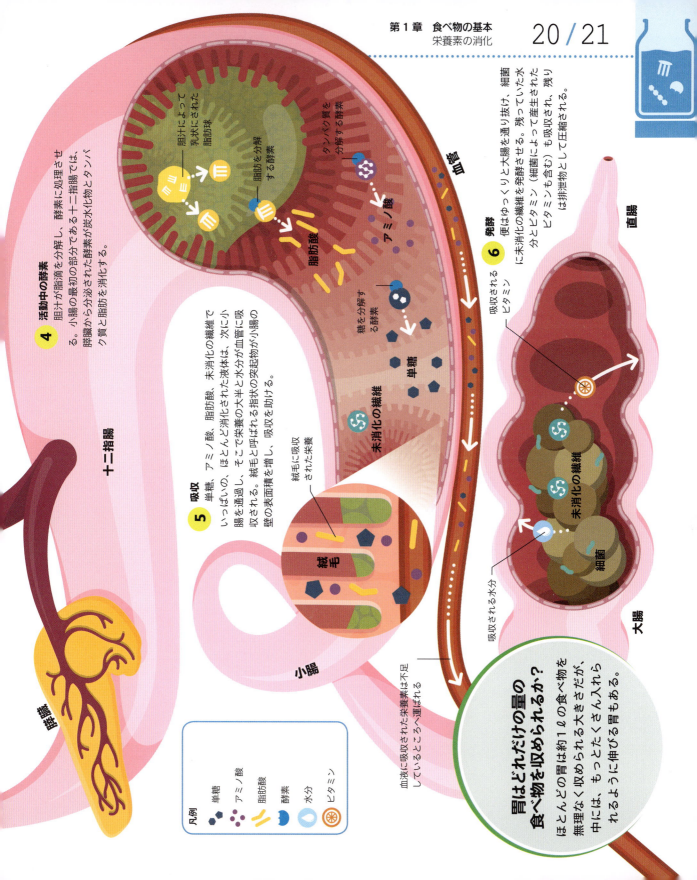

炭水化物

私たちが食べる食物のほとんどは炭水化物を含む。炭水化物は、体にエネルギーを供給する糖とデンプンと、消化器系を健康に保つうえで欠かせない食物繊維を含む。

炭水化物とは何か？

炭水化物の分子は炭素、水素、酸素の原子でできていて、六角か五角の環の形をしている。環がひとつかふたつの場合は糖類だが、環が結びついて直鎖状か枝分かれのある鎖状になるとデンプンなどの複合炭水化物（複合糖質）になる。非常に長く、消化できない鎖は食物繊維を作る（24-25頁参照）。糖とデンプンは体内で、私たちの体の重要なエネルギー源であるブドウ糖へ変えられる。

炭水化物で太るか？

炭水化物を摂り過ぎた場合、体重は増えるかもしれないが、植物繊維の含有量の高い複合炭水化物は健康的な食生活に欠かせない。

デンプン類

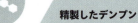

無精製のデンプン
全粒粉パン、シリアル、豆などの食品に含まれる。ゆっくりと分解され、長い時間をかけてエネルギーを放出する。さらに食物繊維、ビタミン、ミネラルのすぐれた供給源でもある。

精製したデンプン
より単純で、より簡単に消化されるデンプンだけが小麦粉や白米などの精製した炭水化物の中に含まれる。簡単に体内で分解し、すぐにエネルギーとなるが、長時間満腹感を保たない。

全粒粉　豆

白米　ケーキ　白パン

糖類

牛乳と天然の糖類
天然の糖類は乳製品とある種の野菜の中に含まれる。これらの食品の中に含まれる食物繊維が、糖が確実にゆっくりと吸収されるようにする。

遊離糖類
これらは精製した食卓用砂糖として食べ物に添加されるが、ハチミツ、シロップ、果汁に天然に存在する。たくさんの「空カロリー（栄養価のないカロリー）」をもたらし、つい摂り過ぎてしまう。

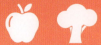
リンゴ　ブロッコリ　牛乳

ハチミツ　果汁　シロップ

炭水化物が不十分だと？

十分に炭水化物を摂らないと、肝臓は脂肪をケトン体へ、タンパク質をブドウ糖へ変え、それらを使ってエネルギーを生む。ケトン産生食は体重を減らすのに役立つかもしれないが、長期的に健康に及ぼす影響についてはよくわかっていない。しかもあなたの息を臭くする可能性もある！

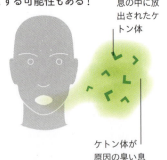
息の中に放出されたケトン体
ケトン体が原因の臭い息

食物繊維

炭水化物は、脳が**気分を安定させる化学物質**を作るのを助けるので、**低糖質食**によって**気分の急激な変動**が起こるかもしれない

第1章　食べ物の基本
炭水化物

体はどのようにして炭水化物を利用するのか

炭水化物を食べると、消化管がそれらを分解して糖に変え、血液に吸収される。ブドウ糖はさまざまな器官と筋肉によってただちにエネルギー源として利用される。果糖（フルクトース）——ブドウ糖と結びついて砂糖を作る単糖——は肝臓でのみ処理される。果糖は脂肪へ変換されやすいため、果糖を多く含む食事を摂っている人々は2型糖尿病を発症する危険性が高い。

1 吸収と分配
　長鎖のデンプン質の炭水化物が吸収されるためには、糖へ分解される必要がある。消化は口の中で始まり、小腸まで続き、そこで糖は血流に入る。

小腸

血管

血流に入って運ばれるブドウ糖分子

血流に入って運ばれる果糖分子

ブドウ糖は肝臓に使われるか、蓄えられる

肝臓

ブドウ糖の一部は、デンプンのような複合糖質のグリコーゲンとして蓄えられる

果糖はブドウ糖へ変えられるか、脂肪として蓄えられる

2 肝臓の役割
　すぐに使うのに必要な量よりも多く炭水化物を摂った場合、肝臓が余剰分をグリコーゲンとして蓄える。血糖値が下がると、蓄えられていたグリコーゲンがふたたびブドウ糖に変えられ、体によって使われる。

脳は体で一番エネルギーを要する器官である

脳

3 エネルギーを使う
　ブドウ糖は体にとって一番簡単に手に入れやすく、もっとも効果的な燃料である。細胞での化学反応がブドウ糖（ブドウ糖が得られない場合は他の分子）を、エネルギーを放出する分子へ変える。

筋肉

筋肉細胞はブドウ糖をエネルギーへ変える

心臓

心臓は体中に栄養を注ぎ込むためにエネルギーを使う

体中に運ばれるブドウ糖

4 脂肪の蓄え
　肝臓のグリコーゲンの蓄えがいっぱいになると、余分なブドウ糖は脂肪に変えられ、体のあちこちに蓄えられ、後に食べ物が乏しくなった時に燃料として用いられる。

食物繊維

食物繊維とは体で分解されない食品成分で、消化管が適切にはたらき続けるのを助ける。植物性の食品にさまざまな量で含まれる。

食物繊維の種類

食物繊維は伝統的に2種類に分類される。水溶性食物繊維は水に溶け、とろみのあるゼリー状の物質を作る。これは果物、根菜、豆などの食品に含まれ、便を柔らかくすることで便秘を防ぐ。不溶性食物繊維はシリアル、ナッツ、種子といった食品に含まれ、便の重量を増すことで腸を健康に保つ。しかし最近の研究は、ふたつのカテゴリーで重なる部分があること、また体内でのはたらきを溶解性によって常に予測できるわけではないことを示している。

植物の皮
多くの植物でもっとも食物繊維の多い部分は皮である。たとえばリンゴの皮は不溶性食物繊維セルロースを豊富に含んでいる。この食物繊維がリンゴの細胞壁の構造を定める。

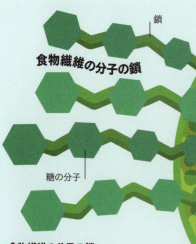

リンゴ

リンゴの細胞

セルロースの分子の鎖が細胞壁に構造をもたらす

植物の細胞

セルロースの繊維

鎖

食物繊維の分子の鎖

糖の分子

つながり合う
リンゴの中のセルロースの繊維はたがいに結びついて固い構造を作り、細胞を支える支持となる。

食物繊維の分子の鎖
食物繊維は糖の分子の長い鎖からなる炭水化物である。しかし他の炭水化物と異なり、胃の中で消化されない。つまり大腸までそのままの状態で達する。

十分な食物繊維を摂る

私たちの多くは食事で十分な食物繊維を摂取していない。穀物がもっとも一般的な供給源だが、小麦粉は食物繊維の豊富な外皮と胚芽を取り除かれて精製されているため、あまり食物繊維を含んでいない。英国は1日18g摂取することを推奨しているが、国によってその値は異なる。

凡例　● 食物繊維 18g　　● 食物繊維18gを摂取するために必要な量

 小麦のシリアル 186g

 干しイチジク 260g

 ヒヨコ豆 419g

 全粒粉のパン 514g

第1章 食べ物の基本
食物繊維

結腸で発酵する複合繊維

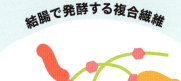

腸内細菌を養う

食物繊維はあなたの腸内細菌叢（腸で生息する細菌と菌類を含む微生物）のための重要な食物源で、細菌は食物繊維を発酵させて、消化可能な脂肪酸へ変える。これらの細菌を健康に保つことが肝心である——腸内細菌叢は他の食物を消化してくれる酵素を作り出して、あなたの健康に影響をおよぼしているが、そのことについて私たちはようやく理解し始めたばかりだ。

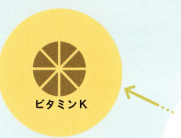

ビタミンの生成
ある種の細菌が生成したビタミンの一部を私たちは吸収し利用している。ビタミンKの一部はそうやって摂取されている。

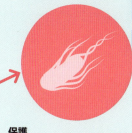

保護
発酵によって作り出された弱い酸が、結腸を悪い細菌の生存にあまり適さない環境にしてくれるので、胃の病気にかかるリスクが下がる。

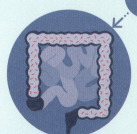

健全な結腸
結腸の中の有益な細菌が便のかさを増やしてくれるので、毒素を弱め、腸を健康に保つ。

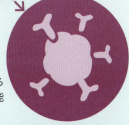

免疫の改善
ある種の腸内細菌は炎症を抑える物質を産生することで、免疫機能を改善してくれる。

食物繊維と健康

たくさんの食物繊維を摂ること（198-99頁参照）で、心疾患、がん、肥満、2型糖尿病のリスクを減らすことができる。食物繊維を多く含む食事は、加工肉を食べることによって増加した結腸がんのリスクを打ち消す（219頁参照）。

予想外の恩恵
食物繊維、特に水溶性食物繊維は胆汁（脂肪を細かい滴に分解する苦い液体）と結びついて、脂肪を排出してくれる。胆汁を補うため、肝臓はコレステロールを血流から取り除かなければならない。心疾患のリスクを食物繊維が減らすのはこのためかもしれない。

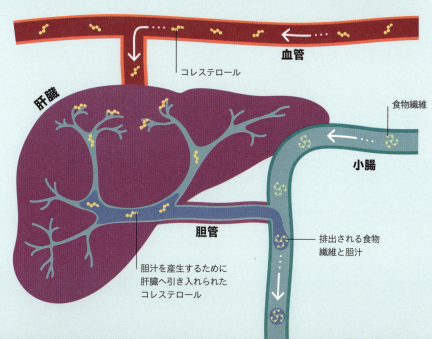

タンパク質

タンパク質はきわめて重要な栄養素である。私たちが食べたタンパク質は基本成分に分解され、新たなタンパク質と、体に必要な他の複雑な分子を作るのに用いられる。エネルギー源としても役立つが、タンパク質の主要な機能は、組織の生成、成長、修復にある。

毎日どのくらいのタンパク質を必要とするのか？

体重1kgあたり約1gのタンパク質が必要とされる。平均的な体格の男性の場合は55g、女性の場合は45gだろう。

タンパク質とは何か？

タンパク質とはアミノ酸と呼ばれる小さな分子の鎖である。通常人間の体内には約20種類のアミノ酸しか存在しないが、どんな組み合わせでもたがいにつながり合うことができるので、無限に異なる型のタンパク質があることになる。

タンパク質を含んだ食べ物を食べると、体はそれをアミノ酸に分解して、さまざまなアミノ酸配列へと組み立て直し、体が必要な種類のタンパク質を作り出す。

タンパク質の重要な特性は折り畳まる能力で、これがそれぞれのタンパク質を独特の形にする。この性質によりタンパク質は体内でさまざまに利用されている。

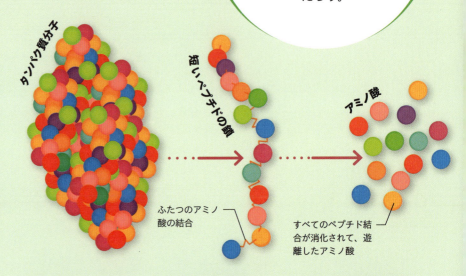

タンパク質
タンパク質は、一本の鎖につながれた多くのアミノ酸で構成された大きく複雑な分子で、密集した形に折り畳んでいることが多い。

タンパク質の断片
アミノ酸の短い鎖はペプチドと呼ばれる。タンパク質が消化されるとペプチドが形成されるが、体も多くの目的のためにペプチドを生成する。

タンパク質の構成要素
アミノ酸は主に炭素、酸素、水素、窒素からなる小さな分子である。人間の体には約20種類のアミノ酸がある。

どうしていくつかのアミノ酸は「必須」なのか？

進化の過程のどこかで、人間は体が必要とする9種類のアミノ酸を生成する能力を失った。そのためにこれら「必須」アミノ酸を食べ物から摂取しなければならない。この9種類のアミノ酸をすべて豊富に含むタンパク質は「完全」と呼ばれる。ほとんどの動物性の食品は完全タンパク質だが、キヌアと豆腐、ナッツや種子もそうである。

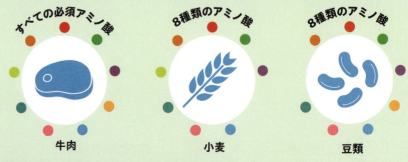

補完的なタンパク源
牛肉などのように、体が必要とするすべての必須アミノ酸が含まれる食品がある一方で、そうでない食品もある。小麦は、アミノ酸リシンの含有量は少ないが、メチオニンは多い。一方豆類には十分なリシンが含まれるが、メチオニンは少ない。これらふたつのタンパク源を組み合わせることで、体が必要とする必須アミノ酸をすべて得られる。

第1章 食べ物の基本
タンパク質

タンパク質の利用法

食物のタンパク質は、アミノ酸に分解されるやいなや、DNAからホルモンや神経伝達物質まで、非常に数多くの重要な分子の生成にかかわる。しかしほとんどのアミノ酸は新しいタンパク質に組み立てられる。そのうちの一部が筋肉などの体の構造を形づくる。その他の多くは、体の重要な化学組成を引き起こして調整する分子の触媒——酵素としてはたらく。

タンパク質は、体の**無数の細胞のひとつひとつ**に存在する

DNA
体はアミノ酸を化学物質の「塩基」に変える。塩基は、ひとたび順番正しく組み立てられると、遺伝暗号を詳細に綴るDNAの構成要素である。

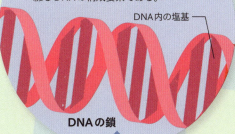

DNA内の塩基
DNAの鎖

細胞膜のタンパク質
細胞膜は細胞の外側の層である。細胞膜の中に埋め込まれたタンパク質によって、その細胞の周囲と情報のやりとりができる——たとえば、分子を通過させることができる。

細胞膜　タンパク質

ホルモン
私たちの体は異なる領域間でメッセージを送るのにホルモンを使う。アドレナリンを含む多くのホルモンはタンパク質またはペプチドである。それらは腺と内臓で作られる。

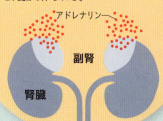

アドレナリン
副腎
腎臓

アミノ酸

筋タンパク質
筋肉は主に筋線維を作る、まっすぐで長い鎖のタンパク質でできている。私たちは筋肉を作るため、また傷ついた筋肉を修復するため、タンパク質を食べる必要がある。

筋肉

神経伝達物質
いくつかのアミノ酸は、脳と神経系に張りめぐらされた神経細胞の間でメッセージを運ぶ分子である神経伝達物質を作るために使われる。

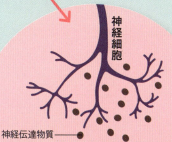

神経細胞
神経伝達物質

脂肪

脂肪は私たちの体の健康に欠かせない。エネルギーの供給と、後で用いるための余分なカロリーの蓄積の他にも、細胞膜の形成からホルモンの産生まで、体内でさまざまな役割を担っている。

脂肪とは何か？

炭水化物とタンパク質と並んで、脂肪は三大栄養素のひとつである。食品の中の脂肪はトリグリセリド分子である。この分子は炭素、水素、酸素の原子でできていて、炭素原子は、グリセロールという短い鎖によって繋ぎ合わされた脂肪酸の長い3本の鎖を形成するように配列されている。各炭素原子は他の炭素原子と1個か2個結合している。その二重結合の数と位置が脂肪酸の種類と体内での作用を変える。脂肪分子を作る脂肪酸は、同じ種類であろうと、違う種類であろうと、可能な種類の脂肪を大量に作り出す。

脂肪分子

このトリグリセリド、すなわち脂肪分子は各種類の脂肪酸をひとつ持つ。真っ直ぐなのは一重結合だけでできた飽和脂肪酸である、鎖に二重結合がひとつあれば、その形は屈曲し、不飽和脂肪酸となる。もっと多くの二重結合があれば、複雑な形をした不飽和結合の多い（多価不飽和脂肪酸）鎖を作る。

脂肪を摂ると太るか？

脂肪はカロリーが高いため、体重増加の一因となるが、甘い食べ物と比べれば、食後長い時間満腹感が続くため、少し脂肪を摂った方が、後で間食しなくてすむかもしれない！

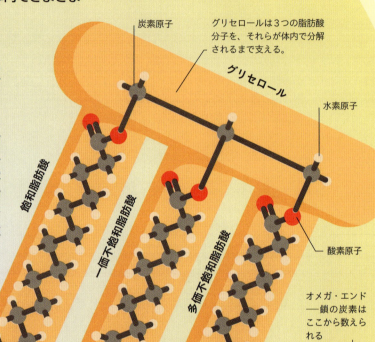

炭素原子

グリセロールは3つの脂肪酸分子を、それらが体内で分解されるまで支える。

グリセロール

水素原子

飽和脂肪酸

一価不飽和脂肪酸

多価不飽和脂肪酸

酸素原子

オメガ・エンド——鎖の炭素はここから数えられる

オリーブ油に含まれるオレイン酸などの脂肪酸は曲がっているため、二重結合がひとつある

肉に含まれるステアリン酸は酸素で完全に飽和しているので、さらに酸素原子を入れる余地はない

炭素と炭素の二重結合により、その炭素と結びついたはずの2個の水素原子を締め出す。2個の水素が不足するので、水素と飽和されず、不飽和脂肪酸となる

オメガ・エンドから3番目の炭素が二重結合した最初の炭素なので、この多価不飽和の鎖はオメガ3脂肪酸になる

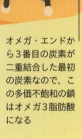

第1章　食べ物の基本
脂肪

体内の脂肪

エネルギーの蓄えとしての用途だけでなく、脂肪には他にも多くの重要な役割がある。脂肪はいくつかのビタミンの吸収と消費（32-33頁参照）を助け、神経組織の組立てと修復に関与している。健康な皮膚と爪を保ち、血圧や免疫系、成長、血液の凝固をつかさどるホルモンの生成に使われる。さらに体内のすべての膜の基礎を形成し、各細胞と細胞内の構造（30頁参照）を取り囲んでいる。

脳と神経組織は脂肪に富んでいる——脳は60％が脂肪で、安定した供給を必要とする

脳

テストステロンやエストロゲンなどのステロイドホルモンは脂肪から作られる

貯蔵脂肪

脂肪は皮膚の下と、もっと体の奥深くの臓器のまわりに蓄えられる

必須脂肪酸

人体は必要とする脂肪の大半を、他の脂肪か素材から作ることができるが、2種類の脂肪酸だけは体内で作ることができない。まさに人体に必須の脂肪酸が、オメガ3脂肪酸、すなわちアルファリノレン酸と、オメガ6脂肪酸、すなわちリノール酸である。どちらもナッツと種子、特にアマの種子に含まれる。他のオメガ3油も、体が十分な量を作ることができない（78-79頁参照）ため、必須脂肪酸と言ってよい。

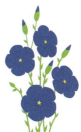

アマニ油の原料であるアマ

脂か油か？

脂という言葉は、バターやラードなど常温で固体の物質を表すのに用いられることが多いが、油は液体である。大ざっぱに言えば、油の方がより多くの不飽和脂肪酸を含む。長年マーガリン（バターの代用品として健康によいとされていた）の製造法として、水素添加により植物油を固める方法が一般的だった。その後、そうしてできたトランス脂肪酸が健康によくないことがわかったため、現在は常温で固体のパーム油の添加により固められている。

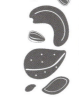

食物には**20種類**以上の**脂肪酸**が存在する

オレイン酸は曲がっている

油
不飽和脂肪酸とは、最低ひとつは二重結合がある脂肪酸のことで、植物性油、ナッツ、種子に含まれている。二重結合があると分子が曲がった形をとるため、分子同士がきれいに整列した構造をとることができない。そのため室温でも液体の状態のままである。

オリーブ油

ステアリン酸はまっすぐである

脂
飽和脂肪酸には二重結合がなく、鎖はまっすぐである。その分子はきっちりとまとまっている。分子がきっちり詰まっているため、簡単に固まり、室温で固体となる。バターや肉などの動物性製品の他、ヤシやココナッツ油にも含まれる。

バター

トランス脂肪酸はまっすぐなことが多いが、よじれがある

水素添加油
トランス脂肪酸は、水素添加した植物油によって作られる。不飽和分子の二重結合を水素を加えることで、飽和させ、その鎖をまっすぐにするための処理である。これによりマーガリンのように固体の脂を形成する。トランス脂肪酸はさまざまな病気との関連が問題になり、多くの製品から徐々に取り除かれている。

マーガリン

コレステロール

体内のすべての細胞に存在する、蝋質の、脂肪のような物質、コレステロールは肝臓で作られ、正常な体の機能にきわめて重要である。とはいえ血液の中にあまりに多く蓄積すると、心疾患などの病気の原因となる可能性がある。だが食事とコレステロールと循環器系疾患との関連は、私たちが考えていたよりも複雑である。

食事に含まれるコレステロール

人間は必要なコレステロールをすべて肝臓で作ることができるが、食事からも取り入れる――卵や肉などのように直接食べ物から摂る場合もあるし、人によっては、飽和脂肪酸とトランス脂肪酸、炭水化物が肝臓でのコレステロールの産生を増やしているからでもある。

- 肝臓 67〜75%
- 食事 25〜33%

きわめて重要な化学物質

コレステロールはホルモンとビタミンD、そして消化液（20-21頁参照）の成分を構成する胆汁酸を作るために必要とされる。さらにすべての細胞を覆う薄い膜、細胞膜をしなやかでありながらも堅固に保つ。肝臓は、食事に含まれるコレステロールとは関係なく、体内のコレステロールの量を調節するが、食事にあまりに多く含まれると、コレステロールの過剰な産生をもたらすことがある（214頁参照）。

細胞

- 細胞膜は、弾力性のある薄い皮膜である
- 細胞の内側の液体は水が主成分
- 細胞内の小さな構造物はどれも膜に囲まれている
- 内側の膜も細胞膜と同じように作られる

細胞膜

私たちの各細胞には分子の2枚の層で形成される1枚の膜がある。この膜の中に埋め込まれたコレステロールが、細胞膜が固すぎたり、柔らかすぎたりするのを防ぎ、適度な透過性を与え、適切な種類と数のミネラルと他の物質を通過させる。さらに特定のタンパク質を細胞に付着させる――それらは体の他の部分と情報交換をするのにきわめて重要である。

- 細胞膜
- 膜タンパク質
- 主にリン脂質という油性の化学物質でできた膜
- コレステロールが中心部分を安定させる

人間の**体内に存在する****コレステロール**の量はおよそ**100g**である

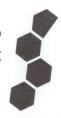

第1章 食べ物の基本
コレステロール

脂肪の運搬

コレステロールなどの脂肪性の物質は水を主成分とする体液と混ざり合わないので、体のすみずみまで運ぶには、親水性のカプセルにくるまれる必要がある。コレステロールはリポタンパク質という小さなカプセルに収められていて、主に2種類に分かれる。大きい方のLDLは「悪玉コレステロール」と呼ばれる。コレステロールを血液に運ぶのがその役目で、余剰分が蓄積することがあるからだ。HDL、あるいは「善玉コレステロール」はコレステロールを血液から取り除く。

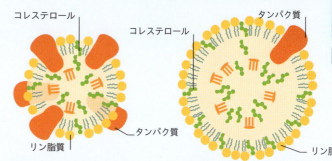

高密度リポタンパク質（HDL）
HDLの粒子は多くのタンパク質と少ないコレステロール、他の脂肪分を含むため、高密度である。

低密度リポタンパク質（LDL）
粒子は大きく、より多くのコレステロールを含んでおり、重さに占めるタンパク質の割合が低い。

コレステロールの循環

コレステロールは肝臓と血液の間を循環し、きわめて重要なはたらきをおこなう。そのプロセスはHDLとLDLという2種類のリポタンパク質の間のバランスにかかっている。もし循環するHDLよりもLDLの方が多ければ、プラークが動脈に蓄積して、血圧を上げ、心疾患を引き起こす可能性がある（212-15頁参照）。高いLDL値は食事か肥満、あるいは遺伝によるかもしれない。

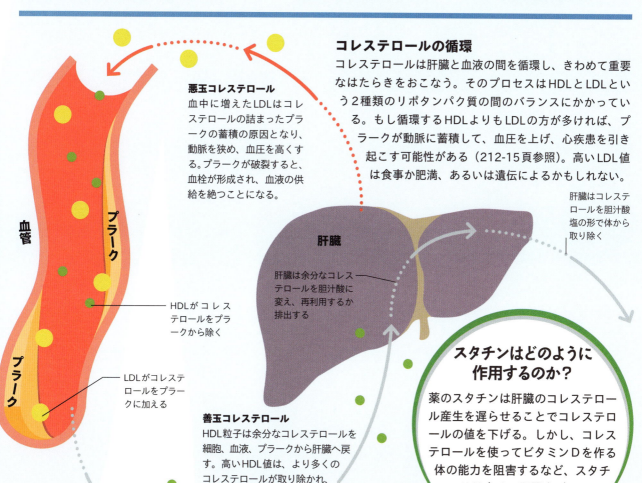

悪玉コレステロール
血中に増えたLDLはコレステロールの詰まったプラークの蓄積の原因となり、動脈を狭め、血圧を高くする。プラークが破裂すると、血栓が形成され、血液の供給を絶つことになる。

血管／プラーク／HDLがコレステロールをプラークから除く／LDLがコレステロールをプラークに加える

善玉コレステロール
HDL粒子は余分なコレステロールを細胞、血液、プラークから肝臓へ戻す。高いHDL値は、より多くのコレステロールが取り除かれ、プラークの形成を弱めていることを意味する。

肝臓は余分なコレステロールを胆汁酸に変え、再利用するか排出する

肝臓はコレステロールを胆汁酸塩の形で体から取り除く

スタチンはどのように作用するのか？

薬のスタチンは肝臓のコレステロール産生を遅らせることでコレステロールの値を下げる。しかし、コレステロールを使ってビタミンDを作る体の能力を阻害するなど、スタチンには多くの問題点がある。

ビタミン

さまざまな種類の食品に含まれる微量栄養素群、ビタミンは私たちの体の成長、活力、全身の健康に欠かせない。ほとんどの人は必要なビタミンの大半を健康によい、バランスの取れた食事から摂取しているが、栄養補助食品(サプリメント)が必要な場合もある。

ビタミンとはなにか？

ビタミンとは、私たちの体の代謝過程を管理する重要な役割を演じる有機化合物である。ビタミンCやEのように酸化防止剤としてはたらくビタミンは、余分なフリーラジカル（111頁参照）を中和することで体のためになると考えられる。私たちに必要なのはごく少量だが、不足すると、体の機能をそこない、欠乏性疾患にかかるかもしれない。ビタミンは脂肪と水のどちらに溶けるかで分類される。

ビタミンの発見

1800年代、医師たちは、病原菌ではなく栄養素の不足が原因で起こる病気があることを発見した。さまざまな食事とサプリメントを使った動物実験からこれらの微量栄養素が発見されていった。

脂溶性

私たちの体が必要とするビタミンの中には脂肪に溶けるものがある。そうしたビタミンは、果物や野菜よりも、脂の多い魚、卵、乳製品などの脂肪の多い食品に主に含まれる。脂溶性ビタミンは、脂肪とともに摂取されないと体にきちんと吸収されないので、このビタミンをサプリメントから摂っていても、適切な食品と一緒でなければ効果はあまりないかもしれない。

 肝臓は2年間体を持ちこたえるのに十分な量のビタミンAを蓄えることができる

ビタミンの蓄積

私たちの体は脂溶性のビタミンを肝臓に蓄えられるので、毎日食べる必要はない。しかしそのために、多く摂り過ぎた場合は体内に蓄積されて有害になることがある。水溶性のビタミンは蓄積されないので、どれだけ余分に摂取しても尿から排出される。すなわち、もっとこまめに摂取する必要がある。

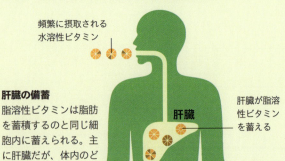

頻繁に摂取される水溶性ビタミン

肝臓の備蓄
脂溶性ビタミンは脂肪を蓄積するのと同じ細胞内に蓄えられる。主に肝臓だが、体内のどこにでもある。

肝臓

肝臓が脂溶性ビタミンを蓄える

ビタミンA
視力、成長、発達に必要とされる。ビタミンAが欠乏すると、特に子どもの場合、視力低下ないし失明の可能性がある。

ビタミンD
ミネラルの吸収を助ける。欠乏すると、子どものくる病を含め、カルシウム不足と骨の状態を悪化させる。

ビタミンE
抗酸化作用を持つ。細胞膜を保護し、健康な皮膚と目を維持して免疫系を強化する。

ビタミンK
血液凝固物質を生成するのに必要とされる。欠乏すると、血液凝固障害、異常な出血やあざなど、体の不調の原因となる。

第1章 食べ物の基本
ビタミン

ビタミンFはどこ？

ビタミンのアルファベットがところどころとぎれているのは、当初ビタミンとされた物質が後に分類し直されたからだ。重要でないために取り消された物質もあるが、ビタミンFとされた物質は、ビタミンではなく脂肪酸であることが判明した。

凡例

	肉		ヒヨコ豆
	トリ肉		葉物野菜
	レバー		ブロッコリ
	魚		アボカド
	脂の多い魚		トマト
	マグロ		バナナ
	全卵		オレンジ
	卵黄		イチゴ
	牛乳		ナッツ
	米		ピーナッツ
	全粒粉のパン		オリーブ油

水溶性

水溶性ビタミンは果物、野菜、タンパク質に富む食品など、さまざまな食品に含まれる。このビタミンは水に溶けるため、たとえば野菜を茹でるなど、調理の過程で失われやすい。ビタミンB群は、ビタミンB複合体と呼ばれるが、サプリメントで一緒に配合されることが多く、同じ食品に含まれることもある。

ビタミンB₁
エネルギーを作り、筋肉と神経がうまくはたらくようにする。不足すると頭痛と過敏症を引き起こす。

ビタミンB₂
代謝と健康的な皮膚、目、神経系に重要である。不足すると体の衰弱と貧血をもたらす。

ビタミンB₃
神経系と脳、循環器系と血液、皮膚、代謝をつかさどる。

ビタミンB₅
代謝と、神経伝達物質とホルモンとヘモグロビンの産生に重要である。

ビタミンB₆
神経のはたらき、代謝、抗体とヘモグロビンの産生に関与している。不足すると心の健康に影響をおよぼす。
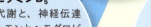

ビタミンB₇
ビオチン。健康的な骨と髪、脂肪の代謝に必要とされる。欠乏すると皮膚炎、筋肉痛、舌の腫れが生じる。

ビタミンB₉
葉酸。乳児の健全な発育に欠かせない。妊娠中の女性が不足すると、赤ん坊に脊椎披裂のリスクが高まる。

ビタミンB₁₂
代謝と赤血球の産生に関与している。不足すると悪性貧血と呼ばれる症状を引き起こす。

ビタミンC
抗酸化物質。体全体のさまざまな組織の成長と修復を助ける。不足すると傷の治りが悪くなる。

ミネラル

ビタミンと同じように、正常に機能するために、体はミネラルを必要とする。私たちの体は7種類の「多量ミネラル」を比較的大量に、そして他の「微量ミネラル」をわずかな量だけ要する。ミネラルは特定の食物の中にもともと存在するため、バランスの取れた食事から十分にミネラルを摂取できるはずだが、不足する場合はサプリメントを摂る必要があるかもしれない。

凡例

- 調理済み食品
- 赤身肉
- ベーコン
- 魚
- 魚の骨
- 貝・甲殻類
- 全卵
- 卵黄
- 牛乳
- チーズ
- シリアル
- 全粒粉
- ポテトチップス
- 葉物野菜
- レタス
- ブロッコリ
- トマト
- バナナ
- ナッツ
- オリーブ
- 飲料水
- 茶

ナトリウム
体内の水の量を調節する。ナトリウム量が不足すると、頭痛から昏睡まで、さまざまな反応を引き起こす。

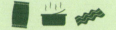

マグネシウム
骨と全細胞の内部に存在する。免疫系、筋肉、神経の健康に必要とされる。不足すると筋肉のけいれん、嘔吐、心疾患をもたらす。

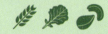

カリウム
筋肉と神経の活動と、体液の平衡に関与している。欠乏すると筋肉のけいれんと不整脈を引き起こす。

塩化物
胃酸の重要な成分。このミネラルが不足するのはきわめてまれである。

ミネラル
ミネラルは岩や土壌から生じ、地下水に溶けて荷電粒子、すなわちイオンとなる。植物はこのイオンを根から組織の中に吸収する。ミネラルは食物連鎖を通して私たちの体内に入る。「多量ミネラル」とは、私たちが大量に必要とするミネラルである。

硫黄
多くのタンパク質に不可欠な要素で、新たな体の組織を作るために重要である。

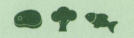

リン
骨の健康に必要とされ、食物からエネルギーを放出する過程で関与する。欠乏すると、筋肉の衰えを引き起こす。

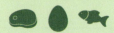

カルシウム
骨と歯を強く保つのに欠かせない。その他にも、神経と筋肉のはたらきなど、体内で多くの役割を演じている。

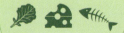

第1章 食べ物の基本
ミネラル

ミネラル欠乏症

ミネラルの摂取不足はさまざまな健康問題を引き起こす。たとえば、長期間カルシウムが不足すると、骨密度の減少や骨粗しょう症をもたらす。鉄の不足は、体力の衰えと疲労感とともに貧血をもたらす。またマグネシウム不足の初期症状には吐き気が含まれる。いずれの場合も、食事の改善か、サプリメントの利用が勧められるだろう。

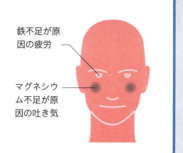

鉄不足が原因の疲労
マグネシウム不足が原因の吐き気

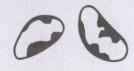

ブラジルナッツを1、2粒食べるだけで、**1日**に必要な量の**セレン**を得られる

微量ミネラル

体がごくわずかな量しか必要としないミネラルは、微量ミネラル（元素）と呼ばれる。ごくわずかしか必要としないにもかかわらず、多量ミネラルに劣らず重要である。鉄もそのひとつで、食事で不足しがちなミネラルである。

銅
多くの酵素によって、また鉄の代謝のために必要とされる。きわめてわずかな量しか必要としないが、不足すると貧血を起こす。

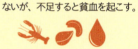

フッ素
骨と歯を強く保つのに役立つ。不足すると虫歯の増加をもたらす。

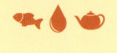

マンガン、クロム、モリブデン、ニッケル、ケイ素、バナジウム、コバルト
同じくきわめて少量が必要とされる。

ヨウ素
正常な甲状腺機能のために重要である。不足すると、発育の問題と身体障害、あるいは学習障害を引き起こす可能性がある。

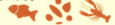

セレン
細胞をストレスから守るのに役立つ抗酸化物質。セレンの乏しい土で育てられた農作物による人々は不足する危険がある。

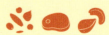

鉄
赤血球に酸素を運ばせ、エネルギーの産生を手伝う。鉄不足による貧血はよく起こる。

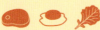

亜鉛
私たちの体が正常に機能するのに必要な多くの酵素の成分を形成する。不足すると下痢と肺炎につながる。

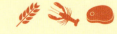

水

私たちの体重の最大60％までを水分が占めていて、器官をはたらかせ続けるのに必要である。食べなくても数週間は生きられるが、水を飲まないと数日間で死んでしまうことからも、水がどれだけ重要かがわかる。

水和作用

十分な水を摂ることで、皮膚はふっくらしなやかに保たれ、体温はしっかり調節され、腎臓は確実に老廃物を濾過するようになる。血液中の水が多すぎるか少なすぎる場合、体は細胞から水を出し入れすることで調整する。どちらも悪影響をおよぼす可能性がある。

水和した脳

水は脳をはたらかせるのに不可欠である。水に溶けた物質との間のバランスは、ニューロンが信号を効果的に伝えるのに重要である。

うるおった目

目を清潔かつ快適に保つため、水が主成分である涙が絶えず目をうるおしている。

さらさらと流れる血液

血液（血漿）は92％が水分である。この液体が、酸素を運ぶ赤血球、病原菌と闘う白血球、その他の重要な成分を、必要な場所にすぐに運んでくれる。

脱水作用

摂取した量よりも多くの水分が失われると、軽い頭痛と疲労の症状が数時間以内に始まる。渇水状態が深刻になる前に、体はその問題を正そうとする。極端な場合には、脱水がけいれんや脳の損傷を引き起こし、さらには死をもたらす。

注意力と記憶力の低下

脱水状態になると、脳組織は縮み、簡単なことをおこなうのにも多くの努力がいる。注意力、気分、記憶力。反応時間が影響を受け、普段よりも痛みに敏感になるかもしれない。

目　ドライアイ

脱水症状は涙の産生を遅らせるので、目は渇いたままで、ひりひり、さらさらする。

低血圧

脱水症状が深刻な場合、血液中の水分が減少する。血液は濃く、ねばねばするため、心臓が血液を体全体に供給するのが困難になる。そのために低血圧、めまい、失神を起こすかもしれない。

大量の水を飲むことは可能か？

あまりにも多くの水を急いで飲むと、水が勢いよく体内に入るため、細胞が膨張する。脳がふくれ上がった脳細胞は頭痛、めまい、錯乱状態を起こす。症状が重い場合、水中毒で死に至ることもある。

飲み水　脳　目　血管

第1章 食べ物の基本
水

どれだけの量が必要なのか？

あなたが必要な水の量は、気候と、何をして過ごしているかによって異なる。1日コップ8杯（2～3ℓ）が、温暖な気候で適度な活動量の人に推奨されることの多い水分摂取量である。この量は他の飲み物や食べ物から摂取する分も含まれる。若くて健康的な人々にとって一番いいのは、体の声を聴いて、渇きを感じたらまず水を飲むことである。高齢者の場合、渇きを感じていることがあるため、水分摂取量に気をつけなくてはならない。

ジュース
スープ
水

飲んでから5分もたたないうちに体は水を吸収し始める

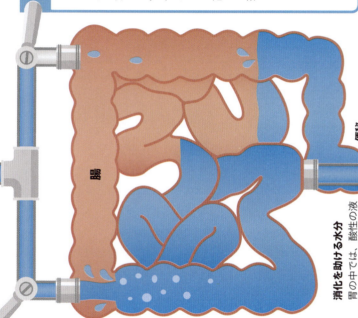

消化を助ける水分
胃の中では、酸性の液体が食べ物をまわして消化を助けている。処理された食べ物が腸を通過する時、液体のおかげで楽に進んでいく。

便秘
脱水した状態で食べ物が大腸を通過する場合、体は食べ物から水分を吸収する。このため小腸は乾燥して固くなり、便秘の原因になる。

腸

濃縮した尿
水分が足りていないと、腎臓は排出する水分の量を減らして、体内の水分を維持する。尿の中に溶けている物質がさらに濃縮するために、尿の色はいっそう濃くなる。

膀胱

色の薄い尿
十分に水分が補給されている時、尿はわらのような淡い黄色である。たくさん水分を摂ると、さらに色の薄い尿が作られる。

水和作用の調節
私たちは主に尿によって水分を失うが、皮膚、あるいは吐く息からも水分は蒸発している。腎臓が体内の水分量を調節し、血液が濃くなったり、薄すぎたりしないようにしている。体の組織、あるいは細胞内の水分量が低下すると、脱水状態が引き起こされる。

少ない水分による脱水状態
水分量が10%以上低下すると、心臓と動脈にあるセンサーが反応し、脱水状態を知らせる。水を飲むことで血液中の水分不足を補い、血液量を増す。

塩分の摂り過ぎによる脱水状態
過剰な塩分が摂取されると、血液の塩分濃度が増し、細胞内から水分が奪われることになる。塩分濃度が1.2%以上上がると、脱水状態が引き起こされる。

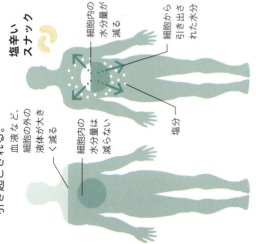

塩辛いスナック

細胞内の水分量が減る

細胞から引き出された水分

血液など、細胞の外の液体が大きく減る

細胞内の水分量は減らない

塩分

インスタント食品

忙しい生活のために、私たちの多くは調理済みのインスタント食品にたよる。手っ取り早くておいしいが、一般に、健康に一番よい選択肢ではない。それではなぜインスタント食品は体によくないのだろうか？ そして私たちが選ぶことのできる、もっと健康によい種類はあるのだろうか？

インスタント食品とはどういうものか？

インスタント食品とは、調理済みか加工された食品で、温めるだけで食べられる調理加工済み食品、ケーキミックス、スナック菓子、カットされた果物と野菜、冷凍食品、缶詰も含まれる。インスタント食品を製造販売する会社は、栄養価よりも味と品質保持期間に重点を置いているのが一般的である。人間がこれまでに発展させてきた甘い物への愛着と、手っ取り早くおいしい高カロリーな食品への欲求を利用することで、会社は大量に製品が売れるようにしている。

なぜジャンクフードは後を引くのか？

ほとんどのジャンクフードは、甘味と塩味と脂肪のバランスを綿密に調整し、私たちの脳に最大の満足を与え、さらに多くの量を求め続けるようにしている。

5,000万人のアメリカ人が毎日ファストフード店で食事している

大量の精製された炭水化物
使われている小麦粉は精製、加工されていて、食物繊維と微量栄養素の大半を除いているが、高いカロリーはそのままである。

大量の脂質
麺そのものに含まれる油ばかりでなく、乾燥させるために揚げられていることが多いため、脂質がたくさん含まれる。

大量の塩と砂糖
たくさんの塩と砂糖が添加されて味気ない麺をおいしくしている。そのため1日の推奨量を越えてしまうことが多い。

即席麺
お湯を注ぐだけで腹を満たすおいしい軽食ができる。しかし有益な栄養素はほとんど含まれておらず、肥満、糖尿病、心疾患、脳卒中のリスクの増加と関連づけられている。

少量の食物繊維とタンパク質
即席麺には食物繊維もタンパク質も少ししか入っていないので、高カロリーであるにもかかわらず、腹もちがよくない。

第1章 食べ物の基本
インスタントフード

38 / 39

現代の食習慣

できあいの食品は、テイクアウト弁当の店から高級レストランまで、私たちの周囲にあふれていて、そのことが私たちの食べ方に影響をおよぼしている。労働時間が長く、準備と調理にかける時間が短い場合、手軽なファストフードの魅力が増す。しかしインスタント食品と健康の間で折り合いをつけることはできる。

テイクアウト料理販売店

ある研究によれば、家や職場の近く、または通勤路で多くのテイクアウト料理販売店を目にする人々は、そうした食品を多く食べ、肥満度が高くなりがちになる。

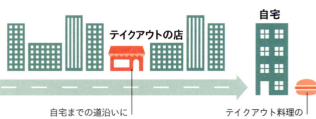
 職場からの帰り道
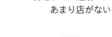 テイクアウトの店
 自宅
自宅までの道沿いにあまり店がない
テイクアウト料理の消費は少ない

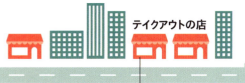 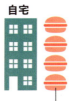
職場からの帰り道
テイクアウトの店
自宅
自宅までの道沿いに多くの店がある
テイクアウト料理の消費が多い

インスタント食品の歴史

インスタント食品は昔からある。冷凍や缶詰、乾燥、あるいは添加物を利用するなど、さまざまな方法で食品は保存されている。栄養素をうまく活用している場合もあるが、そこねていることもある。

すぐれたインスタント食品

すべてのインスタント食品が健康に悪いわけではない。缶詰や冷凍の果物や野菜、あるいは調理済みのスープは、栄養素と食物繊維のすぐれた供給源である——時には生の素材より多くのビタミンとファイトケミカルを含むことがある（トマトを加熱するとリコピンを放出する）。しかし味をよくして、スープをより長い期間保存するために、砂糖と塩が添加されることが多い。

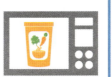
ニンジンとコリアンダーのスープ

 1810年 長い船旅に出る航海士のために食品保存用として缶が初めて使用された。

 1930年代 急速冷凍技術が発明され、食品をそのまま凍らせ、一般に販売することが可能になった。

 1960年代後半 冷凍庫と冷凍食品が主流となる。

 1970年代 はたらく女性の数が増え、調理済み食品の人気が高まる。

 1800　　　　　　　　　　　　　　　　　　　　　　　　　　　　　　　　　　　　　　2000

 1894年 コーンフレークをジョン・ハーベイ・ケロッグ博士が発明。初めて大量生産された手軽な朝食用シリアルのひとつである。

 1953〜54年 金属の盆に入ってオーブンで温められる、最初の調理済み食品が販売される。

1967年 調理台用の電子レンジが導入される——とはいえ、家庭に普及するのは20年後のことである。

 1979年 最初の調理済み冷蔵食品が英国のスーパーで発売される。

自然食品

1940年代に初めて提唱された自然食品運動は今でも人気を広げている。加工されていない食品を食べることへの目的意識は、食物繊維と微量栄養素の摂取量を増して、健康によい効果をもたらしそうだが、極端な摂り方をすると逆に効果を妨げることもある。

自然食品はオーガニック食品と同じか？

オーガニック（有機）食品とは、天然の肥料や農薬で栽培された作物や、有機飼料で飼育された動物で、自然食品の一種である。しかし自然食品が常にオーガニックとは限らない。

すべて自然

生の果物の中で、ラズベリーはオメガ3脂肪酸の含有量がもっとも高い。しかも100gのラズベリーには、1日に必要なビタミンCの4分の1以上が含まれている。

自然食品とは何か？

自然食品とは加工食品の反対で、自然のままのものか、できるだけわずかな加工処理しかされていない食品である。生の果物や野菜、肉、魚、全粒穀物、ナッツ、種子が含まれるだろう。支持者の中には自然食品もオーガニック（有機）でなければならないと主張する者がいるが、オーガニックの方が健康によいという根拠はほとんどない。

栄養とミネラル

自然食には十分なビタミンとミネラルが含まれる可能性が高い。特にラズベリーはビタミンCとK、マンガンの量が多い。

抗酸化物質

ラズベリーなどの自然食品には体に有益な可能性のある抗酸化物質が多く含まれる（108-109頁参照）。しかしそれらの物質は人工的に食品に添加されることもある。

食物繊維

ほとんど加工されていない植物性食品は、より多くの食物繊維を含んでいることが多い。食物繊維を多く摂取すると、体重減少に効果があり、特定の病気を防ぐ（198-99頁参照）。

よい脂肪

自然食品は加工食品に一般的な、有害なトランス脂肪酸を含んでおらず、多くは有益な不飽和脂肪酸を豊富に含む。

少ない添加物

自然食品は「自然のままで」、調味料や保存料が添加されることはない。しかしこのことは、ほとんどの場合、加工食品ほど品質保持期間が長くないことを意味する。

第1章 食べ物の基本
自然食品

必要な加工処理

すべての食品が、なんの加工処理もせずにそのままで安全に食べられるわけではない。中には、特に肉のように、毒素を中和するか危険な細菌を殺すため、ある程度の下処理や加熱調理の必要な食品もある。またトマトのように、加熱で栄養価が高まる食品もある（55頁参照）。自然食の提唱者たちは自身で加工処理をおこない、加工を最小限にとどめることを勧める。それでも、食品を少し切るだけでも栄養素に影響をおよぼす可能性はある。

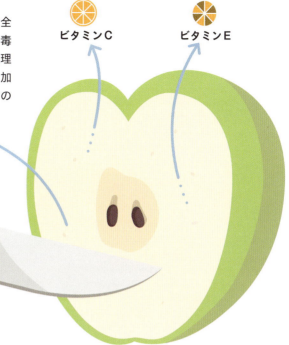

ビタミンの漏出
リンゴの皮などの果皮や外皮は果物のビタミンを保つ。空気にさらされるやいなや、少量のビタミン（特にビタミンC）が酸素と反応し、失われる。

自然食品運動

1920年代、ヨーロッパの農民と消費者が無農薬で栽培された食品を求め始めた。こうした自然のままの食品が、1946年英国のオーガニック農家のフランク・ニューマン・ターナーによって「自然食品(ホールフーズ)」と名づけられた。先進諸国で近年流行した「クリーンイーティング」は自然食品の人気が復活していることを示している。

1960年代
西側諸国の消費者が食品の栄養に関心を持ち始める。

2016年
自然食（「クリーンイーティング」）が再び流行り出す。

1940年代
フランク・ニューマン・ターナーが自然食品を最初に提唱。

1980年代
ホールフーズ・マーケット1号店がテキサスに開店し、オーガニックの自然食品だけを販売。

自然食品の難点

完全な自然食を実践するとなると、費用がかかり、準備に時間がかかるうえ、社交の場やレストランで守るのは難しいだろう。また加工食品を食べ慣れていると、砂糖や塩をあまり含まない生の食品の味に慣れるまで時間がかかるかもしれない。

準備の時間

イチゴを150g食べれば1日に必要なビタミンCをすべて取れる

過剰か不足か？

ビタミンやミネラルなどの栄養は私たちの健康によいが、多く摂れば
よいというものではない。ビタミンＡなど、ある種のビタミンを定期
的に必要以上に多く摂り過ぎると、十分に摂取していない場合と同じ
くらい危険であることがある。

毒性症状のある人の割合

100　　　　　　　　　　　50　　　　　　　　　　　0

多すぎる

骨折　下痢

毒性
過剰な栄養素は毒素にもなりうる。たと
えば、過剰にマグネシウムを摂取すると
下痢を起こす可能性がある。水溶性ビタ
ミンは余剰分が尿で排出されるので通常
長期的な問題とならないが、脂溶性ビタ
ミンは体に蓄積し重大な害をおよぼすこ
とがあり、過剰なビタミンＡは骨をそこな
う可能性がある。

量が多すぎると、ほと
んど全員が毒性症状を
経験する

推奨される最大量で、2.5％
の人々は毒性症状を示す

人それぞれ
すべての人に対して推奨される栄養量の最大値と最小値を
設定するのは無理がある。必要とする量は人それぞれ異な
るからだ。最低限の無難な量が、特定の年齢の健康な人の
97.5％に必要な最小値として設定されることが多い。こ
の量は大部分の人にあてはまる安全な限度として定めら
れる。だが残りの2.5％の人々がこの推奨量にしたがうと、
ある栄養素を十分に摂取できないか、余分に摂り過ぎてし
まうことになる。

十分に摂取している大半の人々
グラフの緑の部分は、ほとんど
の人にとって健康によい、ある
栄養の推奨摂取量を表してい
る。

ちょうどよい

推奨される最低量で、
2.5％の人々は欠乏
症状を示す

食事中の栄養の量

量が少なすぎると、全員
が欠乏症状を経験する

少なすぎる

視力障害　鼻血

欠乏症
なんらかの必須栄養素が不足すると、体
は適切にはたらかなくなる。疲労や頭痛
などの症状を経験するかもしれない。不
足している栄養によっては、視力障害（ビタ
ミンＡの不足）、あるいは鼻血（ビタ
ミンＣの不足）のように、より深刻な症
状が出てくる可能性がある。

100　　　　　　　　　　　50　　　　　　　　　　　0

欠乏症状のある人の割合

第1章 食べ物の基本
過剰か不足か？

食品成分表示

ほとんどの国の政府は、1日に必要な栄養素の推奨量を、わかりやすく食品の包装に共通の基準摂取量にしている。ミネラルのように必須栄養素の最低量を示す値もあるが、他の値は目標量ではなく、塩など、摂り過ぎると健康によくない食品の上限量を示すことで健康的な食事を促す。食べ過ぎると、その食品に含まれる栄養素が1日の必要量を超える可能性を強調する国もある。

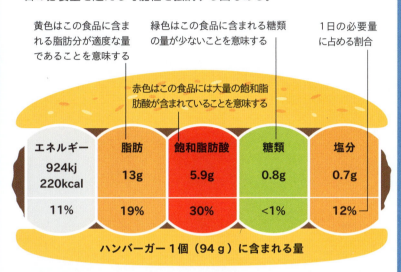

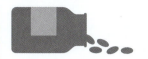

子どもと高齢者の1日の必要量は成人と同じ量ではない

栄養機能表示

食品の中には、包装の表に、中に含まれている栄養成分（あるいは含まれていない成分）や、食品が持つとされる健康効果に関する主張を目立つように掲げるものがある。しかしこうした表示は厳しく規制されており、特定の主張をするためには定められた基準に適合しなくてはならない。規定は国によりわずかに異なるが、欧州連合（EU）の例を下に挙げる。

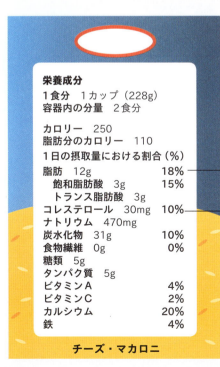

信号のような色分け表示

健康によい食品をもっと気軽に選んでもらう（さらに長期的な健康への影響を避ける）ため、英国の食品規格局は交通信号のように色分けした表示法を採用した。栄養素の「多い」「少ない」は厳密には分量により異なるが、表に「緑」が多ければより健康的な食べ物であることを示している。

- 表示は色分けされない
- 脂肪や塩分などの1日の推奨量は上限で、目標量ではない

1日に必要な量の割合

合衆国を含め、多くの国では各栄養の量を1日の必要量の割合で示している。1食あたりの総カロリーも表示している。（鉄などの）特定の微量栄養素の量も表示されなければならない。

機能表示	規定
無糖	無糖と表示してある場合は100gあたり1%以下の糖質しか含んではならない。
低脂肪	低脂肪食品は100gあたり3%以下の脂肪しか含んではならない。
食物繊維が豊富	食物繊維が豊富と主張するなら、少なくとも100gあたり6%の食物繊維を含んでいなければならない。
ビタミンDの供給源	100gにつき1日必要量の15%を供給するなら、ビタミンDの供給源と称してもよい。
減脂肪	同種の製品より30%脂肪分を減らさなければならない。つまり、必ずしも脂肪分が低いわけではない！

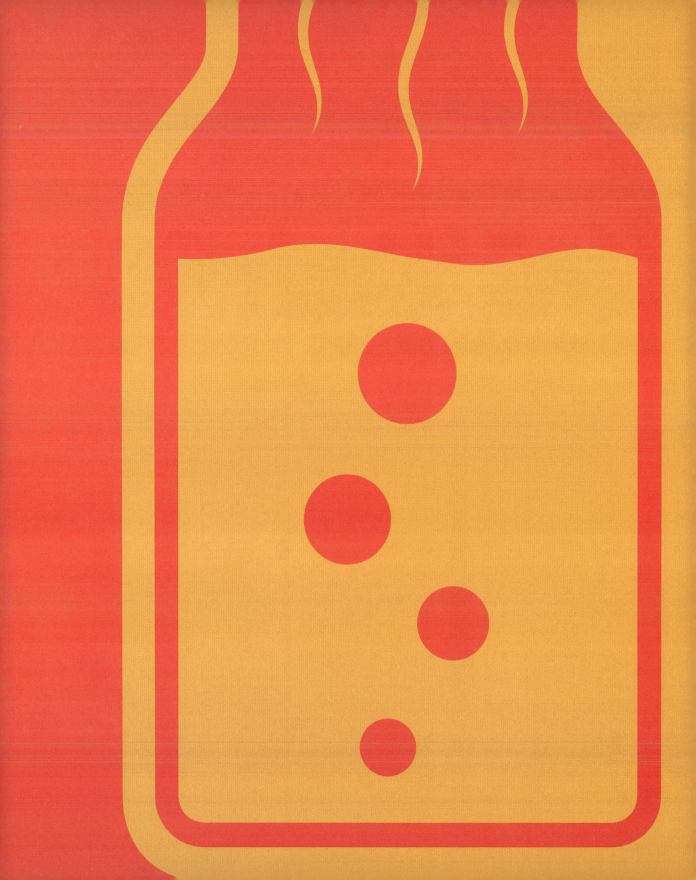

第**2**章

貯蔵と調理

どれだけ新しいと新鮮なのか？

新鮮さは食品の品質と値打ちを評価する際の重要な概念となっている。しかし「新鮮」とは実際にどのような意味なのか？ 食品の鮮度に影響を与える要因は何なのか、また食品の鮮度を評価する際、食品のラベルは役に立っているのだろうか？

日光

収穫後、水分補給が途絶え、日光や風の影響を受けることでシワができる

キズ

鮮度の低下
果物と野菜の中には収穫後に完熟するか食べ頃になる品種もあるが、ほとんどの食品は収穫後や屠畜の瞬間から風味と栄養価を失い始める。これが食品の品質を低下させる作用が始まる瞬間である。そうした作用には次のものが含まれる。有害な酵素の放出、栄養を低下させる自然の分解過程（酸化など）、食品の細胞内の防衛機構が滞り始めた時の微生物の成長など。野菜と果物の種類によっては、自然な代謝と生理作用が収穫後に早まるものもあるかもしれない。

成熟から腐敗まで
物質と有機体の変化が複雑に組み合わさって1個の果物に作用して、鮮度に影響をおよぼし、新鮮さが失われていく速度を決定する。

購入後すぐに食品を冷凍すべきなのか？
一般に流布している神話のひとつが、食品は購入した日に冷凍しなければならないというものである。実際にはラベルの賞味期限までに冷凍すればよい。

鮮度のタイムリミットは？
きちんと貯蔵されれば、長期間鮮度を保つ植物性食品もある。ジャガイモは温度が低く暗い場所なら3か月間新鮮なままである。洋ナシとリンゴも特別に気圧を調節された施設でなら最大1年間貯蔵可能である。

食品がたどる道のり
南半球で栽培された果物や野菜などの作物は、多くの段階を経て、合衆国の市場への道をたどることになる。

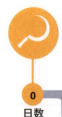

収穫
キズを避けて保存期間を増すために、ほとんどの果物と野菜は手で収穫される。

0 日数

輸送にかかる日数

航空貨物便
ベリー類などの腐敗しやすい食品は消費者のいる国へ航空貨物で送られる。

1-3 日

冷凍船
冷凍船には高度な温度管理設備が整っているので、製品をできるだけ新鮮に保ってくれる。

1-4 週

第2章　貯蔵と調理
どれだけ新しいと新鮮なのか？

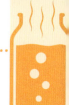

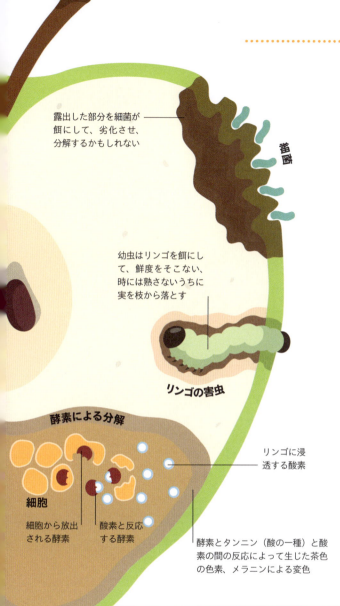

細菌

露出した部分を細菌が餌にして、劣化させ、分解するかもしれない

幼虫はリンゴを餌にして、鮮度をそこない、時には熟さないうちに実を枝から落とす

リンゴの害虫

酵素による分解

細胞

細胞から放出される酵素

酸素と反応する酵素

リンゴに浸透する酸素

酵素とタンニン（酸の一種）と酸素の間の反応によって生じた茶色の色素、メラニンによる変色

栄養の損失
栄養は食品の鮮度が低下するにつれ加速度的に失われる。特に酸化、熱、日光、脱水、酵素の影響を受ける。食品によって異なるが、ビタミンCは時間とともに極端に低下しやすい。栄養の損失を遅らせる、あるいは防ぐという点で、冷蔵と冷凍は特に役立つ。

冷蔵の効果
7日間保存されたブロッコリのビタミンCは、温度が20℃の場合はわずか44％まで低下したが、0℃の場合はその多くが保たれている。

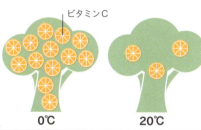

ビタミンC

0℃　　20℃

表示の種類	意味
有効賞味期限	この期限を示す法的な規制はない。むしろ小売業者が在庫の管理に役立つよう用いられる。
陳列期限	「有効賞味期限」と同じように、この表示は、在庫水準の管理に役立つよう、小売業者によって使われる。
賞味期限	「賞味期限」は食品の安全性ではなく、品質に関連している。
消費期限	英国など一部の国では、この表示は強制力がある。この期限を過ぎてからの食品の消費は安全ではない。

日付表示の種類
食品に貼られた日付の表示は消費者に知らせるためのものだが、混乱させることもある。

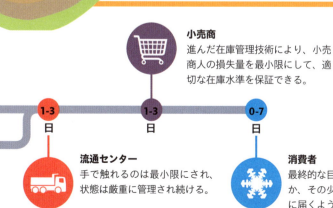

小売商
進んだ在庫管理技術により、小売商人の損失量を最小限にして、適切な在庫水準を保証できる。

1-3日　　1-3日　　0-7日

流通センター
手で触れるのは最小限にされ、状態は厳重に管理され続ける。

消費者
最終的な目標は、その製品の食べ頃か、その少し前までに消費者のもとに届くよう保証することである。

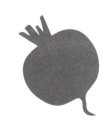

果物と野菜の全生産量の **45%** が捨てられている

保存

食べ物の栄養価を高めるものでさえ、汚染や品質劣化の原因にもなるので、食べ物の保存は古代から常に食品科学と文明社会の重要な問題であった。

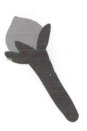

スパイスとハーブは古代の諸文明で保存剤として利用されていた

保存の種類

微生物の増殖、酸化、熱と光、酵素のはたらきなどの自然作用は、食品の重要な成分を分解させることにより、食品を汚染したり、品質を低下させる。これらの作用を起こす生化学反応の速度は、条件によりそれぞれ異なるため、条件をいろいろ変えることで食べ物を保存できるようになる。乾燥などの保存方法は何万年も前から用いられている。現在では合成保存料が一般的であるが、私たちの健康への影響はまだはっきり確認されていない。

冷蔵と冷凍
温度を下げると、生化学反応の速度が低下する。冷凍すれば反応を一時止めることができる。

化学物質
硝酸塩などの、人工的な防腐剤が、肉などの食品に一般に用いられている（74-75頁参照）。

乾燥
水は大半の生化学作用に必要なため、水分を除去すれば微生物の成長を防ぐことができる。

缶詰
密閉食品と同じように、缶詰も微生物を死滅させるために高温で処理される。

塩漬け
食品中の塩の濃度を高めると、脱水作用により、ほとんどの微生物を殺す。

燻製
燻製はさまざまな抗菌性の抗酸化剤と酸性化成分で食品を満たす。

酢漬け
食品を酸性にすると、多くの微生物が死滅するが、食品の味と特徴にも影響をおよぼす。

貯蔵
低温の暗所で食品を保存すれば、酸素と周囲の微生物にさらす機会を減らすので、品質保持期間をのばす。

栄養素の劣化の程度

栄養素の中には、ビタミンや抗酸化物質などのように、壊れやすい分子でできているために反応しやすいものがある。そうしたもろい分子はもともと時間とともに減少するが、熱や物理的損傷、日光や酸素にさらされたりすることにより、さらにその速度は増す。たとえば酸素にさらされると破壊的なフリーラジカルを発生する（111頁参照）。栄養素によって反応しやすさや、反応を起こす要因は異なり、ある特定の要因に他よりも反応しやすい。

栄養素	安定の程度	栄養素	安定の程度
タンパク質、炭水化物	比較的安定	ビタミンB_1（チアミン）	非常に不安定。空気、光、熱に反応しやすい
脂質	特に高い温度で、油やけすることがある（74頁参照）	ビタミンB_2（リボフラビン）	光と熱に反応しやすい
ビタミンA	空気、光、熱に反応しやすい	ビタミンB_3（ナイアシン）、B_7（ビオチン）	比較的安定
ビタミンC	非常に不安定。空気、光、熱に反応しやすい	ビタミンB_9（葉酸）	きわめて不安定。空気、光、熱に反応しやすい
ビタミンD	空気、光、熱にやや反応しやすい	カロテン	空気、光、熱に反応しやすい

第2章　貯蔵と調理
保存

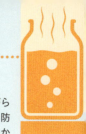

保存中
いろいろな保存法がさまざまに補い合いながら作用する。食品を劣化させる要因のすべてを防ぐ手段はわずかしかないが、各方法がいくつかの要因、あるいは大部分の要因から食品を保護する。加熱殺菌（有害な微生物を殺すための加熱処理）は食品も保存する安全な処置である。

凡例
- 日光
- 酸化
- 酵素
- 微生物／細菌
- 弱められる
- 抑えられる

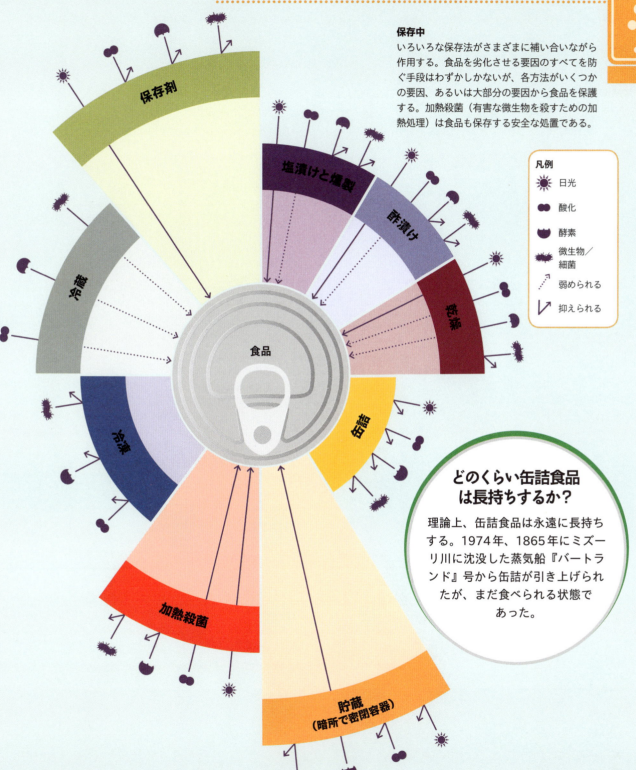

どのくらい缶詰食品は長持ちするか？

理論上、缶詰食品は永遠に長持ちする。1974年、1865年にミズーリ川に沈没した蒸気船『バートランド』号から缶詰が引き上げられたが、まだ食べられる状態であった。

冷蔵と冷凍

腐りやすい食品の保存期間を延ばすこと、すなわち、常温では長くもたない食品を長期間貯蔵して遠く離れた場所への輸送を可能にすることで、冷蔵と冷凍は食品経済を変え、私たちの食事の幅を広げた。

食べ物をどれだけ冷凍しておけるか？

冷凍食品の場合、細菌の増殖は停止させられるが、冷凍することで食品の細胞が壊れたり、もろくなって、食感や風味も変わるので、品質は落ちる。

冷凍に向いているか

レタスやキャベツなどの水分を含む野菜は解凍すると凍らなくなる。細胞内の水分が凍ると、氷の結晶が細胞壁に穴を開け、食品の構造を分解するからだ。肉と魚の細胞は柔軟なので、冷凍可能である。

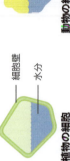

植物の細胞
植物の細胞を囲む壁は固く、柔軟性がない

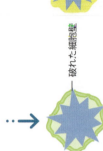

動物の細胞
動物の細胞を囲む膜は柔らかく柔軟性がある

水分が凍る
細胞内の水分が氷に変わるにつれ、膜はそれに合わせて伸びる

水分が凍る
細胞内の水分が氷に変わるにつれ、細胞は膨張し、温度を冷却壁を破裂させる

どうして食品を冷凍するのか？

十分に低い温度だと、食品が腐敗する原因である化学作用と生化学作用が停止される。また水を凍らすことで、多くの生化学作用に欠くことのできない水分が取り除かれる。

どうして食品を冷蔵するのか？

食品の劣化と腐敗は、フリーラジカルと組織内の酵素、微生物によって引き起こされる化学作用と生化学作用の結果である。温度はこの作用の速度に影響をおよぼすので、食品を冷蔵すれば遅くなる。

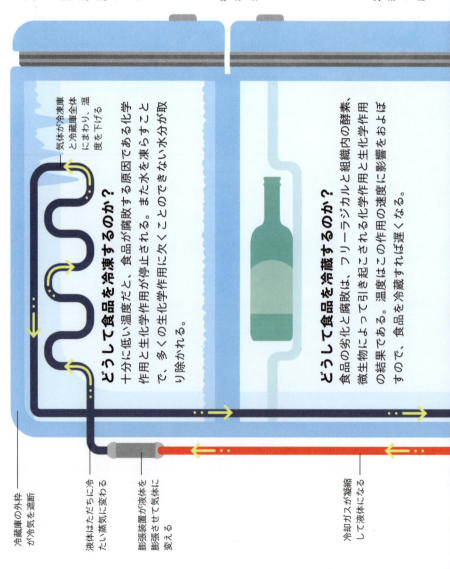

- 冷蔵庫の外枠
- 気体が冷凍庫と冷蔵庫全体にまわり、温度を下げる
- 液体はただちに冷たい蒸気に変わる
- 膨張装置が液体を膨張させて気体に変える
- 冷却ガスが凝縮して液体になる

第2章 貯蔵と調理
冷蔵と冷凍

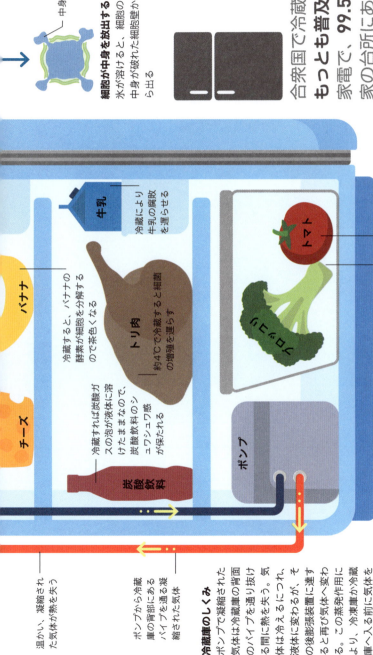

細胞は中身を保つ
水が溶けると、無傷な細胞膜は収縮し、中身を保っている

細胞が中身を放出する
氷が溶けると、細胞の中身が破れた細胞壁から出る

合衆国で冷蔵庫はもっとも普及した家電で、99.5%の家の台所にある

冷蔵庫のしくみ

ポンプで凝縮された気体は冷蔵庫の背面のパイプを通り抜ける間に熱を失う。気体は冷えるにつれ、液体に変わるが、その後膨張装置に達すると再び気体へ変わる。この蒸発作用により、冷凍庫か冷蔵庫へ入る気体に気化熱を冷やすので、ポンプへ戻る前に食品を冷やす。

解凍の重要性

冷凍食品は、冷蔵庫に移すか、冷水にさらす、あるいは電子レンジの解凍設定を利用することで、品質を最適かつ安全に保った状態で解凍される。調理の前に完全に解凍することが重要である。そうでないと、特に揚げ物と焼き物の調理では、中身が十分に加熱されないまま外側だけ加熱しすぎる可能性が高くなるからだ。

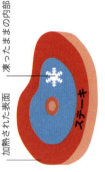

調理用の肉を完全に解凍することが肝心である。肉の内側まで解凍されていないと、調理中でも十分に温度が上がらず、肉が殺菌されない危険性がある。

冷凍状態からの肉の調理

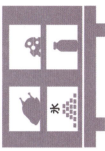

冷蔵庫の歴史

紀元前1000年には早くも中国人が、食品冷凍剤として利用するために氷のかたまりを切り出しており、その後2,800年間にわたり、この方法がもっとも重要な冷蔵方法であった。冷蔵船は1800年代末に登場したが、最初に家庭用冷蔵庫が登場したのは1911年である。

ビクトリア時代の冷蔵庫

発酵

歴史を通じて世界中で利用されている発酵作用は、熱も、人工的なエネルギー源も必要としない、もっともシンプルな食品保存法である。酸素がない場合、微生物は糖分を酸やアルコール、ガスへ変える。

どうして食べ物を発酵させるのか？

乳酸菌のような微生物が無酸素の環境で成長すると、それによって腐敗菌の増殖を抑え、保存作用のある副産物と独特の風味をもたらしてくれる。発酵微生物は私たちの腸にいる微生物と同じことが多いので、発酵食品を食べるのは、腸内細菌叢に微生物を補給するよい方法かもしれない。

発酵キャベツ

ヨーロッパ起源のザウアークラウトは、もっとも一般的な発酵キャベツ料理のひとつである。

1 塩をまぶして漬ける
塩は水に溶かして用いられ、競合する微生物への酸素の補給を絶つ。キャベツは常に水面より下で浸かっていなければならない

食塩水
塩
切り刻んだキャベツ

2 糖分を取り出す
塩が水分と細胞の中身（糖など）を植物の細胞から出すので、発酵微生物が仕事に取り掛かることができる

塩によって細胞の外に出された水と糖
水　糖

⚓ **1700年代、発酵キャベツはビタミンCの欠乏と壊血病に苦しむ航海士に活用された**

他の発酵食品

発酵は食品の保存に役立つだけでなく、ガスを発生させることでパン種をふくらませ、さらにはメイラード（褐変）反応を起こして色と風味を添加する。さまざまな発酵法が、パン作り、アルコール飲料と酢の製造、ヨーグルトとチーズの製造、果実と野菜の酢漬け、肉の保存、醤油と魚醤の製造、オリーブを柔らかくし苦味を消す工程、カカオ豆からチョコレートを作る工程に用いられている。

発酵乳

牛乳は賞味期間がきわめて短いが、発酵乳製品は何か月ももつ。数時間で発酵するヨーグルト、生クリームから、何か月も時間のかかる大きなチーズまで、さまざまなものがある。

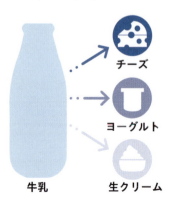

牛乳 → チーズ / ヨーグルト / 生クリーム

第2章 貯蔵と調理
発酵

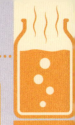

3 発酵
発酵微生物が次々と糖を食べ、アルコールと酸とフレーバ化合物が複雑に混ざったものを作り出す。さらに発酵はキャベツの栄養価を保つのに役立つ。炭酸ガスがビタミンCを酸化から守る一方で、ビタミンBが作り出される。

- フレーバ化合物が放出される
- 二酸化炭素の泡
- 微生物が糖を食べる
- フレーバ化合物
- 糖
- 微生物

アイスランドの珍味

前工業化社会は発酵を利用して魚の腐敗を防いでいたので、強烈な匂いと味の珍味を生み出した。アイスランドの珍味ハカールは、内臓と頭を取り除いたニシオンデンザメを砂の穴に6〜12週間埋めて発酵させた後、乾燥させ、薄く、細かく切ったものである。

ハカール

4 発酵の成果
栄養価の高いおいしいザウアークラウトは酸味がきいて歯ごたえがある。酵母の成長は発酵作用によって制限されるが、少しは進むので、独特の香りを作り出す。

ザウアークラウト

発酵させた大豆
大豆はタンパク質と油をたくさん含んでおり、絞ると豆乳が得られる。大豆を牛乳と同じような方法で発酵させると、牛乳と同じように、調味料の味噌からテンペ（大豆をカビで発酵させたインドネシアの食べ物）まで、さまざまな製品が作り出される。

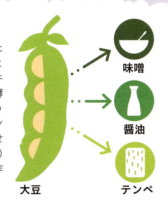

大豆 → 味噌／醤油／テンペ

発酵させたキュウリ
キュウリは乳酸菌と5〜8%の塩水でピクルスになる。

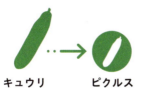

キュウリ → ピクルス

発酵させたタロイモ
生だと有毒なデンプンを多く含むタロイモは、ハワイでは、香りのよい揮発酸に富んだ発酵料理ポイを作るために使われる。

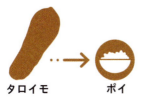

タロイモ → ポイ

ローフード

加熱調理によってビタミンとミネラルの量が減ったり、そこなわれたりすることがあるため、ローフード（生食）の人気は高い。ローフード食を支持する風潮が増大しつつあるが、食品を生で食べても、必ずしも栄養素を最大限摂取できるわけではない。

最良のローフード

ビタミンCとフラボノイド（110頁参照）は、特に熱によって失われやすい、体によい栄養素の例である。生で食べるのが一番ふさわしいのは、こうしたもろい栄養素を多く含む食品であろう。たとえば、葉物野菜（112-13頁参照）は、ビタミンC以外にも、日光の影響から植物を守るために抗酸化物質を多く含んでいる。また生の食品は単糖を少ししか含んでいないため、血糖値を上げることはない（141頁参照）。

凡例
生と加熱調理した場合の、1日に必要なビタミンとミネラルの量に占める割合を示した。
● 生
● 加熱調理済み

ビタミンC
- 23% 生
- 6% ゆでた後

ニンジン 100g

ニンジン
ビタミンCは水に溶けて流れ出る水溶性ビタミンなので、ニンジンはゆでると、急激にビタミンCの量が減る。

ビタミンC
- 200% 生
- 89% ゆでた後

ケール 100g

ケール
この葉物野菜はビタミンCが豊富である。ケールなどの葉物野菜は容積に対して表面積が大きいため、特にゆでると栄養が失われやすい。

加熱調理は食品を「だめにする」？

胃の中で活動を続ける植物酵素も少しはあるが、消化によって酵素の状態は変わり、不活性化する。厳密にいえば、生で食べても、体内に入れば植物酵素は「生きて」いない。

ローフーディズム（生食主義）

ローフーディズムとは、だいたい70〜100％加熱調理していない食べ物を摂るという典型的なビーガン（卵を含め動物性食品をいっさい摂らない完全菜食主義）実践法である。実践者が主張する効果は体重の減少から糖尿病やガンの治癒までさまざまある。「生きている食べ物」には自然のエネルギーがあるという信念と、消化の際の植物酵素の役割に関する誤解にもとづいている。

ビタミンB₁₂　ビタミンD　セレン

亜鉛　鉄　オメガ3脂肪酸

ローフード食に欠けている栄養素

第2章 貯蔵と調理
ローフード

特殊な例

リコピンはトマトの中に含まれる体によいカロテノイド色素である。植物の細胞壁は消化されにくいが、加熱すると細胞壁が壊れるので、細胞の中身まで消化しやすくなる。トマトの細胞の中のリコピンは缶詰の工程の加熱段階で放出される。トマト缶には同量の生のトマトに比べ4倍以上のリコピンが含まれる。

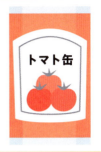

ビタミンB_3

- 51% 生
- 30% 乾燥

サバ
干したサバに比べ、生のサバはビタミンB_3の量が多い。これは、サバが乾燥すると、酸素がビタミンB_3と反応し、魚の中に含まれる量を減らすからである。

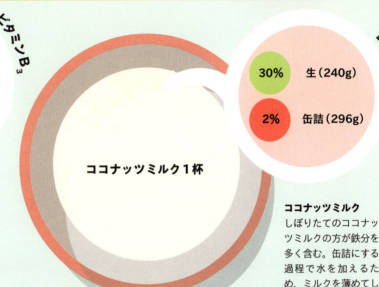

鉄

- 30% 生（240g）
- 2% 缶詰（296g）

ココナッツミルク
しぼりたてのココナッツミルクの方が鉄分を多く含む。缶詰にする過程で水を加えるため、ミルクを薄めてしまうからだ。

サバの切り身
1枚　112g

ココナッツミルク1杯

生の食べ物の限界

ローフード食を実践して栄養素が不足したり、食中毒にかかった人もいるかもしれない。実際、加熱調理により食べ物の栄養価が上がることは多い。私たちが食品を加熱調理するのは、安全対策という現実的な理由か、単に味をよくするためである（60-61、64-65頁参照）。生の食品の摂取により健康が危険にさらされることもある――分解されていない毒と殺菌処理されていない病原菌が生の食品には含まれているからだ。

生の食品	何が起きるか
アブラナ類	過剰に摂取すると、ブロッコリやケールなどのアブラナ類はゴイトロゲン（甲状腺腫誘発物質）――甲状腺でホルモンの産生を阻害する物質――を含んでいる。
緑色のジャガイモ	ジャガイモの緑色の部分と芽には有毒なアルカロイド、ソラニンが含まれ、食べると、吐き気と下痢に見舞われることがある。
ソラ豆	赤血球を崩壊させ、ソラ豆中毒という症状を起こすアルカロイドを含んでいる。
サラダバー	大腸菌、サルモネラ菌、ブドウ球菌が原因で発生した食中毒の多くが、サラダバーできちんと洗浄されていない生の野菜と関連があった。

食べ物の加工処理

「加工」は現代の食文化において嘆かわしい言葉となっているが、加工食品の定義は時に大きく異なることがある。まったく加工されていない食べ物というのはごくわずかで、加工処理の多くは絶対に必要不可欠な処置である。とはいえ、加工しすぎる場合も時にある。

食品の加工処理とは？

加工処理とは一般的に、質か保証期間を変えるために食べ物か飲み物におこなわれる改変として定義される。作物の収穫と家畜の屠殺後、食品をもっと長い期間利用できるように、その場で保存処理がおこなわれることが多い。保存と同じように、次の理由から私たちは自然の状態から食品を変化させる。すなわち、食品を食べられるようにするため、食品の栄養を改良するため、そしてより安全に食品を食べられるようにするためである。

生の牛乳を飲んでも安全か？

生の牛乳に含まれる細菌が食中毒を起こす可能性がある。加熱殺菌は有害な細菌を殺す重要な処置で、牛乳を安全に飲めるようにしてくれる。

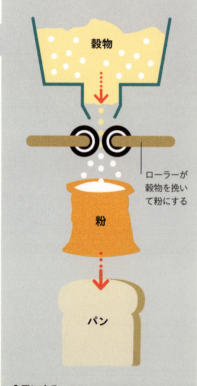

食用にする
食用にするために加工の必要な食物がある。穀物は、食用に適した部分が摘出されてから粉にされ、さらにパン種を作って焼き上げることでパンとなる。

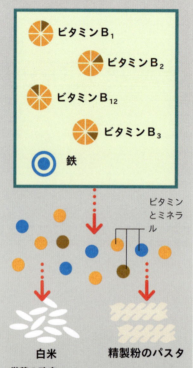

栄養の改良
工場で栄養素が添加されて食品の栄養価が高められることがある。穀物の生産でこれがおこなわれる。玄米から白米にする精製の過程で取り除かれた多くの栄養素を補わなければならないからで、法により定められていることもある。

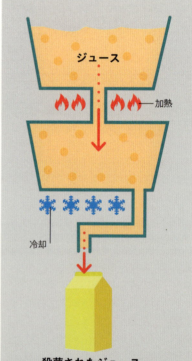

安全性
ジュースや牛乳のような飲料品は、安全に飲めるようにするため、加工処理が必要とされることがある。加熱殺菌（84頁参照）とは、有害な細菌を殺すために加熱し、その後冷却する処理である。

第2章 貯蔵と調理
食べ物の加工処理

隠された成分

多くの高度に加工された食品は添加された砂糖や塩、油脂の量が多く、食物繊維の量が少ない。これは味と口当たりをよくし、できるだけ長い期間もたせるためである。こうした成分の量が多い場合、担当機関が食品会社にパッケージにそれを表示するよう義務づけている（43頁参照）。しかし、国によっては、健康によくないか、人気のない成分を、（それ自体多くの材料から加工される）トマトペーストとかコーンシロップとだけ記すことで、細かい成分表を省き消費者の注意を引くのを避けることも可能である。

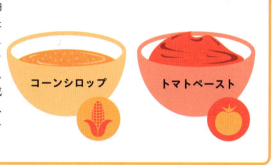

コーンシロップ　　トマトペースト

ポテトスナックの作り方

ジャガイモから、新たに作りあげられたスナック菓子までの工程は長く、複雑きわまりない。ただのジャガイモを、外見からはほとんど認識できないほどまで、しかもまったく違う味に変えるまで、さまざまな改変が加えられる。

1 再形成
加熱してからつぶしたジャガイモの水分を飛ばし、粉に精製する。トウモロコシと小麦が原料のデンプンを加え、できた粉を混ぜる。

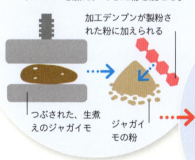

加工デンプンが製粉された粉に加えられる
つぶされた、生煮えのジャガイモ
ジャガイモの粉

2 押し出し成型
粉で作った生地を高圧で成型ノズルから搾り出す。ある程度調理と成型されたスナックが出てくる。

ノズルによって成型された、途中まで調理済みのスナック

3 揚げる
半分調理済みのスナックを乾燥させ、次々と機械に通して素早く均等に揚げる。

たっぷりの油で揚げられるスナック

4 味つけ
スナックが揚げあがったら、振って余分な油を落とす。調味料や塩、その他添加物を吹き付けるか振りかける。最後に販売用に包装する。

スナックに振りかけられる調味料と塩と添加物

高度加工食品

加工食品というと、ポテトチップス、スナック菓子、チョコレートなど、主な材料が、製粉、精製、加熱調理その他、家の台所ではとても作れそうにない方法で著しく変えられた高度加工食品のことが頭に浮かぶだろう。高度加工食品はたいていカロリーが高く、砂糖と脂肪が多く含まれ、栄養と食物繊維が少ない。

加工しなければ生鮮食品の50〜60%が収穫後にむだになる

主な化学添加物
添加物は、甘味料、調味料、あるいは保存料など、その役割に応じて主に数種類に分類される。ほとんどの国で、これらすべての添加物は食品として認められる前に厳しい安全基準を通らなくてはならない。とはいえ、ある国で承認された添加物が必ずしも他の国で承認されるとはかぎらない。

世界の人口の **5%** は **1種類以上の食品添加物** に対して**アレルギー**がある

保存料
食品を劣化させたり食べられなくする微生物の成長や自然な化学反応を遅くすることで、食品の腐敗を防ぎ、品質保持期間を延ばす。

甘味料
この砂糖の代用品にはアスパルテームとサッカリンも含まれる。砂糖に比べカロリーがかなり低いか、ごく少量で効果があるので、カロリーを減らすために用いられる。

栄養強化剤
加工の過程で破壊されたビタミンとミネラルを補うか、もともと含まれていない栄養分を付加してその食物の栄養価を高める。

安定剤
乳濁液（マヨネーズのような食品）が混合した後で油と水の成分に分離するのを防ぎ、食品の舌触りと堅さを維持するのに役立つ。

酸化防止剤
酸化を抑制する化学物質である。酸化による褐変と腐敗を遅らせ、品質保持期間を延ばす。通常はアスコルビン酸（ビタミンC）が用いられる。

添加物

添加物は非常にさまざまな加工食品の中に含まれている。食品の品質保持期間を延ばし、失われた栄養素を補い、魅力的な食感を保ち、味と色を加えるのに欠かせない。

すべて悪いわけではない
特定の温度・時間で食品を加熱することで安全に殺菌できる。たとえばリステリア菌を殺すためには、食品の中心部が74℃以上に達したことを確認する必要があるが、加熱時間も関係するので、75℃以上で1分以上加熱するのが確実である。

戦地用サンドとは何か？
合衆国陸軍は少なくとも2年間はもつサンドイッチを開発した。これは、微生物の成長に必要な酸素を吸収する鉄を詰めた小袋を、サンドイッチの袋に挟んだことで可能となった。

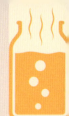

乳化剤
乳濁液とは油と水のように通常は混ざらない2種類の液体の混合物である。マヨネーズもそのひとつで、乳化剤が混合を促進し安定させる。

調味料
加工の際に失われた自然な風味を補うか、さらに高めるために、人工か自然の調味料が加えられる。味と匂いは密接な関係があるため、多くの調味料には香り成分が含まれている。

色素
加工の際に失われた色を添加して改良するため、あるいはより新鮮で魅力的に見えるよう、地味な色合いの食品に添加される。

pH調整剤
酸性食品は刺すような味がするか酸っぱく、アルカリ性食品は苦いので、これで食品のpHバランスを調整して味をよくする。微生物の成長も抑制し、品質保持期間が長くても安全に食べられる状態を保つ。

固化防止剤
粉あるいは粒状にした（小麦粉や塩などの）食品が湿気を吸収し、固まってしまうのを防ぐ。

膨張剤
ケーキや菓子、パンの生地に加え、ガス（通常は炭酸ガス）の生成を促進することで、生地を膨らませる。よく知られているのがベーキングソーダである。

ハンバーガーの中身は？
あなたが思っているよりも原材料は多いかもしれない。100％牛肉のパテと謳っていても、パテの中には調理の間も形を保つための安定剤と、塩とコショウ、タマネギパウダーなどの調味料が入っているだろう。バンズとトッピングには微生物の増殖を抑え、新鮮に見せる添加物も含まれているかもしれない。

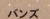
バンズ

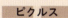
ピクルス

チーズ

バーガー・パテ

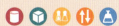
ケチャップ

バンズ

味蕾を刺激するもの
風味のあるうま味は主にアミノ酸のグルタミン酸に由来し、この酸の人工的な調味料——グルタミン酸ソーダ（MSG）——は風味増強剤として、特にアジアの料理で広く使われている。1960年代、MSGは偏頭痛や動悸などの症状と結びつけられたが、後に研究が明らかにしたところによると、MSGが健康問題の原因だったのではなく、少数の人にアレルギーを引き起こしていただけであった。

調理法

熱は食べ物に化学的変化と物理的変化をもたらして、食べ物をもっと柔らかく、消化しやすくし、栄養を放出させる。しかし食べ物によっては、加熱調理されると栄養が低下することもある。

なぜ食べ物を加熱調理するのか？

研究者の中には、加熱調理の発見（8-9頁参照）がヒトの進化をうながす重要なきっかけであったと考える者がいる。調理法は進歩し、新しい風味、芳香、食感も生み出されている。その一例がメイラード反応で、食品中の糖分が加熱により水分を失うと風味を生み出す。生の食品は固くて繊維が多いため、噛むのが大変で、しかも消化されにくい。調理されなければ多くの食品成分を私たちの消化系は分解できない。そのうえ、調理することで病原菌を殺すか増殖を抑えられ、多くの毒素を不活性化できる。

直火で焼く（グリル）

直火焼き（乾燥熱源を上、あるいは下からあてる）は、野外の火でも可能なので、おそらくは最古の調理法である。上からの熱源で焼くのを「ブロイル」と呼ぶ地域もある。直火焼きはきわめて高い温度を食べ物に伝えることで褐変反応を可能にするが、焦げる危険もある。

- 熱源に一番近い表面が最初に焼ける
- 焼き網
- 赤外線が熱を食べ物に運ぶ

オーブンで焼く／ローストする

温かい空気がオーブンの中を循環すると、オーブンが、ガスの火か電気素子による熱を主に対流によって食べ物に伝える。オーブンの熱い壁からの直接の赤外線も食べ物を熱す。

- 循環する温かい空気
- オーブン
- 赤外線

蒸す

蒸すことにより、（オーブンで焼いている時と同様に）空気の対流、さらには蒸気の圧縮によって熱を食べ物に移動させる。水を蒸気に変えるのに多くのエネルギーを必要とするように、蒸気は、食べ物に達して湿らせる時に再凝縮して水になるので、多くの熱エネルギーを渡す。

- 蒸気が熱を食べ物に伝える
- 蒸し器
- 水が蒸気を発する

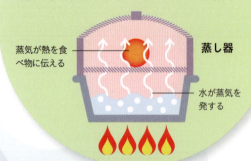

煮る

食べ物全体が熱を伝導する媒体（水）と直接接触しているので、一番効率のよい調理方法である。水が常に存在するため、メイラード反応は起きない。

- 水の中の対流が熱源から熱を食べ物に伝える。
- 鍋

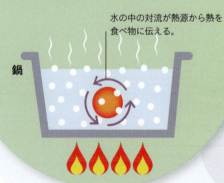

真っ赤に燃える石炭は同面積のオーブン壁面の**40倍**もの熱エネルギーを発す

第2章 貯蔵と調理
調理法

油をひいて焼く/炒める

油は水よりも高い温度に達することができるので、炒める時は（鍋の底の）熱源から直接熱を食べ物に伝道するために油が用いられる。このことはメイラード反応がより早く起こることを意味する。この方法では浸された食べ物の表面のすべてが熱を伝達する媒体（油）と接触している。

- フライパンを通して炎の熱が食べ物へ伝わる
- 最初に食べ物の底の表面が焼ける

フライパン

電子レンジのしくみ

電子レンジは波長約12cmのマイクロ波を出す発振装置を備えている。波長はラジオの電波より短いが、グリルとオーブンの赤外線より長い。ターンテーブルが食品を回してすべての部分が均等に調理されるようにする。

- マイクロ波が反射壁にはね返る
- 食べ物
- ターンテーブル
- 導波管
- マイクロ波発振装置「マグネトロン」

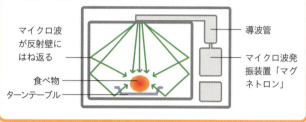

揚げる

揚げ物は対流性の熱伝導を利用するが、その媒体（油）は水よりもはるかに高い温度に達するので、炒めるより短時間で調理され、メイラード反応も早く起きる。

- 油の対流が熱源からの熱を食べ物に伝える
- 油は100℃以上の温度に達する

鍋

電子レンジにかける

マイクロ波が食品中の水分を激しく揺り動かして熱を発生させ、それによって食品を調理する。マイクロ波は食品を内側から外側へ温めるように見えるが、一度にすべての分子を温める。とはいえ、（パイのように）水分の多い詰め物を乾燥した食材で包んだ食べ物の方が早く調理される。

- 揺り動かされた水の分子が熱を発生する
- マイクロ波——周波数約2,450Mhzの電磁波

電子レンジ

加熱時間の長さ

すばやく加熱すれば、熱によってそこなわれやすい栄養へのダメージを最小限にし、肉や魚の外側をふさいで肉汁を閉じ込めることができるが、食べ物を均一に熱するのはより難しくなり、中まできちんと火が通らないままであることが多い。ゆっくりと加熱すれば、もっと均一に火が通るが、栄養価は低下し、食べ物はぱさつくかもしれない。

熱を強くする

直火焼きとバーベキューの炎は、容積に比べて表面積が広く薄い食べ物に適している。食べ物の中までしっかり火が通りやすくなるからだ。

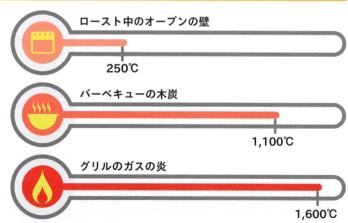

ロースト中のオーブンの壁 250℃
バーベキューの木炭 1,100℃
グリルのガスの炎 1,600℃

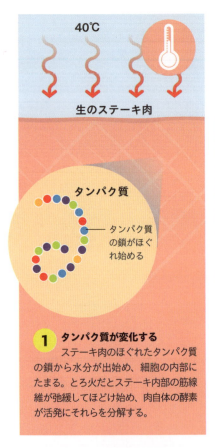
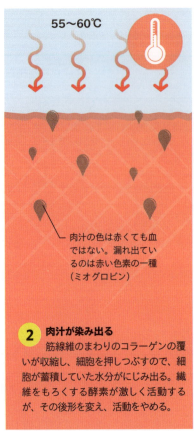
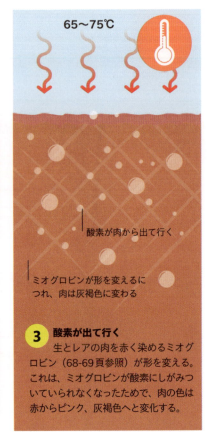

加熱調理による食べ物の変化

分子レベルで見ると、加熱調理には、熱と水と個々の食品成分の間と、成分そのものの間の一連の複雑な相互作用がかかわっている。加熱調理の際は、温度と時間、化学作用で望まれる変化との間で完璧なバランスが得られなければならない。

加熱調理すると、食べ物に何が起きるか？
食べ物、特に肉は、私たちの体と同じ分子、すなわちタンパク質と脂肪でできている。植物は主に炭水化物でできている。それらの分子を熱すると性質を変える。新たな分子と結びついたり、分解されてもっと小さい分子になったり、さらには崩壊する分子もある。酵素などの大きな分子は、熱で形を変え、はたらかなくなる。水分は重要な要素である。乾式調理は水分を蒸発させるが、湿式調理は反対で、米やパスタの調理のように食品に水分を吸収させる。

加熱されると食べ物は栄養を失うか？
食品の中には加熱調理されるとビタミンを一部失うものがある。その一方で、加熱調理の間に化学反応と栄養素の放出が栄養価を高めるものもある。

第2章 貯蔵と調理
加熱調理による食べ物の変化

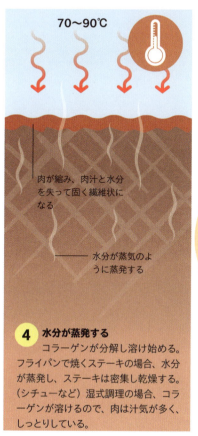

70～90℃

肉が縮み、肉汁と水分を失って固く繊維状になる

水分が蒸気のように蒸発する

4 水分が蒸発する
コラーゲンが分解し溶け始める。フライパンで焼くステーキの場合、水分が蒸発し、ステーキは密集し乾燥する。(シチューなど) 湿式調理の場合、コラーゲンが溶けるので、肉は汁気が多く、しっとりしている。

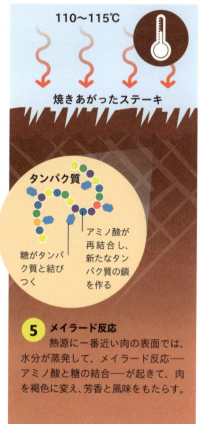

110～115℃

焼きあがったステーキ

タンパク質

糖がタンパク質と結びつく

アミノ酸が再結合し、新たなタンパク質の鎖を作る

5 メイラード反応
熱源に一番近い肉の表面では、水分が蒸発して、メイラード反応——アミノ酸と糖の結合——が起きて、肉を褐色に変え、芳香と風味をもたらす。

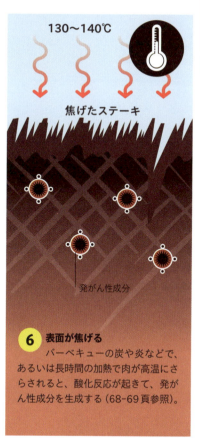

130～140℃

焦げたステーキ

発がん性成分

6 表面が焦げる
バーベキューの炭や炎などで、あるいは長時間の加熱で肉が高温にさらされると、酸化反応が起きて、発がん性成分を生成する (68-69頁参照)。

ステーキの場合
分子レベルでは、温度が上昇し、調理が進むにつれ、両極端の多くの変化がステーキ肉に起こる。

野菜の調理
野菜を主に構成するのは、タンパク質よりも固くて熱への耐性がある炭水化物である。植物の細胞壁は熱で壊れやすくなり、細胞の内側から水分を外に出すが、なかなか分解されない。煉瓦を固めるモルタルのように細胞を結合させるペクチン (炭水化物の一種) は沸点で溶けるので、煮れば野菜は柔らかくなる。十分に火を通した野菜を混ぜ合わせると、やがて完全に細胞壁は分解される——野菜ピューレはこうして作られる。

圧力鍋による調理は海面下5.8kmでの蓋のない鍋による調理に匹敵する

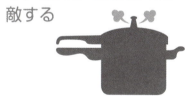

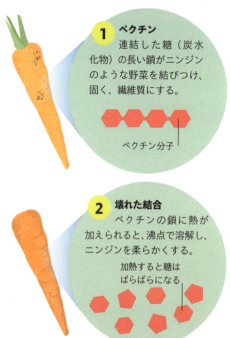

1 ペクチン
連結した糖 (炭水化物) の長い鎖がニンジンのような野菜を結びつけ、固く、繊維質にする。

ペクチン分子

2 壊れた結合
ペクチンの鎖に熱が加えられると、沸点で溶解し、ニンジンを柔らかくする。

加熱すると糖はばらばらになる

安全な調理

加熱調理は食品の風味と食感を変化させるだけでなく、毒素を破壊し、微生物を殺すことで食品を安全に食べられるものにする。ただし適切におこなわれないと、食品の危険性を高めることになる。

食品汚染

皮膚と免疫系が有害な生物からあなたを守ってくれているが、有害な生物が食べ物を介して体の中に入れば、食中毒を引き起こすかもしれない。残念ながら、現代の食料生産の規模と複雑さが汚染の危険性を大きく増している。栽培から加工と流通まで、食料生産網のどの段階でも汚染は起こりうる。もっともよく起こる汚染の原因が、細菌のサルモネラ菌、大腸菌、カンピロバクター、リステリア菌、寄生虫の旋毛虫症、ウイルスのE型肝炎とA型肝炎、ノロウイルスである。

殺菌

細菌はたくましく持続感染性があるが、高温で熱せられても生き残る生物はわずかである。熱は化学結合を崩壊させ、水を蒸発させるので、細菌の細胞成分は分解し、その酵素は形を変化させて機能を失い、細胞壁は破れる。細菌は種類によって組成が異なるため、熱に対する耐性はそれぞれ異なる。

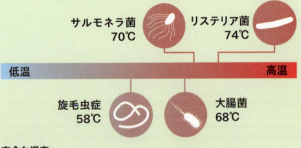

安全な温度
特定の温度・時間で食品を加熱することで安全に殺菌できる。たとえばリステリア菌を殺すためには、食品の中心部が74℃以上に達したことを確認する必要があるが、加熱時間も関係するので、75℃以上で1分以上加熱するのが確実である。

汚染を防ぐ
家庭では、危険な微生物を取り除くために水か洗浄剤でよく洗うか、殺菌のため加熱調理することにより、汚染の危険を減らすことができる。

果物と野菜の洗浄

水洗いの重要性
果物や野菜、サラダは、特にある種の肥料で育てられていたり、不衛生な人間によって調理された場合、リステリア菌とノロウイルスで汚染されている可能性がある。植物性食品の表面に限られる汚染菌は水で洗い落せる。外側は一番栄養に富むため、むいて捨ててしまうよりは洗う方がよい。

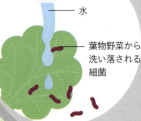

リステリア菌

ノロウイルス

葉物野菜を洗う

刃物類と調理台の洗浄

洗浄と殺菌
食品汚染の主な原因は不衛生な台所である。調理台と台所道具は病原菌が繁殖しやすい。石鹸や殺菌剤は細菌を殺すが、不潔なふきんに病原菌が棲みついているかもしれない。

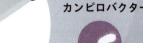

カンピロバクター

大腸菌

台所用品の洗浄

第 2 章 貯蔵と調理
安全な調理

64 / 65

あなたの**台所の流し**には**風呂場**の**10万倍**もの**病原菌**がいるかもしれない

肉の適切な調理

適切な調理法
肉の表面は汚染されている可能性が高い。赤身肉の内部に入るのは微生物にとって難しいため、表面を十分に加熱するだけでもよい。トリ肉は細菌に侵入されやすいので、内部まで完全に火を通す必要がある。

カンピロバクター

サルモネラ菌

細菌は肉の表面だけにいる

← 熱

牛肉ステーキの調理

肉の内部まで十分加熱する

トリ肉の調理

生のトリ肉を洗うべきか？
調理前にトリ肉を洗うと、カンピロバクターなどの有害な細菌を、トリ肉から細菌が繁殖しそうな周囲の調理台の上にまで広げる可能性がある。

食べ残しの再加熱

十分に加熱
食べ残しでも安全に食べられる。まず、すばやく熱源から離して、すぐに冷ます。熱いまま冷蔵庫に入れると周囲の冷蔵食品の温度を上げて、細菌が成長し始めるからだ。電子レンジで温め直した食品をかきまぜれば、熱が伝播して、残りの細菌を殺す。

細菌は残り物の至るところに生息する

← 熱

ボツリヌス菌

料理を温め直す

再加熱したご飯
再加熱したご飯と関連した病気は「チャーハン症候群」と呼ばれ、セレウス菌が原因で起きる。室温に置かれた炊き立てのご飯の中の芽胞が細菌へ成長し、これが嘔吐と下痢の原因となる毒素を放出する。ご飯を再加熱すれば細菌を殺すかもしれないが、その芽胞は生き残っているだろう。

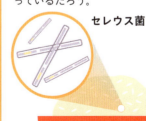
セレウス菌

温め直されたご飯

第3章

食べ物の種類

赤身肉

肉は、少なくとも200万年間にわたり、人間の栄養摂取において重要な役割を演じている。現代世界では、肉——特に赤身の肉——が食事に占める割合が増えており、肥満、循環器系疾患、がんの発症率に影響をおよぼしている。

赤身肉が赤いのは何によるのか？

肉と言えばたいていは筋肉のことを指すが、臓物も肉に含まれる。赤身肉の赤い色は主に、赤血球の中のヘモグロビンのように、細胞に酸素を供給する色素タンパク質で、鉄を含むミオグロビンによる。エネルギーは脂肪によって筋肉に供給されるが、脂肪は、やはり赤色の筋線維に含まれるタンパク質の一種、チトクロームによって分解される。

筋組織

ミオグロビンとチトクローム

筋線維

筋線維
脚の筋肉のように、絶え間なく活動している筋肉には、たくさんのミオグロビンとチトクロームがあり、それらが筋線維に、必要な酸素とエネルギーのすべてを供給している。

どうして肉は金属の味がすることがあるのか？

きわめて薄く切った赤身肉には、牛肉らしい味をもたらす、風味豊かな脂肪が十分に含まれない。このことが、赤身肉、ことに筋肉と肝臓の部位に大量に含まれる鉄に由来する金属の風味をいちだんと強めるのかもしれない。

大腸がんのリスク

いくつかの大規模な調査から、赤身肉（特に強火や直火で焼かれた肉）の摂取が大腸がんのリスクと関連があると示唆されているが、その関連づけは不十分である。しかも、関連の理由も明らかではなく、脂肪の多い赤身肉は、摂取された脂肪そのものよりも、肥満（高いBMI値は大腸がんのリスクと関連づけられている）の原因となるからかもしれない。27件の研究の分析からは、肉の摂取量の多さと増加したがんのリスクの間に直接の関連を示す明確な傾向はみられなかった。

第3章 食べ物の種類
赤身肉
68 / 69

赤身肉と栄養

赤身肉は完全なタンパク源で、私たちの体が作り出すことのできない必須アミノ酸のすべてをもたらしてくれる。さらに鉄とビタミンB群の豊かな供給源である。とはいえ、健康上大きな懸念がある。私たちが摂取する赤身肉は脂肪を多く含んでいる——しかも脂肪酸を多く含む肉ほど風味と柔らかさを増す。脂肪を多く含む肉はカロリーも飽和脂肪酸の量も増えるため、それらと関連した健康上のリスクも増える。

赤血球
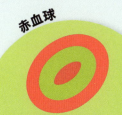
体は、私たちの筋肉の中のミオグロビンだけでなく、血液の中で酸素を運ぶヘモグロビンを作るために鉄を必要とする。

細胞の成分
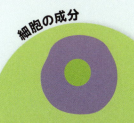
私たちは、細胞膜とすべての細胞内機構を含め、細胞を構成するタンパク質を作るために肉によってもたらされるアミノ酸を必要とする。

筋肉
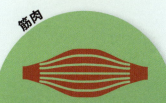
私たちの体の筋線維は、食事でバランスの取れたアミノ酸の供給を得る場合にのみ作ることができるタンパク質でできている。

コレステロール
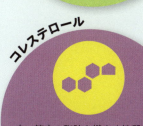
赤い筋肉の脂肪を燃やす性質は、赤身肉が、循環器系疾患に影響をおよぼす飽和酸とコレステロールに富んでいることを意味する（214-15頁参照）。

発がん物質
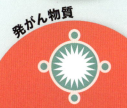
発がん物質は多くの食品の中に自然に存在するが、非常に量が少ないため、他の栄養によって相殺される。喫煙や焦げた肉も発がん物質を生み出す。

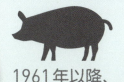
1961年以降、**世界の豚肉消費量は336%増加**した

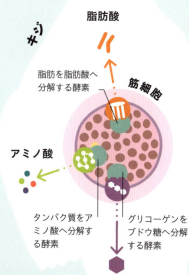

風味をもたらす

キジのような猟鳥を含め、野生動物の肉を処理するために一般的なのが吊るすことである。細胞の内部の酵素が他の細胞成分を破壊し始める。タンパク質は風味のあるアミノ酸、グリコーゲンは甘いブドウ糖、脂肪は香りのよい脂肪酸へ分解される。

肉を吊るす

屠殺後、固くなりすぎないよう、肉は吊るされる。屠殺してすぐに切り分けられた肉は非常に柔らかいが、数時間で筋肉は収縮し、もとに戻らなくなる。この作用を最小限に抑えるため、筋肉が重力によって伸びるよう肉は吊るされる。吊るされる時間が長い（たとえば1週間）と、筋肉の中の酵素が肉を柔らかくし、風味をもたらす。

白身肉

白身肉にはニワトリ、七面鳥、アヒル、ハトが含まれる──
定義によっては子牛、子豚、ウサギ、狩猟鳥、カエルを含む
こともある。白身肉のさまざまなはたらきと生理機能が風味
と栄養価に独特の特徴を与え、それがまた家禽肉の世界的な
生産と消費の激増につながっている。

白身肉を白くしているのは何か？

「急激に収縮する繊維」がぎっしり詰まった白い筋肉は短時間の急
激な動きに適している。短く一時的な瞬発力の合間に休む必要は
あるが、（連鎖したブドウ糖分子からなる）グリコーゲンを燃や
すことで、短時間酸素がなくてもはたらくことができる。この
ことは、白い筋肉が酸素を筋肉に運ぶ赤い色素を赤身肉ほど
多く含んでいないことを意味する。常に体を支えて
いるニワトリの足には他の部位よりも赤い色素が
やや多く含まれるので、色が濃い。また赤色の
濃い筋線維は脂肪を豊富に含むので、色の濃
い肉をより味わい深くする。

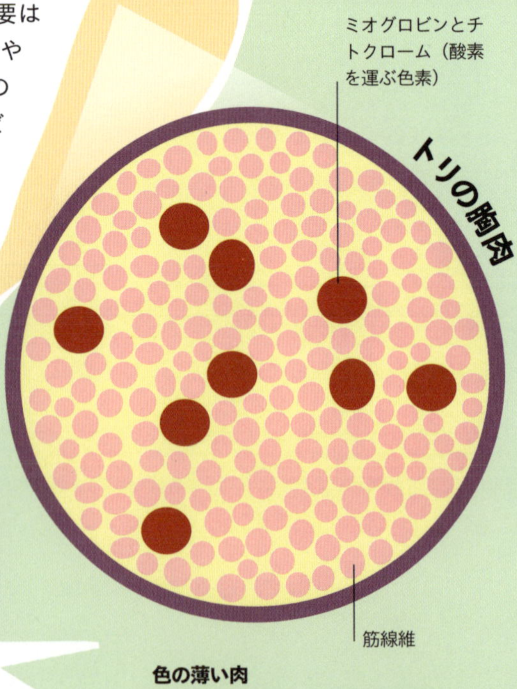

ミオグロビンとチトクローム（酸素を運ぶ色素）

トリの胸肉

筋線維

色の薄い肉
白い筋細胞は赤い筋細胞ほどたくさんの血液供給を必要としないので、酸素を運ぶ赤い色素の数は少ない──白身肉の色が薄いのはこのためである。

ローストチキンのコツ

西洋の文化では、ニワトリと七面鳥の丸焼き
にはコツがある──胸を下にしてオーブンに
入れるのだ。これはトリの脂肪のほとん
どが背の部分についているから
で、背を上向きにして調理す
ると、脂肪がトリの肉に浸み込
んで、豊かな風味としっとりとし
た食感をもたらしてくれる。胸を
上にすると、風味豊かな脂肪は鍋
の底にたまるだけで役立たない！

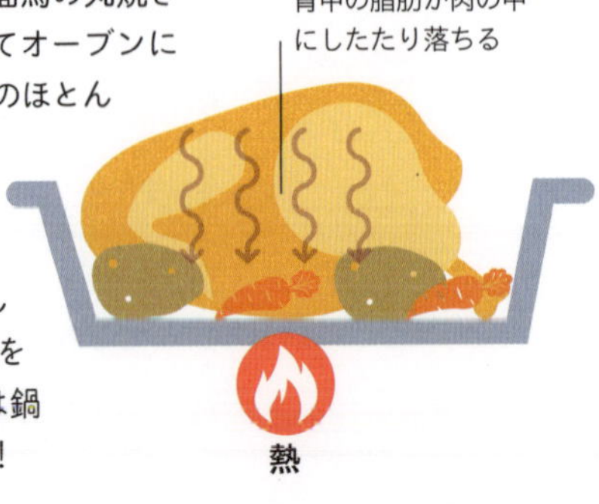

背中の脂肪が肉の中
にしたたり落ちる

熱

第3章　食べ物の種類
白身肉

放し飼いかケージ飼いか？

栄養学の専門家が、ケージで飼育されたメンドリと牧草地で放し飼いのメンドリで栄養に違いがあることを示した。放し飼いのニワトリは餌が異なるうえ、活発に食料をあさり、他の飼育形態で飼われているニワトリよりもストレスが少ない（232-33頁参照）。このことが必須脂肪酸とビタミンの量を増やすばかりでなく、健康によくない脂肪酸の量を減らすことを示す根拠がある。

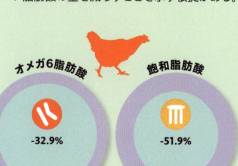

オメガ6脂肪酸　−32.9%
飽和脂肪酸　−51.9%

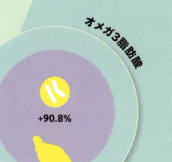

オメガ3脂肪酸　+90.8%

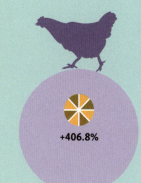

ビタミンE　+406.8%

栄養の差

放し飼いのニワトリとケージ飼いのニワトリを比較した研究によれば、放し飼いのニワトリの肉はオメガ6脂肪酸が少なく、有益なオメガ3脂肪酸が多く（特に大豆で飼育された場合）、全体的に（飽和脂肪酸を含め）脂肪が少ないうえ、ビタミンEがはるかに多い。

凡例
- ケージ飼いのニワトリ
- 放し飼いのニワトリ

合衆国では、**七面鳥の肉の消費量**が過去**25年**間で**2倍**に増えた

チキンスープの健康回復効果

いくつかの文化では――中でも有名なのが東欧系ユダヤ人の文化だが、チキンスープは風邪に効果があると長年考えられていた。ある研究で、チキンスープを食べた人々と風邪をひいた人々の血液サンプルが分析された。その研究によれば、チキンスープは消化を助け、水分摂取を増大させ、体によい栄養をもたらすだけでなく、鼻水などの症状をやわらげる炎症抑制と充血を緩和する効能が実際にあった。

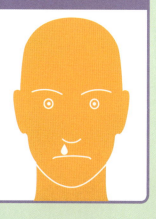

七面鳥の肉を食べると眠くなる？

そういうことはまったくない――これは、睡眠促進作用があるとされるホルモンのメラトニンを作るのに使われる、必須アミノ酸のひとつのトリプトファンが、七面鳥の肉で発見されたことによる根拠のない話である。

肉の部位

体のどの部分の肉なのか、またその部分が生きている間にどれだけ活動していたかが、肉の栄養や味、食感、調理法までも決定づけることになる。

味と食感

各部位は動物のさまざまな筋肉を含んでいる。それぞれ異なる肉の部位を評価する際の原則は、活動量の多い筋肉（たとえば脚の筋肉）は繊維が太く、結合組織が多いので、かみごたえのある肉ということだ。とはいえ、活動量の多い筋肉は脂肪も多いので、風味がよいだろう。肉屋はほとんどの動物をだいたい似たような部位に分け、牛、羊、山羊、豚で同じ用語を使う。牛肉に関して言えば、部位を表す言葉が一番多いのはフランス語である。

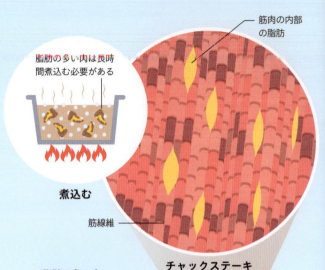

脂肪の多い肉
脂肪が多い部位は脂肪を溶かすためにじっくりと煮込むとおいしくなる。脂肪の小滴は、エネルギーを筋肉にもたらすよう、筋線維の間に散らばっている（68頁参照）。

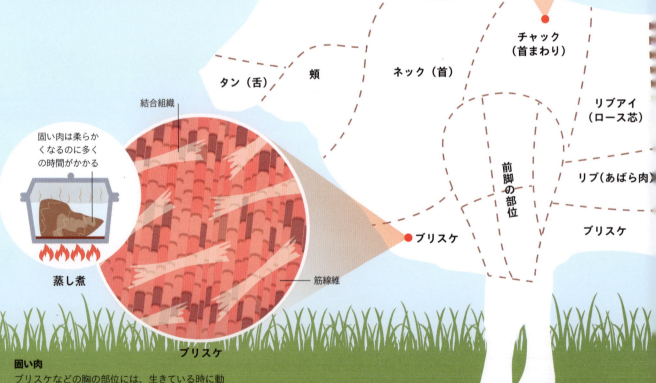

固い肉

ブリスケなどの胸の部位には、生きている時に動物の体重を支えた結合組織が多く含まれる。ブリスケは、結合組織を溶かすために少量の汁を使って長時間煮込むことで肉を柔らかくする。

第3章 食べ物の種類
肉の部位

72 / 73

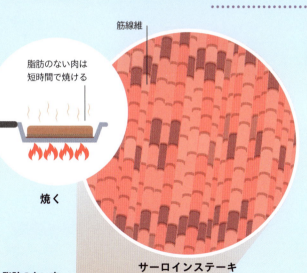

脂肪のない肉は短時間で焼ける

焼く

筋線維

サーロインステーキ

脂肪のない肉
腰肉の上部にある筋肉のようにあまり動かない筋肉は、埋め込まれたエネルギー供給をあまり必要としないので、脂肪が少ないかまったくない。したがって赤身で、柔らかい部位とされる。

ランプ（臀部）
サーロイン（腰肉の上部）
テール（尻尾）
後脚の部位
フランケ(脇腹)
脚

くず肉

くず肉（筋肉や骨を含まない、動物の内臓器官）はさまざまに利用され、それぞれ独自の風味と食感がある。たいてい結合組織が多く含まれるので、時間をかけてじっくり煮込むことになる。くず肉と臓物の多くは栄養と必須脂肪酸が豊富で、有害な脂肪は少ない。たとえば肝臓（レバー）と腎臓は特に鉄と葉酸（ビタミンB_9）に富んでいる。

腎臓　舌
心臓　肝臓　足

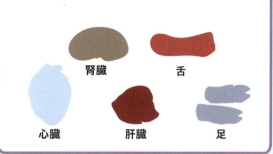

最長**45**時間
豚足を煮込むのにかかる時間
——その後骨まで食べられる

どうして私たちは生肉を食べられないのか？

人間の歯と胃は、安全に調理された肉に含まれる簡単に得られる栄養を消化するのに都合がいいように進化したと考えられるが、新鮮な生の牛肉（タルタルステーキなど）であれば食べられる。

加工肉

古代より肉は、保存期間を延ばし、特有の生化学作用によってのみ作り出される風味と香りを加えるために加工処理されている——その結果、幅広い製品が作り出されてきた。

どうして私たちは肉を作り変えるのか？

肉は代謝が活発である。細胞レベルではもろく、水分と栄養素が多いためにすぐにいたむ危険がある。肉をそこなう原因には油やけ（酸化）と、屠畜処理の際に肉が汚染された場合の、動物の皮や腸にいた微生物の増殖も含まれる。肉の加工は腐敗を遅らせたり、止めたりするのに役立ち、処理の過程で複雑で味わい深い風味や食感を生み出す。また、混合肉とも呼ばれる、未加工の肉の小片を成型加工した肉も加工肉である。これらの加工肉製品は肉料理の可能性を広げるばかりでなく、健康上のリスクももたらしている。

肉の混合

混合肉とは元来、貴重な動物の体のあらゆる部分を何ひとつむだにしないように利用する方法であった。今日では、健康にあまりよくない影響をおよぼすことの多い、価格が安くて質の劣る製品とみなされている。

肉を挽く

肉は表面が汚染のリスクの一番高い部分なので、挽いて表面積が急激に増すとリスクもその分増す。そのため加工業者は挽く前に肉をブランチング（短時間加熱して冷却）して殺菌する。

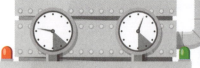

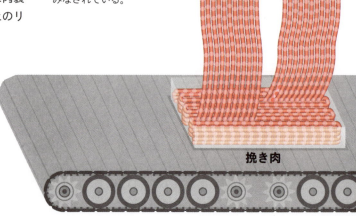

挽き肉

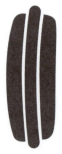

ホットドッグの1日あたりの摂取量が1個増えるごとに**心疾患にかかるリスクは42％高まる**

保存方法

保蔵処理には、燻製と塩漬け（両方を一緒に用いる場合が多い）という伝統的な方法をはじめ、さまざまな保存技術がある。現代では硝酸カリウムなどの保存料も使われている。肉の中にいる細菌が保存料（硝酸カリウム）を亜硝酸塩に変えると、できた亜硝酸塩は肉の中の酸素と反応し、一酸化窒素になる。これが肉の中の鉄と反応し、酸素が脂肪に作用して悪臭を放つのを防ぐ。その結果、肉は食欲をそそるような色味と風味を得る。

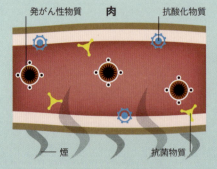

燻製
煙には殺菌と抗酸化成分が含まれ、脂肪が悪臭を放つのを防ぐ。しかし発がん性（がんの原因となる）物質も煙には含まれる。

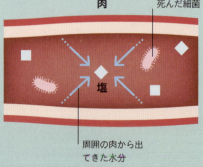

塩漬け
肉に塩を加えると細胞から水が出るので、微生物は生存できない。塩分濃度が高いとタンパク質の繊維が広がるため、光が散乱せず、肉は半透明になる。

第3章 食べ物の種類
加工肉

ソーセージ作り
切り刻んだ肉をパン粉やスパイスなどと混ぜて調味し、袋（伝統的な製法だと動物の腸）に詰めて作る。ソーセージに含まれる脂肪が調理中に乾燥するのを防ぐ。

機械で成型
ほとんどの成型ハムは、高圧水の噴射によって骨を除去された豚肉（必ずしも筋肉の部分ではない）の断片を押し合わせて作られる。これは食肉の「機械的回収」と呼ばれる方法のひとつにすぎない。

高圧の水が肉を骨から除去する

塩水の注入
多くのベーコンとハム製品は、水、砂糖、保存剤、調味料、その他、かさを増やして材料を節約するために添加物の入った溶剤が注入される。ベーコンの薄切りの中には水分が50％に達する製品もある。

さまざまな部位の肉が含まれるためまだらな色になる

一緒に圧縮されてハムのスライスになる肉の小片

さまざまな部位の肉が入っているためハムの色はまだらになる

ベーコンに注入される溶剤

ソーセージ　　成型ハム　　ベーコン

どうして成型ハムには脂肪の皮がついているのか？
成型ハムのメーカーは、自分たちの作ったスライスハムを本物の肉に似せるため、脂肪の膜を加えることが多い。まるで動物の死体から直接切り取ったかのように！

保存料に関する健康上の懸念
亜硝酸塩はサラミなどの加工肉に加えて風味と色をよくするために広く普及している保存料で、特にボツリヌス中毒の原因となる毒素を生成する細菌の増殖を遅らせるのに有効である。しかし肉のアミノ酸と反応するとニトロソアミンという発がん性物質を生成する。塩漬け肉に含まれる亜硝酸塩ががんのリスクを高めることを裏づける確かな根拠はほとんどないが、現在その使用は注意深く規制されていることが多い。

肉の代用品

消費者はその風味や食感、栄養価で肉を高く評価するが、健康や環境、倫理的側面から、肉の生産と消費がおよぼす好ましくない影響に不安を抱く人々は多い。それらの問題に対する解決策のひとつが、次第に普及しつつある肉の代用品の利用である。

マイコプロテインの製造法

1 菌、ブドウ糖、ミネラル類が添加される
フザリウム属の真菌（カビ）のスターター培養菌が発酵タンクへ加えられる。物質代謝でタンパク質に変化するために養分を必要とするので、滅菌されたブドウ糖シロップが微量ミネラルとともにタンクに加えられる。

- 微量ミネラル添加
- ブドウ糖添加
- スターター菌の培養液添加

2 アンモニアと空気を添加する
窒素と酸素の供給源としてアンモニアと空気を加えることにより菌の増殖が促進される。よく混ざり合うように、これらのガスは泡立たせる。

4 冷やす
菌の急激な増殖とその間の代謝活動により、多くの熱が発生する。冷却水が流れるコイルが菌の繁殖のために最適な温度を維持する。

5 マイコプロテインの増産
マイコプロテインは約6週間、発酵と増殖のサイクルを続ける。やがて部屋に積もり、収穫される。

酸素　窒素
マイコプロテインが積もる
熱処理　乾燥と冷却
冷却装置

6 完成品
収穫されたマイコプロテインは、加熱して中の有害物質を中和させ、遠心分離で乾燥後、冷却する。筋線維に似せた加工や調味をしたうえで、ソーセージやスライスハムなどの肉製品のような成型を施す。

収穫されたマイコプロテイン

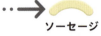 → ソーセージ

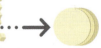 → スライスハム

肉の代用品の活用

肉の代用品というと、健康効果と関連した最新の流行のように思われるかもしれないが、実際には、肉に対する文化的宗教的禁忌により、古代から普及していた。たとえば、豆腐は古代中国で菜食主義の仏教僧によって作り出された。現在、肉の代用品の主な原料は大豆製品、穀物のグルテンを主材料とする製品、ナッツなど他のタンパク源の利用、さらにここに紹介した、菌類から管理栽培されたマイコプロテイン（菌タンパク質）である。

第3章 食べ物の種類
肉の代用品

76 / 77

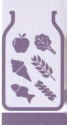

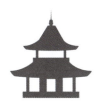

10世紀の中国では、豆腐は通称で「小さな羊肉」と呼ばれていた

3 ガス排気
混合によって泡立った空気とアンモニアは、菌の代謝で発生した余分なガスとともに発酵容器から取り除かれる。

放出されるガス

マイコプロテイン（菌）が増殖し始める

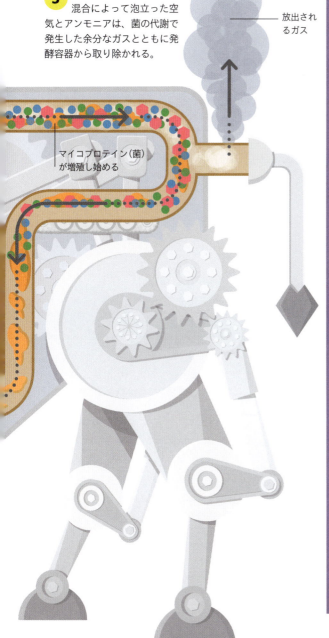

大豆の汎用性
大豆はタンパク質と油を豊富に含むので、肉の代用品の主成分として非常に役に立つ。大豆を発酵させると豊富な栄養を放出するので、牛乳と乳製品と同様に加工することができる。さまざまな大豆製品が開発されている。

豆腐
豆腐は、豆乳を凝固させたものを型に流し込み、水分を濾して押し固める。

凍り豆腐
豆腐を凍らせてから溶かすことで、幾重にも層をなした、スポンジに似た網状組織の製品を作り出す。

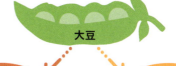

大豆

脱脂大豆
大豆油を作る過程でできた脱脂大豆は、植物性タンパク質として用途の広い肉代用品である。

湯葉
煮立てた豆乳の表面にできる湯葉はタンパク質を豊富に含む。生で食べる他、乾燥加工される。

マイコプロテインはビーガンか？

純粋なマイコプロテインであればビーガン（完全菜食主義者）の食事にふさわしいが、市場に出ているほとんどの製品は、つなぎとして卵白と、加工処理の間に牛乳成分を用いているので、ふさわしくない。

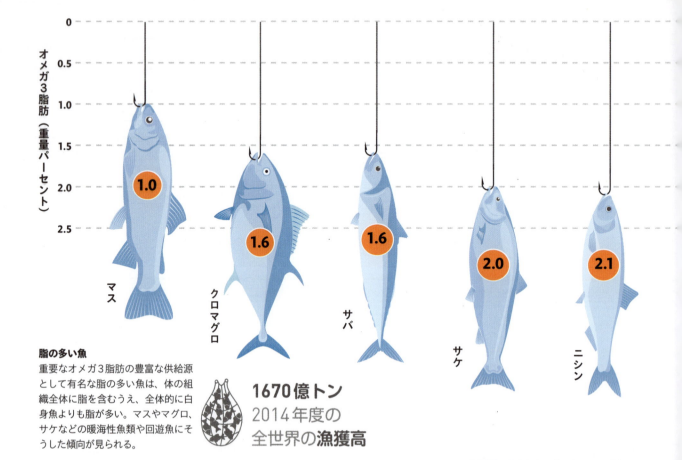

脂の多い魚
重要なオメガ3脂肪の豊富な供給源として有名な脂の多い魚は、体の組織全体に脂を含むうえ、全体的に白身魚よりも脂が多い。マスやマグロ、サケなどの暖海性魚類や回遊魚にそうした傾向が見られる。

1670億トン
2014年度の全世界の漁獲高

脂の多い魚と白身魚
魚はタンパク質の含有量が多く、ヨウ素、カルシウム、ビタミンBとDなどの栄養素が豊富で、コレステロールが少ない。魚は脂の多い魚と白身魚に分けられることが多い。脂の多い魚はエイコサペンタエン酸（EPA）とドコサヘキサエン酸（DHA）のオメガ3脂肪酸（28-29頁参照）を多く含む。この2種類のオメガ3脂肪酸は、人間の体内では別のオメガ3脂肪酸であるアルファリノレン酸からも作られるが、量はきわめて少ない。そのためEPAとDHAは食事から摂るのが一番である。脂肪の少ない白身魚もオメガ3を含むが、脂の多い魚に比べ量は少ない。

魚

人間の食事の中で、最大かつ唯一の野生食物の供給源であり、また養殖という、急成長している分野の生産物でもある魚は、タンパク質とオメガ3脂肪酸などの重要な栄養源である。

さしみ
生の魚介を薄く切った和食のさしみは世界中で人気がある。しかし魚介が生のため、寄生虫や微生物で汚染されている危険がある。そのため安全な水域でとれた魚介であること、また注意深く調理される必要がある。

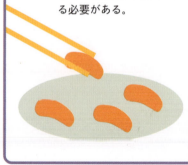

第3章 食べ物の種類
魚

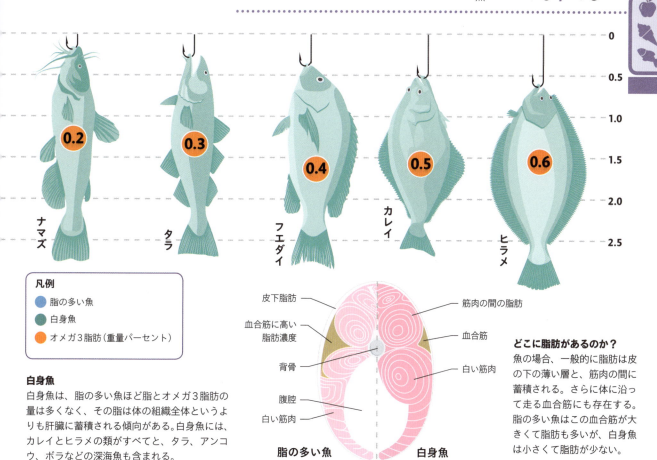

凡例
- 脂の多い魚
- 白身魚
- オメガ3脂肪（重量パーセント）

白身魚
白身魚は、脂の多い魚ほど脂とオメガ3脂肪の量は多くなく、その脂は体の組織全体というよりも肝臓に蓄積される傾向がある。白身魚には、カレイとヒラメの類がすべてと、タラ、アンコウ、ボラなどの深海魚も含まれる。

どこに脂肪があるのか？
魚の場合、一般的に脂肪は皮の下の薄い層と、筋肉の間に蓄積される。さらに体に沿って走る血合筋にも存在する。脂の多い魚はこの血合筋が大きくて脂肪も多いが、白身魚は小さくて脂肪が少ない。

毒素の蓄積
海は自然と人間が原因で発生した汚染のほとんどの最終的な貯蔵所である。水銀、重金属、残留性有機汚染物質（POPs、202-203頁参照）など、すぐに自然に分解されない汚染物質が小さな餌動物の体内に少量でも存在すれば、食物連鎖を通じて蓄積し、サメなど最上位である捕食動物の体内に濃縮される。

食物連鎖で蓄積する毒素
残留した汚染物質は段階を経るごとに蓄積されていく。サメやメカジキなど頂点に立つ捕食動物はそうした汚染物質を危険なレベルまで含んでいる可能性がある。

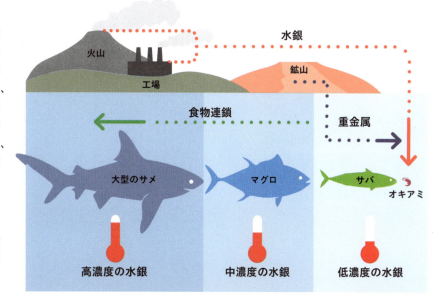

貝・甲殻類

先史時代の遺跡で発見される、大量に廃棄された貝の堆積層は、人間の食事で歴史的に貝類が重要な役割を演じていたことを立証している。現在でもこの多様な水生生物群は貴重な栄養源である。

貝類の栄養価

貝類——カニやエビなどの甲殻類とカキやタコなどの軟体動物を含む——はすぐれた低脂肪タンパク源で、それ自体スーパーフードに分類される。さらにビタミンB、ヨウ素、カルシウムも豊富である。味の点から言えば、海産物には、甘味のあるグリシンのように風味のよいアミノ酸と、うま味のあるグルタミン酸塩が多く含まれる。

どうして甲殻類は加熱すると赤くなるのか？

甲殻類の殻にはタンパク質と結びついたカロテノイド色素が含まれる。調理するとそのタンパク質を変化させ、赤い色のカロテノイドを放出する。

媚薬

生のカキは歴史的に媚薬として有名であったが、この名声を裏づけるような証拠がある。男性の生殖能力を促進する亜鉛が豊富なうえ、男性と女性の性ホルモンの分泌を促すアミノ酸を含んでいることが発見された。

温水域のエビの捕獲高の約3分の1は天然資源ではなく養殖されたものである

高タンパク、低脂肪

陸生動物の肉と比べ、ほとんどの甲殻類と軟体動物は脂肪が少ない割にタンパク質が多い。さらに、身に含まれるタンパク質は陸生動物の赤身肉の食感とは異なる。高濃度のタンパク質コラーゲンで包まれた白い筋肉なので、引き締まっていて水気がある。赤身肉はタンパク質ミオグロビンを多く含んでいるので、肉は赤く、コラーゲンの量が比較的少ない。

カニの身にはエビと同じくらいの割合のタンパク質と脂肪が含まれる

ホタテにはわずかな脂肪しか含まれないが、タンパク質の量もわずかである

脂質の重量パーセント

20%

15%

10%

5%

0

ホタテ　イカ　カキ　カニ　エビ

10%　15%　20%

タンパク質の重量パーセント

第3章 食べ物の種類
貝・甲殻類

いつ貝類を食べるべきか

さまざまな理由から、多くの貝類は特定の時期を避けるべきである。まず、多くの種は夏に繁殖し、エネルギーの蓄えを使い尽くすので、その時期は身がやせておいしくない。次に、夏は毒の濃度がもっとも高い。貝類を食べるのに一番いい時期は、繁殖期に備えて身を太らせ、毒の濃度が低い冬期である。

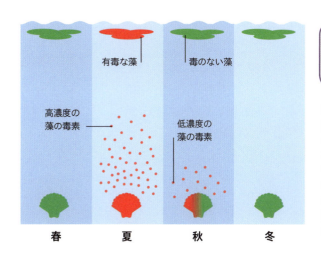

季節的な毒性
夏は有毒な藻類や微生物が一番繁殖する時期である。しかも温水域に拡大するので、水中の有機物や微生物を濾過して食べる多くの軟体動物や甲殻類にその毒が蓄積している可能性がある。

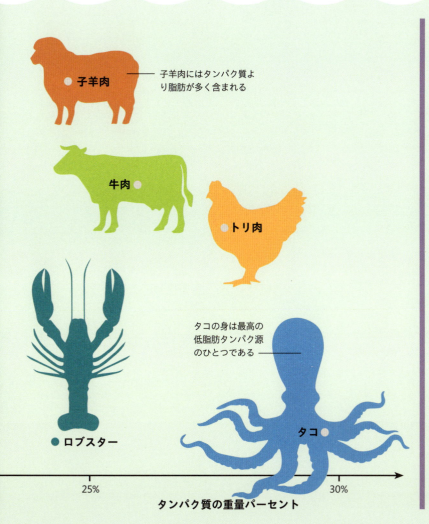

貝による中毒
多くの貝は水から食物の粒子を濾すことで生きている。しかし毒素と微生物を捕らえることもあるので、体内に蓄積されている可能性がある。汚染されている貝を食べた場合、食中毒を起こすことがある。毒素は加熱調理しても破壊されない。貝中毒の主な症状を以下に挙げる。

麻痺性貝毒
麻痺と刺すような痛み、筋肉運動失調、言語障害、吐き気、嘔吐。死ぬこともある。

記憶喪失性貝毒
長期におよぶこともある記憶障害、あるいは一生残る脳の損傷。死ぬこともある。

神経性貝毒
吐き気、嘔吐、不明瞭な発語。死亡例はない。

下痢性貝毒
下痢、吐き気、嘔吐、腹痛。死亡例はない。

卵

先進諸国で10年か、それ以上もの長い期間にわたり健康への不安から敬遠されていた卵が、再び多くの人に完全食品として支持されている。健康によいタンパク質を完備して便利な卵は、ほとんどすべての望ましい栄養に富む。

栄養の発電所

鶏卵の卵白には、卵の水分の90％とタンパク質の半分が含まれる。卵白に一番豊富に含まれるタンパク質はオボアルブミンである。卵の容量の約3分の1を占めるのは卵黄で、卵全体のタンパク質の半分と、カロリーの4分の3、そして鉄、チアミン（ビタミンB_1）、脂質、コレステロール、ビタミンA、D、E、Kがすべて卵黄に含まれる。実のところ卵は数少ないビタミンD供給源のひとつである。さらに卵黄には必須脂肪酸も含まれる。

卵の成分
アイコンのサイズはそれぞれの栄養の総量を示す。
- 0.1〜9mcg
- 0.01〜9.9mg
- 10mg〜0.9g
- 1〜5g

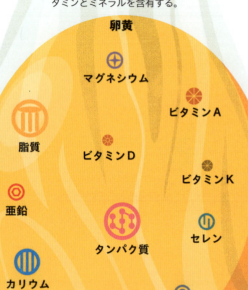

ニワトリの卵の内側
卵はほぼ完璧なバランスのとれたタンパク質を、オメガ6脂肪酸と抗酸化物質のゼアキサンチンとルテインとともに供給する。実際卵は、ビタミンCとB_3（ナイアシン）を除く、すべての栄養上必要なビタミンとミネラルを含有する。

タンパク質が豊富だが、脂質とコレステロールの少ない卵白は料理に非常に便利である

卵黄には、卵の豊富なビタミン、ミネラル、その他の微量栄養素の大部分が含まれる

乳化剤としての卵

乳化剤は、油と水のように混ざり合わない物質を混合する。その結果が乳濁液──他の物質の中に懸濁した物質の小さな滴である。卵のタンパク質は、料理に便利な乳濁液を作ることができる。たとえばマヨネーズは、酢かレモン果汁の中の油の乳濁液である。

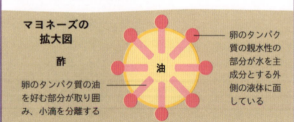

マヨネーズの拡大図
- 酢
- 油
- 卵のタンパク質の油を好む部分が取り囲み、小滴を分離する
- 卵のタンパク質の親水性の部分が水を主成分とする外側の液体に面している

第3章　食べ物の種類
卵

82/83

卵の調理

卵は広い用途に使える食材だが、卵の品質は時が経つにつれ劣化する。その理由のひとつが、殻に小さな穴が開いていて、水分が漏れ出るからである。卵は乾燥するにつれアルカリ性が強くなるため、卵白は柔らかくなり、黄身を包む膜も弱くなる。そのため目玉焼きとポーチドエッグを作る際には卵の新鮮さが肝心である。

卵には加熱されたり、泡立てられたりすると固くなるタンパク質が含まれるので、そうした性質を利用してさまざまな料理が生み出されている。

生卵

渦巻いたタンパク質

生の、割られていない卵の場合、タンパク質の鎖は折り畳まれ巻きついているため、ばらばらに独立した単位で水の中に吊り下げられていることができる。卵は液体のままである。

179

2014年に**世界で消費**された1人あたりの**卵の数**

卵を加熱する

架橋結合して伸びたタンパク質

熱がタンパク質の鎖にエネルギーを与え、鎖が揺れて架橋結合できる長い鎖に形を変える。架橋結合されたタンパク質の集まりは卵を固くするため、不透明になる。

卵を泡立てる

伸びているタンパク質

捕らえられた気泡

卵を泡立てるのは、エネルギーを全体に送るもう一つの方法である。加熱した時のようにタンパク質の鎖はエネルギーを獲得し、ほどけて結合するので、気泡を閉じ込めて泡を形成する。

卵を焼く

空気の泡が大きくなる

長い、相互に連結した卵のタンパク質によってもたらされた足場がケーキミックスに構造を保つのに役立ち、捕らえられた気泡が割れたり破裂したりすることなく膨らむようにする。

白と茶色の殻の違いは何か？

ニワトリの卵の殻の色は、味や栄養価の違いを反映しているわけではない。卵を生んだメンドリの種類によって決まるだけである。

悪い評判

近年卵は悪評をこうむっていたが、懸念のほとんどは根拠がないものである。たとえば、卵黄は確かにコレステロールを多く含むが、食物のコレステロールは血中コレステロール値にほとんど影響をおよぼさないことがわかっている。サルモネラ菌の汚染は卵を食べる際の主なリスクではあるが、現在そのリスクはメンドリに対するワクチンのおかげできわめて低い。体の弱い人々（高齢者など）は、加熱調理することで感染の危険性を減らすことができる。

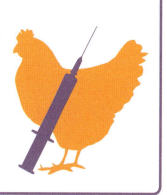

乳と乳糖

ヒトは、乳児期を過ぎても乳を摂取し続ける点で哺乳動物の中でも例外である。だが、乳糖を処理する能力があるのは一人により程度の差はあるにせよ——おかげで、おいしく栄養豊富な乳製品の世界が私たちに開けている。

牛乳は本当にもろい骨の助けになるのか?

牛乳は健康的な骨を作るのに役立つ2種類のミネラル、カルシウムとリン酸塩を豊富に含む。牛乳を受けつけない人々は、これらの重要なミネラルを他の食品から得ることができる。

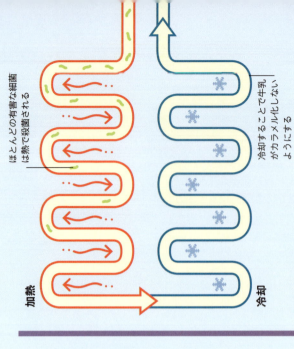

加熱殺菌のしくみ

1860年代、フランスの科学者ルイ・パストゥールは食品中の微生物の活動を調べ、風味をそこなうことなく、潜在的に有害な微生物を殺す加熱処理を開発した。この処置が応用されたおかげで牛乳を安全に飲めるようになった。

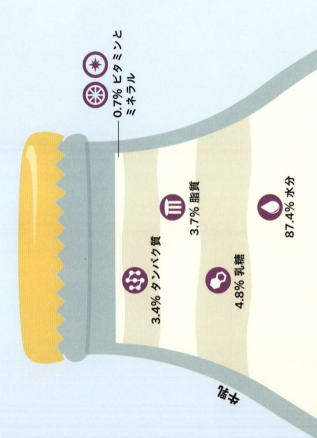

乳には何が含まれるのか?

乳は哺乳類の赤ん坊の最初の食べ物として進化し、エネルギーとしての糖と脂質、体を作り成長するためのタンパク質、脂質、ミネラル、ビタミンを含む。豊かで濃厚な栄養源をもたらしてくれる。赤ん坊は何か月間も母乳だけで生き延びる。大人も、ビタミンB₁₂、ビタミンC、繊維、鉄が不足することはいえ、十分可能であろう。異なる種の乳も同じ栄養を含んでいることが多いが、栄養の割合はそれぞれ異なる。

第3章 食べ物の種類
乳と乳糖

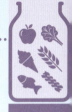

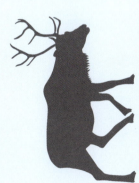

トナカイの乳は利用可能な乳の中でもっとも濃厚で、**脂肪分が17%とタンパク質が11%ある**

乳糖耐性

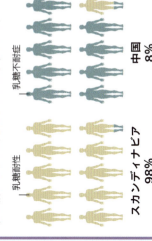

牛の乳を飲むことはヒトの進化において比較的最近広まった行動なので、牛乳を消化できる遺伝子は世界の民族の間で不均一に分散している。ほとんどの人の場合、乳糖を消化できるよにしてくれる酵素、ラクターゼの量は幼児期を過ぎると急激に減るため、大人になるとスカンジナビアでは、大人になってもラクターゼを分泌し続けるように進化してきた地域もある。

乳糖不耐性
中国 8%

乳糖耐性
スカンディナビア 98%

多様な乳製品

乳にはさまざまな成分が含まれているため、それ自体食料源として、また発酵製品と未発酵製品の両方の、実にさまざまな乳製品の主成分としてさまざまな価値がある。殺菌されてさえ牛乳にはできない細菌分が多くついていて、品質保持期間が中期から長期によぶ製品は加工処理が重要である。

生クリームの作り方

未加工の新鮮な牛乳は重力のもとでは分離してしまう乳濁液なので、生クリームが自然に形成される。工業製品の場合、生クリームを抽出するために、遠心分離機が牛乳を高速で回す。

 遠心分離機

→ 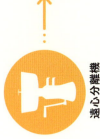 生クリーム

アイスクリームの作り方

牛乳をただ凍らすわけではない──ただ凍らせただけでは脂肪とタンパク質が凝固するだろう。そうならないよう、空気をふくませるために、牛乳を凍らせながら回転させる。これにより氷の結晶が様々な速度で凍り、なめらかでしっかりした舌触りをもたらす。

 冷凍

→ 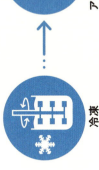 アイスクリーム

コンデンスミルクの作り方

牛乳を沸かして半分量まで水分を飛ばすと、コンデンスミルクが残る。水分のほとんどが取り除かれて、牛乳を腐敗させる微生物が生き残れないため、品質保持期間は延びる。味をよくするために砂糖が添加されることが多い。

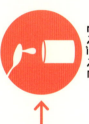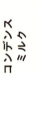 水分を蒸発させる

→ コンデンスミルク

粉ミルクの作り方

牛乳の水分を約9割蒸発させてできた濃縮シロップを、高温の空気の中での噴霧乾燥か、フリーズドライ（凍結乾燥）で粉末にする。粉ミルクはいたみにくいが、匂いが鼻につくことがある。

 噴霧乾燥

→ 粉ミルク

ヨーグルトと生きた培養菌

乳には栄養を高める発酵製品を作り出すことのできる細菌が含まれている。ヨーグルトを作る微生物は腸にも有益にはたらき、腸内細菌叢のバランスと多様性を促進するようだ。

ヨーグルトとは何か？

ヨーグルトとは凝固させた牛乳（脱脂乳）である。通常は牛乳の中に散らばっている脂肪の滴が、ばらばらになったタンパク質の鎖によってとらえられ、より濃厚で固まりの多いヨーグルトの構造を作り出している。この構造上の変化は牛乳を酸性化する（乳酸菌などの）細菌によって引き起こされる。ヨーグルトはおそらく最初は偶然作り出されたのだろう——今日では工業的方法を用いて大規模に生産されている。

腸内細菌叢を増やす方法は他にもあるのか？

腸内の微生物が貧弱なために消化に問題を抱える人々は、便微生物移植を受けることで重要な細菌を得られるかもしれない。これはまだ一部の医療機関でしか試みられていないが、豊かな腸内細菌叢の持ち主の大便を液化し、患者の結腸に挿入する方法である。

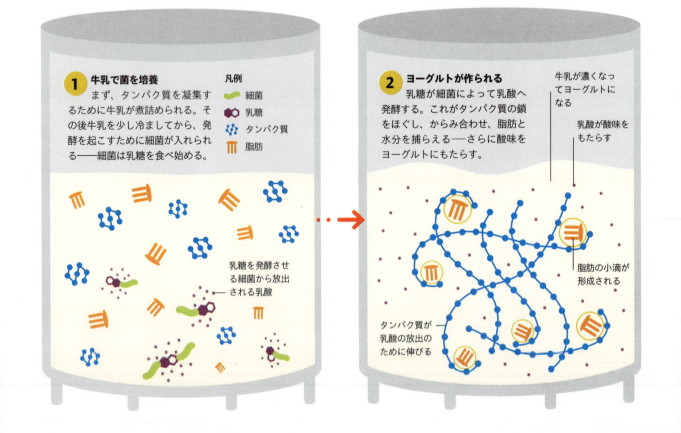

第3章 食べ物の種類
ヨーグルトと生きた培養菌

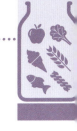

生きた培養菌は消化作用に耐えられるか？

ヨーグルトとサプリメントの両方に含まれる生きた培養菌は入念に選び出され、胃という酸性の環境でも生き残れることが実験で確かめられたものである。サプリメントの中には、小腸のアルカリ性の環境に届くまで保護する物質で覆われているものもある。

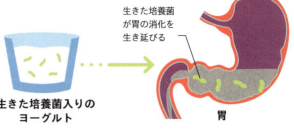

プロバイオティクス

プロバイオティクス（プロは「〜のために」、バイオティクは「生命」を意味する）とは、体内に摂取された後も私たちの腸内で生き、腸内細菌叢——有益な微生物群集（25頁参照）の一部となる細菌のことである。ヨーグルトに含まれるビフィドバクテリウム属（赤ん坊の腸にも存在し、母乳から得られる）、発酵乳酸桿菌、カセイ菌、アシドフィルス菌などの細菌はどれも人間の腸にコロニーを作り、有害な細菌を駆逐して腸内環境をそれらの細菌に好ましくないものにすることでそのはたらきを抑える効果があり、腸壁を覆い、抗生物質を産生してくれる。さらに異常な免疫反応と炎症を抑え、コレステロールの減少（25頁参照）と発がん性物質の増殖の抑制にも役立つ。

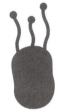

100兆の腸内細菌はあなたの体の細胞を1とすると数の上で**10倍上回る**

ヨーグルトに含まれるプロバイオティク	有益な作用
ラクトバシラス・ラムノサス	アレルギー発症リスクの減少、肥満女性の減量の促進、子どもの重い胃腸炎の治療、胎児のライノウイルス感染の危険を減らす可能性が示唆されている。
ラクトコッカス・ラクティス	抗生物質に関連した下痢の治療の促進、抗生物質と抗腫瘍性となる可能性のある物質の産生、また下痢を起こす菌の感染を防ぐ可能性が示唆されている。
ラクトバシラス・プランタルム	内毒素（細菌の体内にある毒素）の生成を妨げ、抗菌作用があり、過敏性腸症候群の症状を軽減する可能性があると示唆されている。
ラクトバシラス・アシドフィルス	旅行者下痢の一般的な原因に対して通常用いられる。重い下痢症状の子どもの入院期間を短くするのに役立つ可能性と、抗菌作用を示すことが示唆されている。
ビフィドバクテリウム・ビフィドゥム	新生児の腸に最初にコロニーをつくる細菌のひとつ。重い下痢症状の子どもの入院期間を短くするのに役立つ可能性が示唆されている。またコレステロール値を下げるのに役立つ。
ビフィドバクテリウム・アニマリス・ラクティス	この株は大人の便秘の一種の治療と、歯垢の中の微生物の減少、上気道上部の病気のリスクの減少、総コレステロール値の減少が示唆されている。

生きた培養菌の伝播

ケフィアは微アルコール性のヨーグルトに似た飲み物で、中央アジアのコーカサス地方などで発酵乳から作られている。「ケフィア粒（グレイン）」（穀物［グレイン］ではない）と呼ばれる珍しい発酵種を用いて作られるが、その見た目は小さなカリフラワーのかたまりのようで、生きた微生物を乳タンパク、脂肪、砂糖と混ぜてある。これは代々家族と共同体に伝えられていて、移民によってはるか遠く離れた地にも運ばれる。他の多くの伝統的な乳発酵製品のスターター培養菌も同様に移民によって世界中の新たな居住地へ運ばれている。

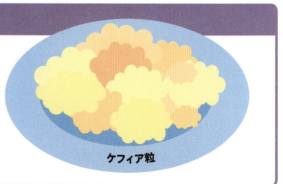

ケフィア粒

チーズ

乳からチーズへ変化する場合に起こるように、同一の加工法で驚くほど多様な製品がもたらされることがある。水分が多くしなやかなものから、岩のように固く、刺激のある味のものまで、チーズは無数の形をとることができる。

チーズはどのようにして作られるのか

乳は品質保持期間が短い。乳をチーズに変えるのは、乳の栄養価を濃縮して保存する方法で、主に、腐敗微生物の生存を支える水分を取り除くことによる。乳を凝固させることで水分の大半を取り除き、圧縮したカード（凝乳）に塩と酸を加えることで、より長い期間保存できるようになる。できあがったものはタンパク質と脂肪の絡み合った固形物で、乳と微生物の酵素がその一部を香りに満ちた成分へと分解する。

少なくとも400種類のチーズの種類の風味に作用する

多様なチーズ

乳から作られるチーズの種類は、加工方法、圧縮や乾燥、洗浄、加熱と程度、カビの添付の有無、熟成の長さにより異なる。乳自体のタンパク質と脂肪成分（動物の種類によっても異なる）も、できあがるチーズの種類を決定する。

酸と熱

バニールやケンケソフレスコなどのフレッシュチーズではレンネットと培養菌は使われない、代わりに酸と熱を使って乳を固める。

ケソフレスコ

レンネットと培養菌

レンネット（チーズの中で作られる酵素）は牛の胃の中で得られる。それらが乳の中のタンパク質、カゼインに作用し、固める。

カード（凝乳）

カゼインの分子の端がレンネットの酵素によって切り取られると、たがいにくっついて固まるので、水と脂肪の滴を網で取り除き、カードと呼ばれるゲル状になる。

乳に含まれるカゼインは酵素が作用する唯一のタンパク質

ホエイ（乳清）

凝固はレンネットの中の酵素的な活動によっておこなわれる

固い凝乳

洗浄・圧縮

エダムやセミハードのようなセミハードチーズは、酸味とカルシウムを取り除くために凝乳を水の中で洗い、圧縮するか、凝乳を互いに結合させることで作られる（ニッディング）。

エダム

パルミニ

塩水に浸す

塩は腐敗の原因となる微生物のはたらきを抑え、タンパク質の構造を固くし、風味を加える。チーズ全体を塩水などに漬けることで、フェタやパルミニなどのチーズが生まれる。

第3章 食べ物の種類
チーズ
88 / 89

加熱

ハードチーズの場合、加熱によりホエイが凝乳から取り除かれる。加熱時間が長くなればそれだけチーズは乾燥する。

微生物

微生物は、作ろうとするチーズの種類に応じてそれぞれ異なる段階で加えられる。

延ばす

お湯に浸した凝乳をこねたり引いたりして延ばすことで、繊維のようなチーズを作り出す。モツァレラのように生で食べられるものもある。

積み重ね、圧搾

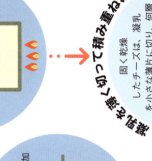

固く乾燥したチーズは、凝乳を小さな薄片に切り、何層にも積み重ね、圧縮することで(チェダリング)により作られる。

寝かす

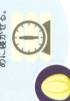

チーズの熟成、あるいはアフィナージュはチーズ独自のわざである。プロボローネは延ばした後で風味を引き出すためにに寝かせる。

プロボローネ

モツァレラ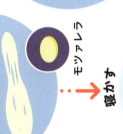

内部で熟成させる

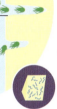

レッドレスター

ペニシリウム・ロックフォルティの一種。青カビは、酸素を送り込むためにチーズに小さな穴をあけて成長する。カビが脂肪を小さな分子に分解し、青カビ独特の風味を作り出す。

チーズにあけられた穴

スティルトン

表面を熟成させる

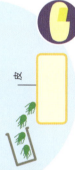

チーズの表面に皮を形成して内側へ侵入するペニシリウム・カメンベルティのような白カビは、タンパク質を分解し、リン酸カルシウムのイオンを中心部から移動させ、チーズを溶かす。

皮

カマンベール

チーズを食べると悪夢を見る？

これが本当であるという確かな証拠はないが、脂肪をたっぷり含んだ食事が消化、ひいては睡眠も妨げ、夢を思い起こす確率を高めるのかもしれない。

牧草で育まれたチーズ

牧草だけで育てられた牛の乳を原料にしたチーズは、もともとビタミンKとカルシウムが豊富なうえ、さまざまな健康によい効果と関連づけられる脂肪酸の共役リノール酸を多く含む。その効果には、免疫機能の強化、骨密度の維持、血糖調節の改善、体脂肪の減少、心臓発作のリスク軽減、除脂肪組織の維持などがある。

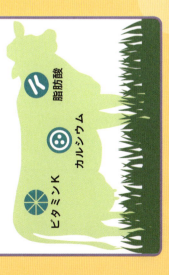

ビタミンK
カルシウム
脂肪酸

デンプンを多く含む食品

どちらかといえば味はなく、うま味に欠けるにもかかわらず、ジャガイモ、ヤムイモ、米、小麦、豆など、デンプンを多く含む食品はほとんどの人の主食であり、タンパク質や食物繊維などの栄養素だけでなく、必要とされるエネルギーの大部分を供給している。

デンプンを多く含む食品の種類

デンプンはエネルギーを貯蔵するために植物によって用いられる。短期間の貯蔵には植物細胞そのものの中、長期間の貯蔵には根や塊茎、実、種子にエネルギーが蓄えられる。私たちになじみ深いジャガイモや米などはそうした長期間の貯蔵である。しかし小麦粉、パン、麺、パスタなどの加工食品もデンプンを多く含む食品である。ほとんどの国の保健機関が、食事でデンプンを多く含む食品が炭水化物の主な供給源となることを推奨する。

デンプンとは何か？

デンプンとは、ブドウ糖を1単位としてつなげてできた長い鎖からなる炭水化物である。デンプンには2種類ある。ブドウ糖分子のまっすぐな鎖でできたアミロースと、枝分かれした鎖でできたアミロペクチンである。デンプンを多く含む食品の中のアミロースとアミロペクチンの比率が、どれだけ速く体内で消化されるかを示すグリセミック指数に影響する。

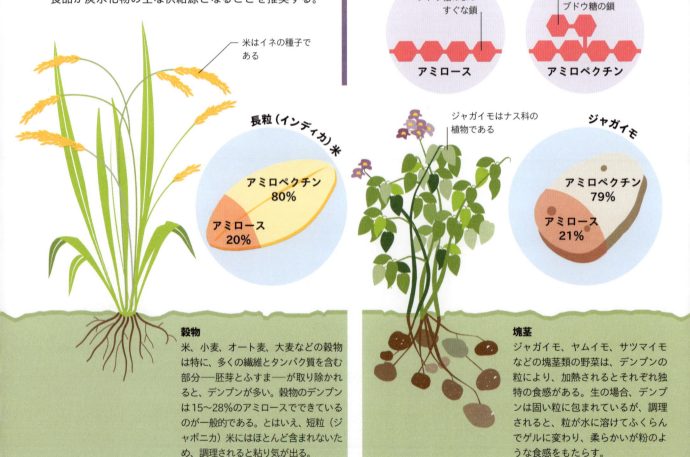

穀物
米、小麦、オート麦、大麦などの穀物は特に、多くの繊維とタンパク質を含む部分——胚芽とふすま——が取り除かれると、デンプンが多い。穀物のデンプンは15～28%のアミロースでできているのが一般的である。とはいえ、短粒（ジャポニカ）米にはほとんど含まれないため、調理されると粘り気が出る。

塊茎
ジャガイモ、ヤムイモ、サツマイモなどの塊茎類の野菜は、デンプンの粒により、加熱されるとそれぞれ独特の食感がある。生の場合、デンプンは固い粒に包まれているが、調理されると、粒が水に溶けてふくらんでゲルに変わり、柔らかいが粉のような食感をもたらす。

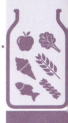

第3章 食べ物の種類
デンプンを多く含む食品

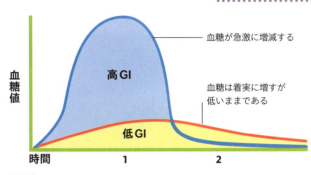

血糖値
グリセミック指数（GI）の高い食品は、血糖の急激な上昇と、それに続く同様に急激な低下をもたらすため、私たちはすぐに空腹を感じる。低GI食品はこの「血糖値の乱高下」を引き起こさず、ゆっくりと徐々に上昇させ、その後徐々に低下させる。

グリセミック指数

グリセミック指数（GI）とは、炭水化物を含む食品を単独で食べた時、どれだけ速く血糖値を上昇させるかを示す尺度である。すぐに消化され、急激な上昇を引き起こす炭水化物は高GIである。砂糖と、ジャガイモや白米などのアミロペクチンを多く含むデンプン質の食品が含まれる。アミロペクチンは、消化酵素が作用する鎖の端を多くもつので、アミロースよりも簡単に消化される。しかし食品のGIそれ自体は、その食品が健康によいかどうかの指標とはならない。たとえば、ポテトチップスはゆでたジャガイモよりもGI値が低いが、非常に多くの油脂を含んでいる。

全世界で、年間1人あたり平均33kgのジャガイモを食べる

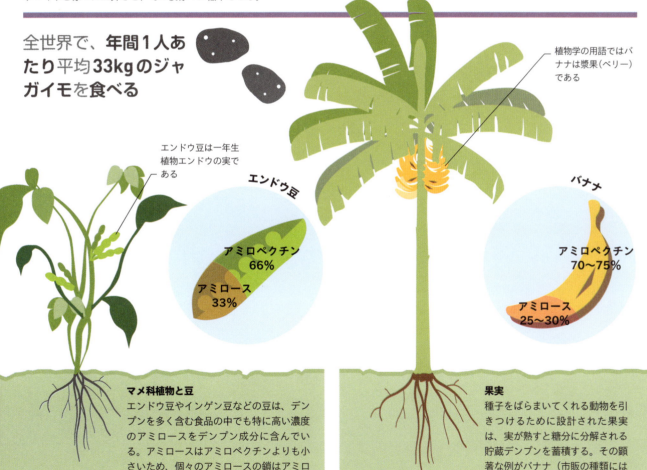

マメ科植物と豆
エンドウ豆やインゲン豆などの豆は、デンプンを多く含む食品の中でも特に高い濃度のアミロースをデンプン成分に含んでいる。アミロースはアミロペクチンよりも小さいため、個々のアミロースの鎖はアミロペクチンよりもきっちりと詰め込まれる。そのため、鎖をはがし、柔らかくするためには調理時間を長くする必要がある。

果実
種子をばらまいてくれる動物を引きつけるために設計された果実は、実が熟すと糖分に分解される貯蔵デンプンを蓄積する。その顕著な例がバナナ（市販の種類には種子がない）で、青い時は1％以下のデンプン量だが、熟すと70〜80％に変化する。

穀物

穀物は、カロリーと栄養の供給の点で、世界の大多数の人にとって地球上でもっとも重要な食品である。

穀物の種類

穀物はイネ科植物の食べられる種子である。そのままで、あるいは他の食品の原材料として私たちが食べる穀物の中でもっとも一般的な種類は、米、小麦、トウモロコシ、オート麦、大麦、ライ麦、キビである。アマランサス、ソバ、キヌアはイネ科ではないので、植物学上穀物でないが、一般に穀物とみなされている。栄養学的にどれも炭水化物が豊富で、そのほとんどが複雑な緩効性のデンプンである。

穀粒の構造

穀粒は胚芽植物を守り、はぐくむために設計された種子である。主に三つの要素からなる。胚芽（植物の胚）、胚乳（エネルギーの貯蔵）、そして、ふすま（保護する外層）である。もっとも貴重な栄養の多くは胚芽とふすまにあるが、精製される間に取り除かれる。

ふすま
固い繊維質の物質からなる外側の覆いであるふすまは食物繊維、ミネラル、ビタミンB群、フェノール系のファイトケミカル（種子の防衛システムの一部をなす）を多く含む。

胚乳
穀粒の胚乳にはデンプン質が多く含まれる。また穀物の種類によって量は異なるが、タンパク質、脂肪、ビタミンB群もかなり含まれる。

胚芽
胚芽は穀粒の中でもっとも栄養と風味が豊かな部分で、大量の脂肪、タンパク質、ビタミン、ミネラル、ファイトケミカルを含んでいる。

全粒 vs 精製された穀粒

全粒粉には穀粒のすべての部分が含まれる。白米や小麦粉などの精製された穀物はふすまと胚芽が取り除かれている。精製の過程には、穀物を白くするための漂白処理も含まれるかもしれない。製粉後、先に取り除かれた栄養を再び添加して、栄養価が高められることもある。

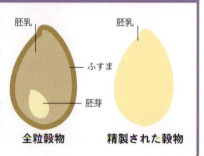

全粒穀物 / 精製された穀物

第3章 食べ物の種類
穀物

100,000
多様な米の品種の数

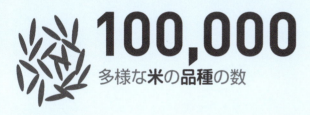

米の種類
米は人間の食料の中で最大のエネルギー供給源である。世界の地域によって大きく異なるが、平均すると全世界で1人あたりの総カロリー摂取量の約21%を占める。たとえばベトナムやカンボジアなどの東南アジア諸国では、米がもたらすカロリーが1人あたり最大80%に達する。米は主に2種類に分けられる。ジャポニカ米とインディカ米で、ジャバニカ米はジャポニカ米の亜類型である。

エネルギー供給源
人間は世界中で、他のどの食品よりも穀物からはるかに多くのエネルギーを得ている。世界のどこでも穀物が、人間の摂取する全カロリーの半分以上を供給している。発展途上国では摂取カロリーの約60%を穀物から直接得ている。先進国の場合、その値は約30%に下がるが、肉として食べる動物の飼料を経て間接的に摂取している分を含めれば、全体に占める割合はもっと高い。

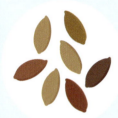

ジャポニカ
中国が起源だが、現在では多くの温帯と亜熱帯地域で栽培されているジャポニカ米は短粒で、アミロース成分が少ない（90頁参照）。

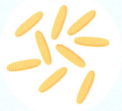

インディカ
長粒のインディカ米は熱帯と亜熱帯地方の低地で栽培される。アミロースの成分が多いため、調理の時間が長くかかる。

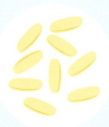

ジャバニカ
主にインドネシアとフィリピンの熱帯地帯の高地で栽培されるジャバニカ米は、ジャポニカ米のようにアミロース成分が少ない。

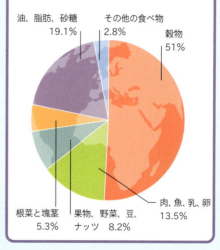

油、脂肪、砂糖 19.1%
その他の食べ物 2.8%
穀物 51%
肉、魚、乳、卵 13.5%
果物、野菜、豆、ナッツ 8.2%
根菜と塊茎 5.3%

穀物の栄養成分
概して、全粒穀物は、カロリー、炭水化物、食物繊維、タンパク質、ビタミンB群、ファイトケミカルのすぐれた供給源である。ほとんどの穀物は70〜75%の炭水化物、4〜18%の食物繊維、10〜15%のタンパク質、1〜5%の脂質を含んでいる。しかし、白米とアマランサスの例で示すように、さまざまな穀物の間で、それぞれの種に特有の栄養成分に多くの違いがある。

アマランサス vs 白米
他のほとんどの穀物と比べ、アマランサスは比較的炭水化物の量が少ないが、脂質は多い。一方白米は炭水化物が多く、脂質が少ない。

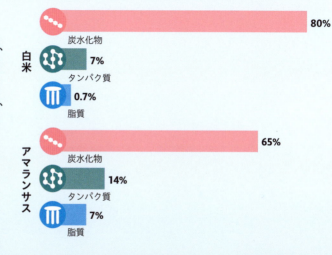

白米
- 炭水化物 80%
- タンパク質 7%
- 脂質 0.7%

アマランサス
- 炭水化物 65%
- タンパク質 14%
- 脂質 7%

パン

基本的に小麦粉と水を材料とし──多くの場合それに塩を加え、さらには酵母や重曹などの膨張剤も添加して──よく混ぜ合わせたものを加熱して作られるパンは、最古の調理済み食品のひとつで、今日でも重要な基本食品である。

発酵パンを作る

発酵パンは、生地に気泡を発生させ、ふくらまして膨張させるもの（一般的に酵母）を使って作られる。小麦粉と水を混ぜることで小麦粉の中のタンパク質がグルテン（98-99頁参照）の網を生地に形成する。酵母が生地のデンプンと糖を発酵させてアルコールと二酸化炭素に変えると、それらはグルテンの網にとらえられる。発酵した生地が焼かれると、熱がアルコールと二酸化炭素を追い出すので、パンにおなじみのスポンジ状の構造が残る。

無発酵パン

発酵を利用する前から作られ、今なお多くの種類が普及している無発酵パンは、ポリッジ（穀物を水か牛乳で煮た粥）やマッシュ（すりつぶした穀物に水を混ぜたもの）を作る際の偶然の産物であった。膨張剤を使わずにただそれらを焼くだけで、平焼きパンは生まれた。

無発酵パン	起源
トルティーヤ	ラテンアメリカ
ジョニーケーキ	北アメリカ
スーリ	北アフリカ
ピタ	ギリシャ
バラディ	エジプト
プーリ	サウジアラビア
マツァ	中東
ラバシュ	中東
チャパティ	インド
ロティ	インド

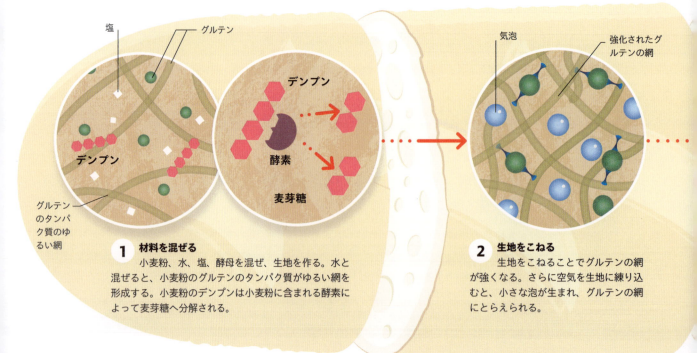

第3章 食べ物の種類
パン
94 / 95

サワー種のパン

最初の発酵パンはおそらくサワー種——野生の酵母と特定の細菌からなるスターター（発酵種）で作られたパンであっただろう。野生の酵母は生地の中の麦芽糖を利用できない。かわりに細菌がそのプロセスをにない、副産物として乳酸を作り出す。その結果、パンはわずかに酸性になり、酸味があるが、一般的に他の種類の発酵パンよりも風味が強く、濃厚で、長持ちする。

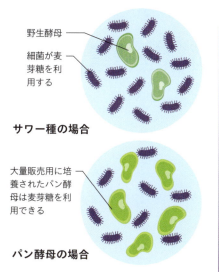

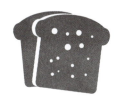 **1928年**、合衆国の発明家オットー・ローウェダーが**最初の**袋入り**スライスパン**を製造した

焦がさないで！

アクリルアミドは、パンやジャガイモなどのデンプンの豊富な食品が高温で調理され、褐色になると作り出される発がん性の化学物質である。軽く焼き目をつける程度であればアクリルアミドの量を最小限にすることができる。

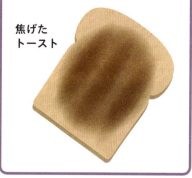

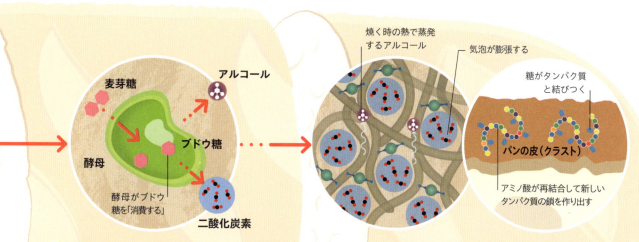

3 発酵させる
こねた後、生地は発酵させるために寝かされる。この過程で、酵母が麦芽糖を単糖のブドウ糖へ変える酵素を作り出す。酵母はその後このブドウ糖を「消費して」エネルギーにし、炭酸ガスとアルコールを作り出す。ガスによって生地の気泡がふくらみ、生地を膨張させる。

4 焼く
焼くことでアルコールは蒸発し、炭酸ガスを追い出し、気泡を膨らませて連結させ、スポンジ状の構造を作り出す。表面ではメイラード反応（63頁参照）が起こり、アミノ酸と糖を結びつけて茶色い皮（クラスト）を形成する。

麺とパスタ

東アジアで麺は長い歴史があり、多くの国々で主食である。特殊な種類の麺であるパスタはイタリアの伝統的な主食であるが、世界中で広く食べられるようになった。

違いは何か？

麺——生地を板状に薄く延ばし、ひもやその他の形にしたもの——の材料となる粉はさまざまである。粉に水か卵、あるいはその両方を混ぜて練って作った生地を、成形して加熱調理する。パスタは小麦粉で作られる麺の一種で、中でもデュラム小麦粉で作られるパスタはグルテンの含有量が高い（98頁参照）ため、複雑な形を作り出すことができる。

パスタをアルデンテにゆでるべきか？

アルデンテ——歯ごたえのある固さ——に調理されたパスタは、柔らかくゆでられたパスタよりも体内でゆっくりと分解される。その結果、糖分をゆっくりと放出するので、グリセミック指数が低くなり、血糖値の急上昇を抑えられる。

粉の種類

多くの種類の粉が麺を作るのに用いられる。中には葛、緑豆、コンニャク（すべてアジア原産）など珍しい材料の粉もある。ここに示した種類の中で、小麦とデュラム小麦以外はすべてグルテンフリーである。

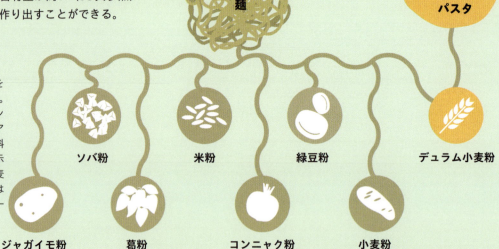

麺 / パスタ / ソバ粉 / 米粉 / 緑豆粉 / デュラム小麦粉 / ジャガイモ粉 / 葛粉 / コンニャク粉 / 小麦粉

即席（インスタント）麺の製造法

即席麺を作る際の重要な段階は、真ん中の、生の麺を調理してから冷ます段階で、普通の麺よりも吸収力を高める。これにより水分を多く保てるようになるので、調理時間が短くて済む。

1 生地を作る
小麦粉、水、塩、鹹水（アルカリ性の液体）をこねて生地を作り、のばしてから細い麺に切り分ける。
薄くのばした生地 / 生の麺

2 調理と冷却
生の麺を数分間蒸して調理してから、固めるために冷却する。
蒸しあがった麺

3 乾燥
熱風乾燥か油で揚げることで水分を取り除く。完成したら包装する。
即席麺

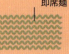

第3章 食べ物の種類
麺とパスタ

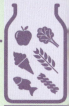

パスタの形

パスタの形と種類は美意識、機能、文化を兼ね備えている。形と種類は特定の地域と結びついていることがある。たとえば、ペンネは南イタリアのカンパーニャ州、ファルファッレは北西イタリアのロンバルディア州と関連がある。特にソースをからめるのに適した形もある。たとえば貝の形のコンキリエは濃厚なミートソースやクリームソースによく合い、詰め物にも適している。

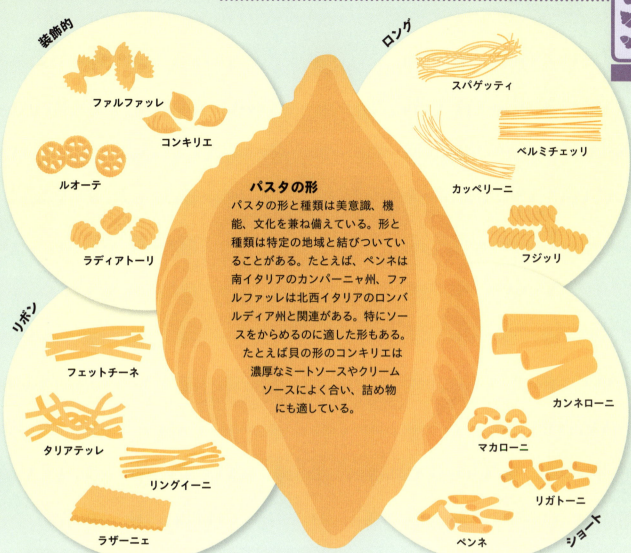

装飾的: ファルファッレ、コンキリエ、ルオーテ、ラディアトーリ

ロング: スパゲッティ、ベルミチェッリ、カッペリーニ、フジッリ

リボン: フェットチーネ、タリアテッレ、リングイーニ、ラザーニェ

ショート: カンネローニ、マカローニ、リガトーニ、ペンネ

銅製の打ち抜き型のパスタ

パスタの形は、生地を打ち抜き型と呼ばれる穴のあいた金属板に通すことで成形される。銅でできた打ち抜き型は貴重である。表面が粗いので、ソースをからめるのに丁度よいきめの粗さをパスタに添えるからだ。銅で打ち抜かれたパスタは調理時間も短くなる。

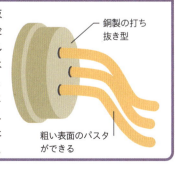

- 銅製の打ち抜き型
- 粗い表面のパスタができる

1,430

万トンのパスタが毎年世界で製造されている

グルテン

小麦を含め、多くの穀物に含まれるグルテンは、パンやパスタをはじめとした、非常に多くの練り生地製品に必須の成分である。しかし中にはグルテンに敏感な体質の人もいて、グルテンを含む食品を食べると体調を崩すことになる。

グルテンとは何か？

グルテンは巨大な複合タンパク質──知られているうちで最大のもの──で、分子の結合で結びついた小さなタンパク質が強固で弾力性のある網目構造を形成したものである。これらの小さなタンパク質は、長い鎖状の形をしているグルテニンと、それよりも短く丸いグリアジンである。グルテンに弾力性をもたらしているのがグルテニンで、グリアジンは強度をもたらしている。弾力と強度のこの結びつきが、気泡をとらえる網目構造とともに、パン作りにおいてグルテンを重要なものにしている（94-95頁参照）。

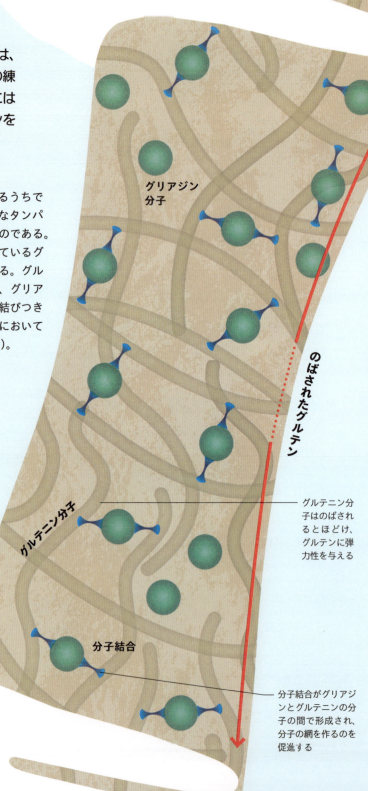

グルテニン分子はのばされるとほどけ、グルテンに弾力性を与える

分子結合がグリアジンとグルテニンの分子の間で形成され、分子の網を作るのを促進する

グルテンを含まない小麦はあるのか？

ない。すべての小麦にグルテンが含まれる。しかしグルテンを含まない種類の小麦デンプンはある。グルテンを取り除くため、水で小麦粉を徹底的に洗って作られる。

グルテンの構造

グルテンは弾力性のあるゴムのような物質で、小麦粉中のグルテニンとグリアジンというタンパク質の分子に水を加えてこねることによって形成される。生地がこねあがると、分子は互いに結びついて、気泡をとらえる網目構造を形成する。網目構造は伸縮性があるので、気泡で破れることなく生地がふくらむ。

グルテン過敏症

食事に含まれるグルテンに耐性がなく、グルテンを摂ると健康に問題を起こす（208-209頁参照）人はかなりの数にのぼる。こうした疾患のひとつがセリアック病で、体の免疫系が異常にグルテンに反応するために起こる。もうひとつの主な疾患が非セリアック・グルテン過敏症（NCGS）で、原因はまだ解明されていない。どちらも、腹痛、下痢か便秘、頭痛、疲労など似たような症状をもたらす。だがセリアック病の方がより深刻で、小腸に一生残る傷を残す。

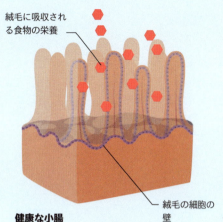

健康な小腸
健康な人の場合、小腸の内壁は絨毛と呼ばれる無数の小さな指状の突起で覆われている。これにより小腸の表面積が大幅に増え、栄養をたくさん吸収できるようになっている。

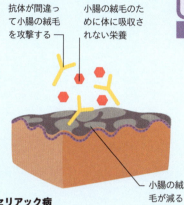

セリアック病
セリアック病の患者の場合、グルテンが免疫系を刺激して、小腸の絨毛を誤って攻撃してしまうので、絨毛が傷つき、減少する。その結果、小腸の栄養を吸収する力がそこなわれる。

グルテンフリー食品

もともとグルテンを含まない（グルテンフリー）食品は、生の果物と野菜、ジャガイモ、米、マメ科植物、生の肉と魚など、数多く存在する（210-11頁参照）。またグルテンフリーの加工食品も多く手に入る。そうした食品は、小麦粉のかわりに米粉などのグルテンフリーの代替食品で作られているか、グルテンに性質がよく似た物質を使っている。たとえば、キサンタンガムは、生地に弾力を与えるために用いられることがある。

十分注意しないと、グルテン除去食はビタミン、ミネラル、食物繊維が不足する可能性がある

食品の種類	グルテンフリーでないもの
穀物	小麦、ライ麦、大麦、スペルト小麦、ヒトツブ小麦、エンマー小麦
野菜	乳化剤、保存料、濃化剤、安定剤、デンプンを含んだ、缶入りの野菜か調理済み食品に含まれる野菜
果物	濃化剤かデンプン、あるいは両方を含んだフルーツフィリング
乳製品	増粘剤などの添加物を含む種類のプロセスチーズ
肉	グルテンを含む添加物入りのソーセージ製品と加工肉
魚と貝類	ころもやパン粉をつけた魚
脂肪と油	グルテンの入った添加物を含むマーガリンと植物油
飲み物	（たとえば自動販売機の）グルテンの入った添加物を含むコーヒーやココア、ビール、麦芽飲料
その他の食品	セイタン（「グルテンミート」とも呼ばれる、小麦のグルテン）

豆類

インゲン豆やエンドウ豆などの豆類はすべてマメ科植物——さやの中に種子の入った植物の種類である。豆は私たちにとってすぐれた栄養源であるばかりでなく、家畜の飼料としても価値があり、さらには土壌を豊かにするのに役立つ。

豆とは何か？

「豆（pulse）」とは、マメ科植物の完熟種子を乾燥させたものを意味する。サヤインゲンやグリーンピースなどの未熟の莢や未熟の種子は通常豆に分類されない。厳密に言えば、大豆（102-103頁参照）とピーナッツ（126-27頁参照）もマメ科植物で、その種子は豆だが、大豆とピーナッツはどちらも脂肪分がかなり高いので、食品科学では通常豆に含めない。

タンパク質を作る

マメ科植物は植物の中でも例外的である。その根に、大気中の窒素を使ってアンモニアを作ることのできる細菌を宿らせ、そのアンモニアをタンパク質に変えるからだ。さらにアンモニアは植物を豊かにさせるのにも役立つ。

どうして豆を食べるとガスが出るのか？

豆には、人間には消化できないが、腸内に生息する細菌には消化できる水溶性食物繊維が豊富に含まれるので、細菌が分解する過程でたくさんのガスを発生する。

3 実に蓄積されるタンパク質

タンパク質の一部は、エンドウなどのマメ科植物の実へ運ばれ、成長するにつれ、次第に実の中に蓄積する。

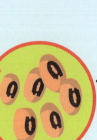
エンドウ豆

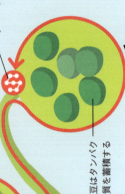
ソラ豆

ササゲ

豆はタンパク質を蓄積する

インゲン豆

植物の中を運ばれるタンパク質

レンズ豆

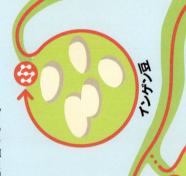
サヤインゲン

第3章 食べ物の種類
豆類

豆の栄養価

豆はすぐれたタンパク源で、牛肉などの動物性タンパク質にくらべ、脂肪分が低く、繊維が豊富である。豆には炭水化物も多く含まれるが、そのほとんどはゆっくりと消化されるデンプン質なので、血糖値の急激な上昇は起こらない。さらにファイトケミカル（110-11頁参照）もミネラルとビタミンB群の含有量も高い。

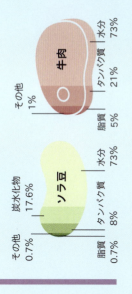

牛肉
水分 73%
タンパク質 21%
脂肪 5%
その他 1%

ソラ豆
水分 73%
タンパク質 8%
炭水化物 17.6%
脂肪 0.7%
その他 0.7%

毒を取り除く

豆の中には、生のままで食べると、重い食中毒を起こすことのある毒を含む種類がある。一番有名なのはおそらく金時豆だろうが、ライラ豆という豆にも毒はある。生の豆は、水に浸しておくか、完全に加熱することで、毒を除去する。またこの処理によって豆は柔らかくなり、消化もよくなる。

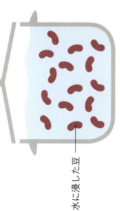

水に浸した豆

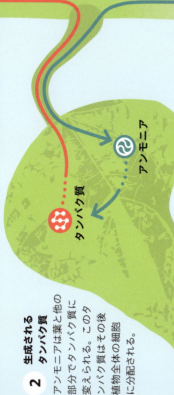

2 生成される タンパク質

アンモニアは葉と他の部分でタンパク質に変えられる。このタンパク質はその後、植物全体の細胞に分配される。

1 窒素がアンモニアへ 変えられる

根粒にいるリゾビウム属の細菌が大気中の窒素をアンモニアへ変えると、アンモニアは植物のすみずみまで運ばれる。

タンパク質
アンモニア
植物の中を運ばれるアンモニア
大気中の窒素
アンモニア
根粒
根粒で細菌によって吸収される窒素

大豆

豆、さらには植物性食品全体の中で、大豆がもたらすタンパク質の完璧さは特別である。東洋で何千年もの間重要な食物であった大豆製品のいくつかは、西洋でも受け入れられている。

大豆の植物ホルモンが男性の胸を大きくする？

ボディビルダーの中には、大豆プロテインを摂取して筋肉を大きくする者がいる。ファイトエストロゲン──大豆に含まれる植物性ホルモン──で体が女性化する（！）という噂のために、それを避ける男性ボディビルダーもいるかもしれない。量があまりに少なすぎるのでそんな効果はない。

枝豆

大豆は、日本で枝豆と呼ばれる、熟していない豆の人気によって世界的によく知られるようになった。しかし豆乳、豆腐、醤油はすべて完熟した豆から作られる。

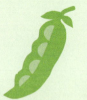

完熟前の大豆（枝豆）　完熟した大豆

熟した豆は黄褐色

豆乳と豆腐

栄養価の高いタンパク質と油が豊富であるにもかかわらず、熟した大豆は加工しないと口当たりが悪い。東アジアで、タンパク質と油を搾り出して、味をよくする方法が開発された。ひとつの方法が、豆をすりつぶし加熱することで豆乳を作ることである。豆乳はそれ自体すぐれた製品であるが、さらに手を加え凝固させると、一種の大豆製チーズ、豆腐ができる。

5 圧搾
凝固したかたまりは水を切ってから分割され、水に放たれる。まだ熱いうちに圧搾され、ブロック状に切られる。

型に布を引いて圧搾

4 凝固
豆乳に溶けているタンパク質を、タンパク質で覆われた油滴で固める塩（にがり）で凝固させる。

豆腐凝固器

にがりを豆乳に入れて固める

3 搾り・濾過
さやと食物繊維からなる柔らかいかたまり（おから）が濾されて豆乳が残る。

豆乳搾り器

豆乳がフィルターを通して流れ出る

2 加熱
生呉に水を加えて加熱し、油を刺激性の香り分子に分裂させる酵素を非活性化させる。

釜

日本では加熱は濾す前におこなわれる。一方中国では加熱前に濾される。

1 浸漬と摩砕
水に浸けて柔らかくした大豆を注水しながら摩砕して大豆汁（呉）にし、タンパク質と油滴を抽出する。

グラインダー

第3章 食べ物の種類
大豆
102 / 103

肉と乳製品の代用品

大豆には他の豆の2倍のタンパク質とほぼ完全なバランスのアミノ酸が含まれる。カルシウムで栄養価を高められた豆乳はすぐれた牛乳代用品となる。その他の大豆製品は豆腐や植物性タンパク質など、肉の代用品として利用される（76-77頁参照）。

36% 必須アミノ酸を適度に含む上質のタンパク質

64% 炭水化物、食物繊維、ミネラル、脂質、水分

豆乳に含まれる**タンパク質**は**完璧**である——**9種類の必須アミノ酸**をすべて供給してくれる

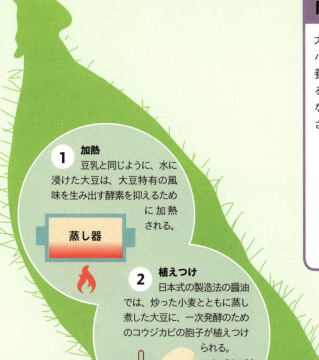

1 加熱
豆乳と同じように、水に浸けた大豆は、大豆特有の風味を生み出す酵素を抑えるために加熱される。
蒸し器

2 植えつけ
日本式の製造法の醤油では、炒った小麦とともに蒸し煮した大豆に、一次発酵のためのコウジカビの胞子が植えつけられる。
コウジカビを増殖させる
温度と湿度が管理される
コウジに覆われた大豆のかたまり

3 発酵
塩水に漬けることでカビは死ぬが、その酵素は活性化される。この酵素が細菌と酵母によっておこなわれる二次発酵を促進する。
塩水が豆、カビ、酵母、細菌の混合物を覆う
発酵タンク

4 圧縮
約6か月後、混合物が布で圧縮され、生の醤油が流れ出る。
布袋で圧搾

5 瓶詰め
できあがった醤油を殺菌、濾過し、上澄みを瓶に詰める。

瓶

醤油

発酵させた大豆から作られる醤油には、赤ワイン（170-71頁参照）の10倍の抗酸化物質を含め、大豆の滋養分のほとんどが入っている。現在の醤油のほとんどは化学作用によって生産され、発酵段階の大半を省略しているので、伝統的な工法で作られた醤油には含まれていた有益な細菌を欠いている。望ましくない細菌の成長を妨げるため、伝統的な工法であっても必要な工程が塩の添加である。醤油によっては14〜18%の塩分が含まれる製品もあるため、減塩食（212-13頁参照）では制限する必要がある。

ジャガイモ

7,000年以上前に南アメリカで最初の食用作物として栽培されたジャガイモは、16世紀にヨーロッパへ紹介されると、その時以来ずっと世界でもっとも普及した野菜、そして重要なエネルギー源となった。

ジャガイモに含まれるものとは？

ジャガイモはデンプン成分が多いことでよく知られるが、デンプンの大半はアミロペクチンの形である（90頁参照）。アミロペクチンは消化されやすいため、ジャガイモはグリセミック指数が高い（91頁参照）。さらにジャガイモにはビタミンC、抗酸化物質、ビタミンB₆、カリウムが豊富に含まれる。これらの栄養素のほとんどと食物繊維は皮の部分に含まれる。

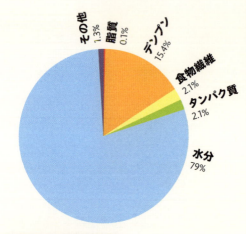

生のジャガイモの主な栄養
水分を別にすればジャガイモの成分は主にデンプンである。食物繊維、タンパク質、ファイトケミカル（110-11頁参照）も含むが、脂質はほとんどない。

調理の影響

さまざまな調理法を用いて、水分を多少蒸発させたり、揚げる間の余分な油脂といった成分を加えたりすることで、栄養素の比率は変わってくる。ジャガイモをゆでると、細胞内のデンプンの粒が水を吸う。粉っぽいジャガイモだと細胞は分離し、細かくさらさらした食感になる。一方、煮くずれしにくいジャガイモだと、細胞がたがいにくっつき合い、濃厚でしっとりした仕上がりになる。

調理したジャガイモの主な栄養
ゆでても焼いても主な栄養素の相対量はほとんど変わらないが、フライドポテトとポテトチップスはいちじるしく異なる。油で揚げることでジャガイモが脂肪を吸収し、さらに水分量を大きく減少させるからである。

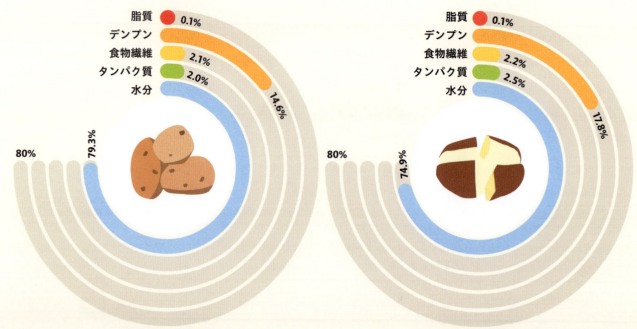

ジャガイモの利用

ジャガイモは非常に用途の広い野菜である。料理の場合、煮くずれしやすい粉っぽい品種（男爵、キタアカリ、ベニアカリなど）はロースト、揚げ物、焼き物、マッシュポテトに向き、煮くずれしにくい品種（メークイン、インカのめざめ、インカのひとみなど）はシチュー、ホットポット、サラダ、グラタンの方が適している。低価格のため、ジャガイモのデンプンは加工食品にも幅広く使われ、ケーキミックスやビスケット、アイスクリームにまで材料のつなぎとして役立っている。

シチューとソース　　ビスケット　　アイスクリーム　　ケーキミックス　　ポテトスナック

用途の広いデンプン

ジャガイモのデンプンは驚くほど多様な食品に含まれているので、試験済みの食品の中でもっともアレルギーが少ない食品のひとつであるのは幸運かもしれない。

サツマイモ

サツマイモ（ヤムイモと混同されることが多いが、異なる野菜である）は南アメリカ原産であるが、現在では多くの国に普及している。その独特の甘さは、デンプンを分解して、グラニュー糖よりも甘い麦芽糖へ変える酵素のおかげである。さらにサツマイモには大量のベータカロテン（体内でビタミンAへ変えられる）、ミネラル、植物エストロゲン（ファイトエストロゲン）が含まれる。

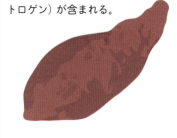

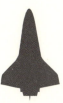

ジャガイモは、1995年のスペースシャトルの実験で、**宇宙で栽培**された**最初の野菜**であった

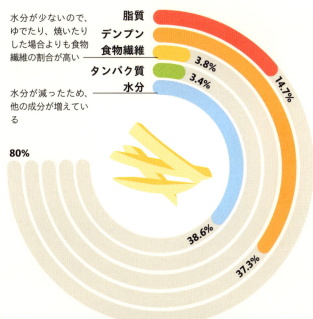

水分が少ないので、ゆでたり、焼いたりした場合よりも食物繊維の割合が高い

水分が減ったため、他の成分が増えている

脂質　デンプン　食物繊維　タンパク質　水分

3.8%　3.4%　14.7%　38.6%　37.3%

80%

フライドポテト、皮なし

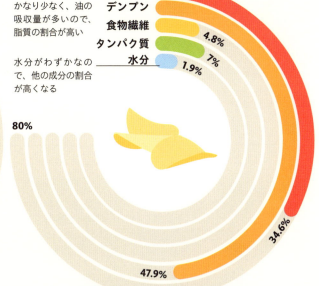

フライよりも水分がかなり少なく、油の吸収量が多いので、脂質の割合が高い

水分がわずかなので、他の成分の割合が高くなる

脂質　デンプン　食物繊維　タンパク質　水分

4.8%　7%　1.9%　34.6%　47.9%

80%

ポテトチップス、プレーン、皮なし

果物と野菜

ビタミン、ミネラル、食物繊維、ファイトケミカルが豊富なうえ、低脂肪で低カロリーの果物と野菜は、健康によいバランスの取れた食事に欠かせない。

1日5皿

多くの先進諸国で、一般の人は比較的少量の果物と野菜しか食べないが、果物と野菜を豊富に含む食事は、大腸がん、心疾患、心不全などの深刻な病気にかかるリスクを減らすという研究結果が出ている。そのために世界保健機関（WHO）は、毎日少なくとも400gの果物と野菜を食べることを推奨している。この推奨にもとづいて、多くの国の保健当局が通常「1日5皿」という摂取基準を設けている。1皿80gの果物と野菜を毎日5皿以上食べた方がよいという意味である。

どんな食品が重要か？

ジャガイモ、ヤムイモ、キャッサバなどのデンプンを含む野菜を除けば、1日5皿にどの野菜や果物を選んでもかまわない。豆類は、どれだけ多く食べても1皿分と見なされる。果物ジュースとスムージーも含まれるが、糖分が高いため、制限されるべきという意見もある。

赤色
赤い果物と野菜にはカロテノイド色素のリコピンが含まれる。ヒトへの治験では結果にばらつきがあるが、がんのリスクを減らす可能性がある。

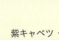
紫キャベツ

1日5皿
1日5皿に数える食品は、生の果物と野菜でなくてもよい。1杯のジュースとスムージー同様、豆類も数に入れられる。

紫色
紫色はアントシアニンの抗酸化物質のためである。紫色の果物と野菜の中には、紫キャベツとビーツのように、血圧を下げるのに役立つ硝酸塩の豊富なものもある。

生の果物と野菜

缶入の果物と野菜

調理した果物と野菜

冷凍の果物と野菜

豆類

ドライフルーツ

加糖されていない果物ジュース

加糖されていないスムージー

第3章 食べ物の種類
果物と野菜
106/107

― ニンジン

オレンジ色

黄色

― スイートコーン

― バナナ

緑色

緑色

色とりどりの果物と野菜を食べる

果物と野菜の多様な色は、さまざまなファイトケミカル（110-11頁参照）が含まれていることを示している。その多くは天然の抗酸化物質で、そのうちのいくつかは病気を防ぐと信じられている。「色とりどりの果物と野菜を食べる」のが特に体によいという考えを裏づける確実な科学的根拠はないとはいえ、そうすることで自然に多くの野菜と果物を食べることになるので、ビタミンとミネラルなどの重要な栄養素の摂取と、1日5皿の目標達成にも役立つだろう。

黄色とオレンジ色
黄色やオレンジ色の果物と野菜には、体内でビタミンAへ変換されるベータカロテンが豊富に含まれる。ベータカロテン自体は必須ではないが、ビタミンAは必須栄養素である。ニンジン、グレープフルーツ、スイートコーン、カボチャ、サツマイモ、ピーマンはすべてベータカロテンを多く含む。

好きな果物や野菜だけ食べていればいい？
よくない。果物と野菜の種類により含まれる有益な栄養は異なるため、いろいろな種類を食べることが大切である。

緑色
緑色は葉緑素によるが、多くの緑色の果物と野菜には栄養も含まれる。たとえばブロッコリとケールにはルテインとゼアキサンチンという、目の健康を促進するファイトケミカルが含まれる。

ファイトエストロゲン
植物によって作られ、私たちの体内でホルモンとして――特にエストロゲン（女性ホルモン）として――作用するホルモンがある。果物と野菜の中のファイトエストロゲンは、更年期と閉経後の女性の健康の維持に重要な役割を演じる可能性がある。研究によれば、多くの果物を食べたり、地中海式食事法にしたがった女性は、のぼせや寝汗といった症状が少なかった。

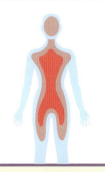

スーパーフード

「スーパーフード」という言葉に明確な定義はないが、一般に、有効成分を豊富に含み、健康によくない成分の少ない、健康状態を改善するか病気と闘う、あるいは両方に役立つ食品を意味するとされる。

さまざまなスーパーフード

スーパーフードとは機能性食品の一種で、欠点があるにしてもごくわずかで、健康を促進する栄養素が大変多く含まれる食品とされる。しかしこの用語は、確かな科学的根拠よりは、市場向け商品の宣伝とフードファディズム（食べ物の効果を過大に評価する傾向）によるものである。ケールや貝類、アボカドのように格別栄養に富む食品として際立つものもあるとはいえ、実のところさまざまな生鮮食品がスーパーフードの資格を与えられている。

人気の食品

スーパーフードと主張されることが多く、もっとも脚光を浴びる食品には、アボカドやアーモンドなど正真正銘の有力候補ばかりでなく、ゴジベリーやチアシードのように十分立証されていない食品も含まれる。

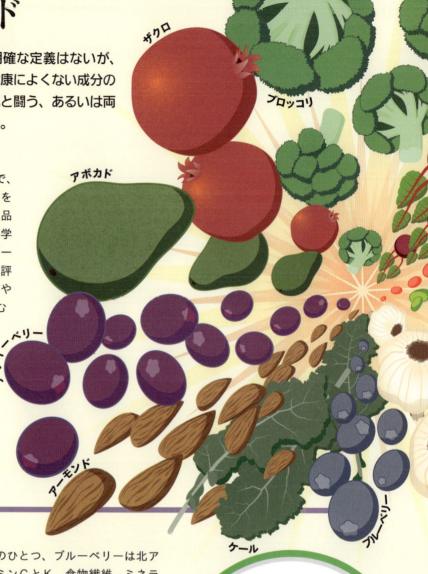

ブルーベリー

スーパーフードと最初に呼ばれた食品のひとつ、ブルーベリーは北アメリカ原産の小さな青い果実で、ビタミンCとK、食物繊維、ミネラルのマンガンと抗酸化物質のアントシアニン（110-11頁参照）を豊富に含む。いくつかの小規模な研究から、ブルーベリーが虚血性心疾患のリスクを減らし、精神機能を向上させることが示されているが、これらのことと、その他の過度に強調された健康効果を裏づける科学的根拠は大規模な研究からは得られていない。

ブルーベリーの消費量

「スーパーフード」というレッテルにより、合衆国でのブルーベリーの消費量は20年間で5倍に増えた。

45　　90　　225
1995年　2005年　2015年
×1,000トン

機能性食品とは何か？

食品がもつ基本的な栄養価以上に健康によい効果をもたらすとされる食品。この用語は、多くの成分を添加することで特別な効能を与えられた食品に対しても用いられることがある。

第3章 食べ物の種類
スーパーフード

スーパーフード	健康強調表示
キヌア	タンパク質が豊富で、必須アミノ酸をすべて含む「完全な」タンパク源。グルテンフリー
ブロッコリ	ビタミン（特にビタミンC）と抗酸化物質が豊富。コレステロールを下げる（裏づける根拠は限定される）。がんの予防（立証されていない）
ケール	鉄とカルシウムが豊富。ビタミンCとKが豊富、葉酸が豊富。加齢にともなう眼の病気を防ぐか進行を遅らせる
ビーツ	血圧を下げる（わずかな効果しかないという根拠もある）。認知症を防ぐ（立証されていない）
ニンニク	血圧を下げる（裏づける根拠は限定される）。コレステロールを下げる（事実だが、わずかである）。がんの予防（裏づける根拠は限定される）
アボカド	心臓によいモノ不飽和脂肪酸、血糖を管理するのに役立つ食物繊維、それにビタミンK、E、C、B群、カリウムを含む
アサイーベリー	抗酸化物質が豊富。抗がん性、抗炎症性の成分を含む（立証されていない）
ブルーベリー	抗酸化物質とビタミンCが豊富
クコの実（ゴジベリー）	抗酸化物質が豊富。オレンジよりも多くのビタミンC（確実ではない）。寿命を延ばし、視力と生殖能力を向上させ、老化を遅らせる（すべて立証されていない）
ザクロ	血圧を下げ、骨を強化するとされる（どちらも立証されていないが、降圧の効果に関してはいくつかの治験により一部裏づけられている）
アーモンド	心臓によい不飽和脂肪酸を含む。食物繊維が豊富。抗酸化物質が豊富。ビタミンB群とビタミンEが豊富。ミネラルが豊富
アマランサス	タンパク質が豊富。グルテンフリー。多くの野菜よりもミネラルの含有量が高い
チアシード	減量を助ける（立証されていない）。水溶性食物繊維とタンパク質が豊富。オメガ3脂肪酸が豊富
アマニ	オメガ3脂肪酸が豊富。水溶性食物繊維が豊富
緑茶	代謝率を高める（事実ではない）。コレステロールを下げる（裏づける根拠は限定される）。血圧を下げる（わずかな効果しかないという根拠もある）。がんのリスクを減らす（立証されていない）
小麦若葉（ウィートグラス）	腸の炎症を抑える（立証されていない）。赤血球の数を増やす（立証されていない）

マヌカハニー
すべてのハチミツに抗菌性の成分が含まれるが、マヌカ（ギョリョウバイ）の花の蜜を餌とするハチによって作られたハチミツには独特の抗菌力があることが、さまざまな病原菌で証明されている。殺菌した医薬ハチミツは医療現場で傷口の軟膏として使われている。

ファイトケミカル

単なる一時的な流行ではなく、天然に存在するファイトケミカルが、果物や野菜など植物性食品の健康効果と栄養の力について新たに知る機会を開いている。

ファイトケミカルとは何か？

厳密に言うと、ファイトケミカルとは植物によって作り出される化学物質で、植物栄養素とは栄養学的価値のある特定の種類のファイトケミカルである。しかし食品科学においてこのふたつの用語はしばしば同じもの──ただちに必要というわけではないが、長期的に健康に効果がある（もしくは、あると考えられている）微量の植物由来の化学物質──を意味して使われる。食物の中には大量の有効なファイトケミカルを含むものがあり、健康状態を改善するためにそれらを利用する可能性を示している。

> ### トマトはがんを防ぐのに役立つのか？
>
> トマトには、前立腺がんに効果があるとされているリコピンが豊富に含まれるが、その効果は科学的に立証されていない。

主なファイトケミカル

ファイトケミカルは化学物質の種類によって分類される。予備的な研究からは健康効果が保証されているものもあるが、今のところ科学的に立証されているとは言い難い。

	テルペン	有機硫黄化合物	サポニン	カロテノイド	ポリフェノール
例	リモネン、カルノソール、ピネン、ミルセン、メントール	アリシン、スルフォラファン、グルタチオン、イソチオシアン酸塩	ベータシトステロール、ジオスゲニン、ジンセノサイド	アルファカロテン、ベータカロテン、ベータクリプトキサンチン、リコピン、ルテイン、ゼアキサンチン	フェノール酸、レスベラトロール、リグナン、フラボノイド系（アントシアニン、カテキンなど）、タンニン
主張される健康効果	防腐、抗菌、抗酸化、抗炎症の作用があるとされる	抗酸化、抗がん、抗菌の作用があるとされる。これらの化合物に含まれる硫黄はタンパク質の合成と酵素の反応で重要な役割を演じる	ヒトのステロイドとホルモンに似ている。コレステロール値を下げる可能性。免疫機能を高める可能性。抗菌と抗真菌の作用をもつ可能性がある	がん細胞の成長を抑える可能性。免疫系の反応を高める可能性。抗酸化作用がある可能性。カロテノイドの中には目の健康（115頁参照）を守るのに役立つ可能性がある	炎症と腫瘍の成長を抑える可能性。喘息と冠動脈性疾患のリスクを下げる可能性。抗酸化作用があるものもある。ファイトエストロゲン（107頁参照）として作用し、更年期障害の症状を軽減する可能性。いくつかは閉経後の女性に起こりやすいがんのリスクの軽減と関連づけられている
含まれる食品	柑橘類の皮、サクランボ、ホップ、ハーブ（たとえばミント、ローズマリー、ベイリーフ、オレガノ、セージ）	葉物野菜、ニンニク、タマネギ、セイヨウワサビ、チンゲンサイ	ヤムイモ、キヌア、コロハ、チョウセンニンジン、大豆、エンドウ豆	赤、オレンジ、黄、緑の果物と野菜	リンゴ、柑橘類、ベリー類、ブドウ類、ビーツ、タマネギ、全粒粉、クルミ、大豆製品、インゲン、緑豆、葛、ヒヨコ豆、コーヒー、茶

第3章　食べ物の種類
ファイトケミカル

抗酸化作用

自然な体の作用と外的な要因により、細胞の内部にフリーラジカル（不対電子をもつ原子または分子）が生成される。フリーラジカルはきわめて反応しやすいので、細胞に障害を起こしやすい。通常、体が替えの電子を供与する抗酸化物質を作り出して、フリーラジカルを中和する。しかし時に体が対処できないほど多くのフリーラジカルがあると、食事に含まれる抗酸化物質が役に立つかもしれない。

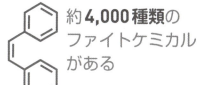

約**4,000種類**のファイトケミカルがある

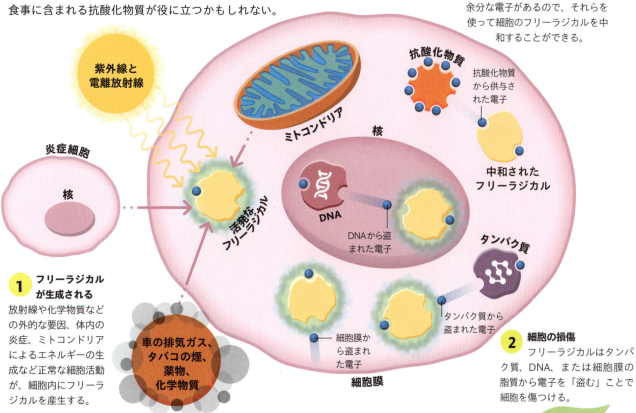

1 フリーラジカルが生成される
放射線や化学物質などの外的な要因、体内の炎症、ミトコンドリアによるエネルギーの生成など正常な細胞活動が、細胞内にフリーラジカルを産生する。

2 細胞の損傷
フリーラジカルはタンパク質、DNA、または細胞膜の脂質から電子を「盗む」ことで細胞を傷つける。

3 抗酸化作用
抗酸化物質にはたくさんの余分な電子があるので、それらを使って細胞のフリーラジカルを中和することができる。

アルカロイド

ファイトケミカルとは異なる種類のアルカロイドは、病気と害虫を防ぐためにさまざまな植物によって生成される。植物性食品の中には、コーヒー豆（苦味の原因でもある）のように重要な成分であったり、モルヒネのように医薬品として使われたりするものもある。ある種のアルカロイドはストリキニーネのように有毒である。

コーヒー豆

トウガラシ

アルカロイドの供給源
コーヒー豆やトウガラシのように、多くの植物性食品がアルカロイドを含む。コーヒー豆にはアルカロイドのカフェイン、トウガラシには、辛味の原因であるカプサイシンが含まれる。

皮を食べる
一般に植物は果実の皮や葉物野菜の外側の葉などの外側の部分に多くの抗酸化物質を生成するので、抗酸化物質をたっぷり摂取するには皮や外側の葉が最適の部分である。

光合成を促進する
太陽光の光子が光合成を促進するが、この同じエネルギーがDNAや他の生体分子を傷つけることがある。植物はこのストレスに打ち勝てるよう、保護のための抗酸化物質を産生する。

太陽光の光子が葉の表面にぶつかる

アルカロイドとカロテノイドのようなファイトケミカルが、紫外線を吸収する防御の「盾」を形成する

ファイトケミカル

2 フリーラジカルの産生
活性化したフリーラジカルが化学反応を誘発し、電子を「盗む」ことでDNAのような傷つきやすい分子に悪影響をおよぼす。DNAや細胞の他の部位への損傷は機能不全と細胞死の原因となる。

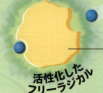

活性化したフリーラジカル

活気づいたフリーラジカルがDNAから電子を「盗む」

葉緑素

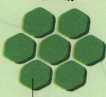

1 光合成
太陽から降り注ぐ紫外線は光合成の間に葉緑素によって吸収され、植物のためにエネルギーを産生する。酸素が、活性化されたフリーラジカルとともに、副産物として作り出される。

葉緑素は緑色植物に豊富で、葉も緑色にする。

ホウレンソウを食べると体が強くなるか？
ホウレンソウには、体内で代謝されると筋細胞を効率よく作ることができる硝酸塩が豊富に含まれる。つまり間接的にホウレンソウは体を強くしてくれる（とはいえトレーニングも必要！）

葉物野菜

ほぼカロリーフリーで繊維豊富、多くのビタミンとミネラルは言うまでもなく、葉の色が濃ければそれだけ多くのファイトケミカルが詰まっているようだ。葉物野菜──ホウレンソウからちりめんケールまで──がスーパーフードなのは間違いない。だがその独特の強い風味を好まない人もいる。

第3章 食べ物の種類
葉物野菜
112 / 113

葉の芳香

葉は切られたりつぶされたりすると、内側の細胞から酵素を放出する。この酵素が葉緑体（葉緑素を含む小さな色素体）の膜にある長鎖の脂肪酸を分解して、ヘキサノールとヘキサナール（青葉アルコール）を放出する。これらの小さな分子が葉から生じる草のような香りの原因である。

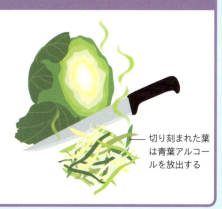

切り刻まれた葉は青葉アルコールを放出する

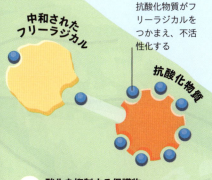

中和されたフリーラジカル

抗酸化物質がフリーラジカルをつかまえ、不活性化する

抗酸化物質

3 酸化を抑制する保護物
葉の細胞にはフリーラジカルを中和するための抗酸化物質が大量に備わっている。

植物由来の鉄

葉菜類には鉄が豊富に含まれる（牛肉より高濃度のことも）が、その鉄は動物の肉に含まれるヘム鉄よりも吸収力のはるかに弱い非ヘム鉄である。そのために菜食主義者とビーガンは肉を食べる人の1.8倍の鉄分を摂ることをすすめられる。しかし食事にビタミンCを含む食品を加えると、非ヘム鉄の吸収は6倍まで上昇する。カルシウムとタンニン（紅茶とコーヒーに含まれる）を避けることも役に立つ。

青菜に含まれる滋養分

植物はデンプンや糖をたくわえるためではなく、作るためにのみ葉を利用するので、葉物野菜のカロリーは少ない。また葉物野菜は葉の広がりと重さを支えるために食物繊維が豊富で、日光と酸素の産生にさらされることで生物学的「ストレス」と闘うための微量栄養素がぎっしり詰め込まれている。中でももっとも日光にさらされる部分には、カロテノイドや有機硫黄化合物など、きわめて有益なファイトケミカル（110-11頁参照）が含まれる。

1,700kcalのステーキとわずか100kcalのホウレンソウに含まれる鉄分の量は同じである

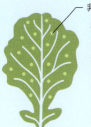
非ヘム鉄

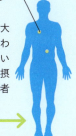
非ヘム鉄の10%だけが吸収される

非ヘム鉄
あらゆる食物に含まれる鉄の大半は非ヘム鉄である。しかしわずか一部しか体に利用されないので、できるだけ多くの量を摂る必要がある（特に菜食主義者の場合）。

ホウレンソウ

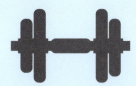

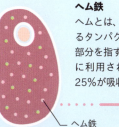
ヘム鉄

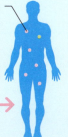
多くのヘム鉄が吸収される

ヘム鉄
ヘムとは、血液と筋肉に見られるタンパク質のうち鉄を含んだ部分を指す。非ヘム鉄よりも体に利用されやすい。ヘム鉄の25%が吸収される。

ステーキ

アブラナ類

キャベツの仲間は実に多様だが、栄養素が豊富という点では一致している。健康によいビタミン、ミネラル、植物栄養素が見事に組み合わさっているが、中には食べた時に強い反応を引き起こすものもある。

何が含まれているのか？

アブラナ類は、デンプンと糖質は少ないが、他の栄養素が豊富で、特にビタミンが多く含まれる。それらの栄養がファイトケミカル——健康に有益と考えられている植物性の物質——とともに詰まっている。その独特の味と、人によって不快に感じる匂いは主に、化学防御システムの一部をなす高濃度の硫黄を含む成分と関連している。葉が食べられたり傷つけられたりすると、酵素がこれらの成分に作用し、苦味をもたらす。

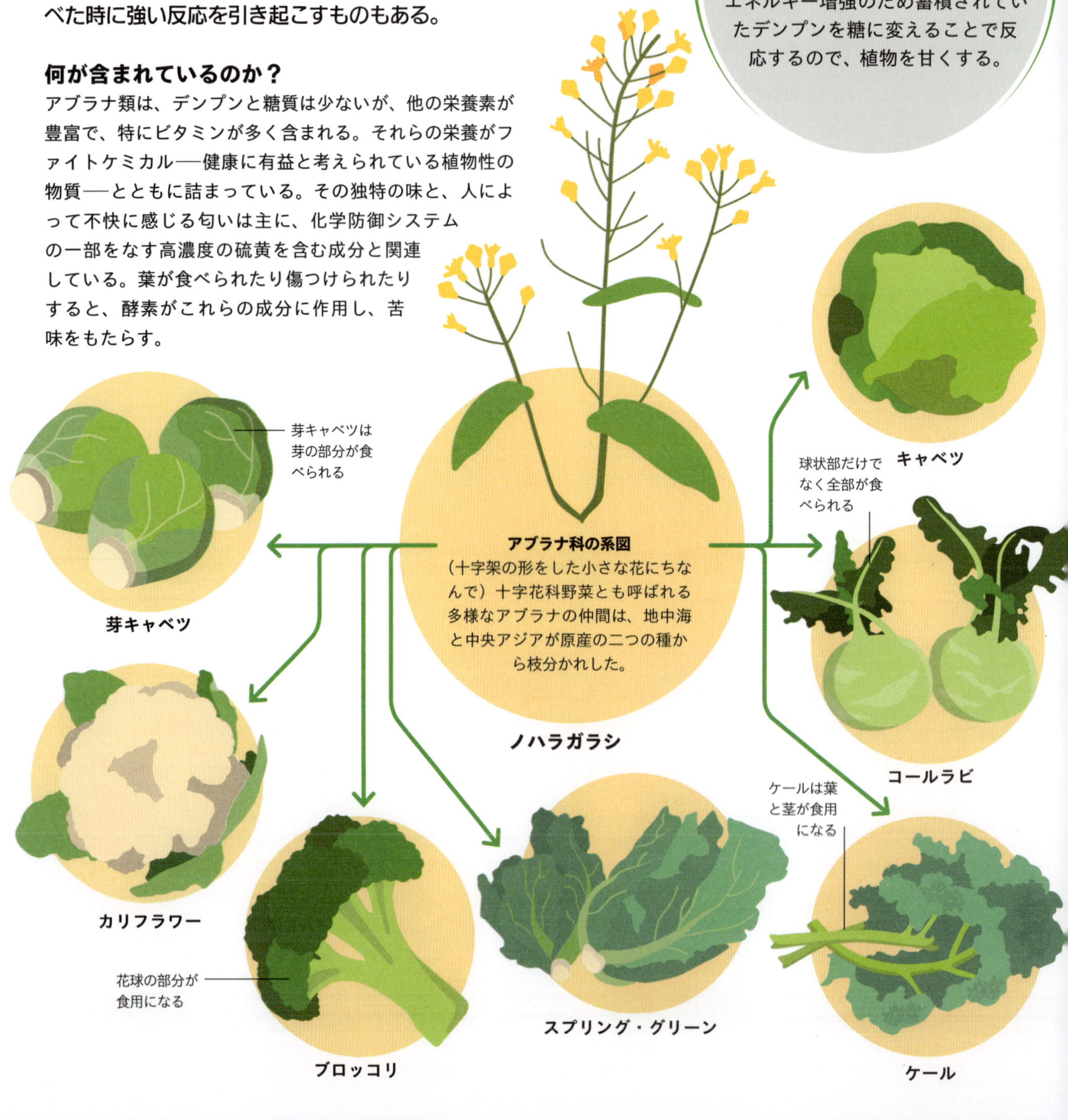

どうして芽キャベツは霜が降りた後の方がおいしいのか？

急な寒さが植物にストレスを与え、エネルギー増強のため蓄積されていたデンプンを糖に変えることで反応するので、植物を甘くする。

芽キャベツは芽の部分が食べられる

芽キャベツ

アブラナ科の系図
（十字架の形をした小さな花にちなんで）十字花科野菜とも呼ばれる多様なアブラナの仲間は、地中海と中央アジアが原産の二つの種から枝分かれした。

ノハラガラシ

キャベツ

球状部だけでなく全部が食べられる

コールラビ

カリフラワー

花球の部分が食用になる

ブロッコリ

スプリング・グリーン

ケールは葉と茎が食用になる

ケール

第3章 食べ物の種類
アブラナ類
114 / 115

がんと闘う

アブラナ類は、鉄、カルシウム、カリウム、ビタミンC、ビタミンK、ビタミンAなどの健康を促進する栄養素と並んで、カロテノイド、ポリフェノール、特にイソチオシアン酸塩とインドールなどのファイトケミカルも豊富に含む。イソチオシアン酸塩とインドールは、炎症を抑制するだけでなく、細胞の自死に似た過程のアポトーシスを引き起こすことによってがんと闘うと考えられている。通常がん細胞は細胞死の信号を無視するので、アポトーシスを誘発することで腫瘍を壊すことができる。

抗がん作用
科学者たちはアブラナ類のファイトケミカルに関心を寄せ、肺、前立腺、乳房、大腸のがんに効果があるのではないかと考えている。

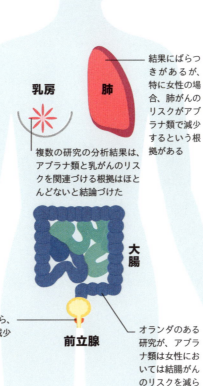

乳房 — 複数の研究の分析結果は、アブラナ類と乳がんのリスクを関連づける根拠はほとんどないと結論づけた

肺 — 結果にばらつきがあるが、特に女性の場合、肺がんのリスクがアブラナ類で減少するという根拠がある

大腸 — オランダのある研究が、アブラナ類は女性においては結腸がんのリスクを減らす効果があることを発見した

前立腺 — 小規模な研究の結果から、前立腺がんのリスクの減少が示唆されている

生物学的利用能

栄養素が豊富な食べ物であったとしても、実際に血流に入る栄養素はどのくらいだろうか？ 摂取した栄養素がどの程度体に利用されるかは生物学的利用能として知られるが、この値は他の物質によって高まることがある。たとえば、アブラナ類由来の鉄分の吸収はビタミンCの存在で増す。また青野菜に少量の油脂を加えることで、体が脂溶性ビタミンA、D、E、Kをより多く吸収できるようになる。

ドレッシングに含まれる油は生物学的利用能を向上させる

目の健康

目は感染と乾燥に弱いが、とりわけ光、中でも高エネルギーを持つ紫外線の悪影響に弱い。紫外線は電子を原子から盗み取って有害なフリーラジカル（111頁参照）を生み出す。フリーラジカルが今度は細胞とDNAの損傷を引き起こし、加齢と関連した黄斑の変性と白内障のリスクを増大させる。アブラナ科野菜に含まれる抗酸化物質のカロテノイドは、黄斑の変性の進行を遅らせ、白内障の発生率を下げる可能性がある。

約30%の人はアブラナ類の苦味を味わうことができない

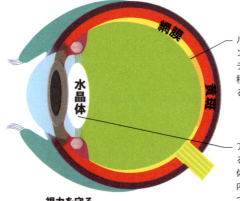

網膜／黄斑／水晶体

ルテインやゼアキサンチンのようなカロテノイドが黄斑に蓄積し、目の健康を守る

アブラナ類に含まれる抗酸化物質が水晶体を守ることで、白内障を防ぐのに役立つ可能性がある

視力を守る
黄斑は網膜の中心部で視力のもっとも鋭敏な部分である。ここにはカロテノイドが蓄積し、特徴的な黄色をもたらす。

根菜類

自然の貯蔵庫である根菜類は、長いこと世界の人口の大半にとって一番入手しやすいエネルギー供給源のひとつだった。風味に欠けるかもしれない——そのうえ種類によっては毒まである——が、ミネラルと他の貴重な栄養も根菜類はもたらしてくれる。

根菜の種類

私たちが根菜と呼ぶのは植物の食べられる地下部分である。根菜には変形した茎も含まれるので、実際には根菜のすべてが根というわけではない。これらの野菜は、糖やデンプンなどの炭水化物と栄養を植物が貯蔵する、エネルギー貯蔵器官として進化したか、人間によって品種改良された。根菜は主に、塊茎、主根、鱗茎の三つに大きく分類される。主根は本当の根の部分で、ニンジン、ビーツ、根セロリ（セロリアック）、ダイコン、パースニップ、カブ、カブハボタン、ハツカダイコンが含まれる。鱗茎は変形した茎で、ニンニク、タマネギ、リーキ、ワケギが含まれる。塊茎も変形した茎で、ジャガイモ、サツマイモ、ヤムイモ、キャッサバ、キクイモが含まれる。

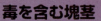

主根
根菜類の中でこの種類が本当の根で、土壌から水分と栄養を吸収している。主根とは種が芽を出す時にのばす最初の根である。ニンジンとパースニップは、その比較的低いデンプンと高い糖分で有名な、同じセリ科の主根である。

毒を含む塊茎

キャッサバ（マニアクとも言う）は多くの発展途上国で主食であるが、主に皮と皮のすぐ下の表層部に有毒のシアン化物を含むため、加工や調理の前に皮をむく。甘い品種は一般にシアン化物の含有量は少ない。苦味のある品種には多く含まれるので、たいていは水に浸して毒を取り除く処理をする必要がある。

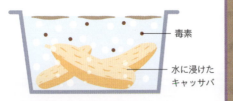

ニンジンを食べると暗闇でも見えるようになるか？

ニンジンには、体内でビタミンAに変えられる、目の健康に重要なベータカロテンが多く含まれる。食事にこの栄養が十分に含まれているなら、さらにたくさん食べても視力はよくならない。

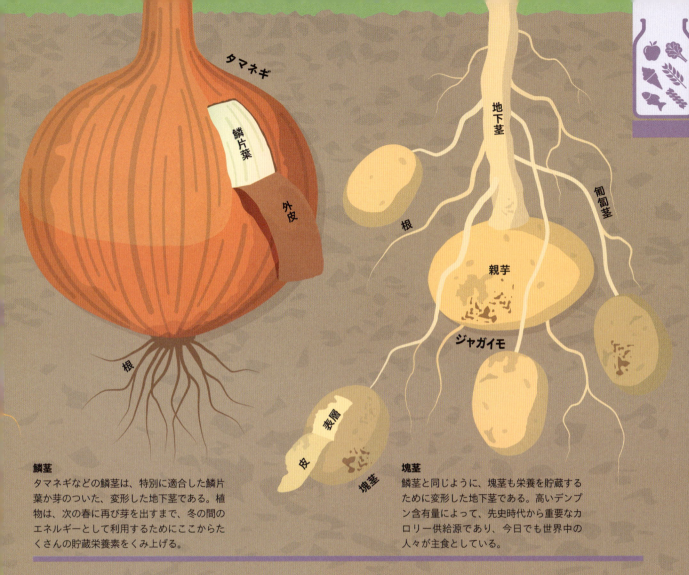

鱗茎
タマネギなどの鱗茎は、特別に適合した鱗片葉か芽のついた、変形した地下茎である。植物は、次の春に再び芽を出すまで、冬の間のエネルギーとして利用するためにここからたくさんの貯蔵栄養素をくみ上げる。

塊茎
鱗茎と同じように、塊茎も栄養を貯蔵するために変形した地下茎である。高いデンプン含有量によって、先史時代から重要なカロリー供給源であり、今日でも世界中の人々が主食としている。

高繊維質、高デンプン質
根菜類は不当にも「スーパーフード」としては見逃されることが多い。実際には根菜のほとんどが食物繊維、ミネラル、ビタミンが豊富である。炭水化物が多く含まれるにしても、比較的グリセミック指数（91頁参照）とカロリーの低い「燃焼の遅い」種類であることが多い。ヤムイモがよい例である。ヤムイモはアフリカ原産で、アジアの料理に広く用いられている（日本のナガイモとヤマノイモもこれに属する）。主に複合炭水化物と水溶性食物繊維からなる。

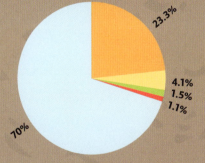

ヤムイモの栄養
ヤムイモは70%が水分だが、残りの大部分が炭水化物で、23%のデンプンと4%の繊維を含む。さらにビタミンB群とビタミンCが豊富で、銅、カルシウム、カリウム、鉄、マグネシウム、リンの量が多い。

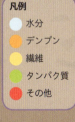

ビーツに含まれるベタレインの赤い色素は**食品着色料**としてよく使われる

ネギの仲間

ネギの仲間に備わっている恐ろしい化学物質の防御機構がこの野菜を、刺激と風味、健康を増大させるファイトケミカルの力強い効果を求める料理人にかかせない大事な料理の友にする。

ネギ類

タマネギとその系統の植物は、肥大した葉基部か鱗片にエネルギーを蓄える、ネギ属の食べられる仲間である。何よりも重要なのが、エネルギーの貯蓄がデンプンの形ではなく、イヌリンのような果糖の鎖で構成されていることで、時間をかけてゆっくり調理することで分解され、甘い風味を生み出す。

食べられるネギ属

ネギの仲間は世界中に普及していて、ニンニクからリーキまで幅広い。

ネギは大きな鱗茎を成長させる前に収穫される

タマネギの球は根ではなく、肥大した鱗茎である

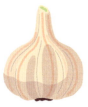
ニンニク

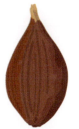
エシャロット

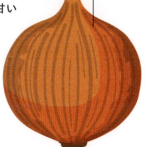
タマネギ

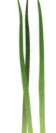
チャイブ

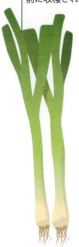
ネギ

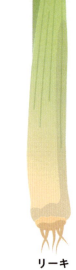
リーキ

ニンニクの滋養分

すべてのネギ属と同様、ニンニクは草食動物に炎症を起こさせて撃退するために硫黄成分を作りだしているが、その成分はヒトの健康も促進する。ニンニクの硫黄を含む防御機構は特に抗酸化物質のアリシンでできている。タマネギ同様に防御化学物質は細胞が傷ついた時に発せられる酵素によって産生される。そのためニンニクの栄養効果を十分に引き出すには、ニンニクの酵素を料理鍋の中で壊してしまう前に、ニンニクをつぶしてしばらく酵素をはたらかせてから調理するのが一番よい。

30秒
タマネギを刻んでから涙が出るまでの時間

血管を広げる
ニンニクは末梢血管を弛緩させるので、血液循環を高め、爪の健康を改善する「体を温める」効果をもたらすことが証明されている。

「悪玉」コレステロールの増加を阻止する
アリシンは悪玉コレステロールを酸化（動脈をふさぐリスクを増す）から守る。さらに体が悪玉コレステロールを素早く排出するのを促進する。

血圧を下げる
ニンニクは細い血管を弛緩させるので血圧も下げる、実際、わずかではあるが重要な作用をもたらすことが立証されている。

風邪と闘う
昔から風邪の治療に用いられているニンニクには抗ウイルス性の成分が含まれるが、ニンニクの作用を裏づけるにはさらなる研究が必要とされる。

血液粘度を下げる
ニンニクの硫黄成分は血液の血小板の粘性度を下げるのに役立ち、望ましくない血餅とその結果として起こる閉塞を引き起こすリスクを減らす。

どうしてタマネギで涙が出るのか？

タマネギは傷つけられると化学物質による対抗手段を放つ。その一連の化学反応は、ニンニクとちょうど同じように、アリインとともに始まるが、その結果が、タマネギを食べようとするものの目を刺激し、涙を催させる物質の産生である。涙を避けたいシェフは、タマネギを切る前に冷やすか、特に切れ味の鋭いナイフを使うことで細胞の損傷を最小限にしようとする。

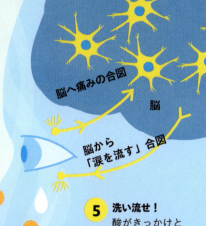

4 タマネギの化学物質が目の中で酸を作る
催涙因子はただちに空気中に拡散して、目に達する。目を覆う粘膜に溶けると、一部がスルフェン酸になり、目を刺激する。

5 洗い流せ！
酸がきっかけとなって目の防御機構が始動し、涙を作りだして刺激物を洗い流す。

- 涙が酸を洗い流すために使われる
- 刺激性の化学物質が口と鼻を刺激する
- 催涙因子が蒸発し、気体になる
- 連鎖的な化学反応が他の刺激性防御化学物質を作る

無傷の細胞
- 酵素アリナーゼは細胞の液胞の内側に閉じ込められている
- 前駆体（アリイン）は活性化されるのを待っている
- 多くの酵素が一連の反応での役割を待っている

1 無傷のタマネギ
タマネギにはアリインとプロピインなどの無臭の前駆体が詰まっている。またタマネギの細胞にはこれらの前駆体を刺激性の揮発性物質に変える酵素が含まれるが、酵素は液胞と呼ばれる小室に閉じ込められている。

- 連鎖反応の次の酵素が催涙因子を産生する
- 催涙因子
- スルフェン酸
- 揮発性化学物質

傷ついた細胞
- アリナーゼがアリインをスルフェン酸に変える

2 損傷から連鎖反応が始まる
細胞への傷が液胞を開き、アリナーゼ酵素がアリインと混ざると、損傷反応の連鎖が始まる。

3 酵素が揮発性の化学物質を産生する
後続の酵素が、催涙因子と呼ばれる化学物質を作る。それが、他に作り出された揮発性化学物質とともに蒸発する。

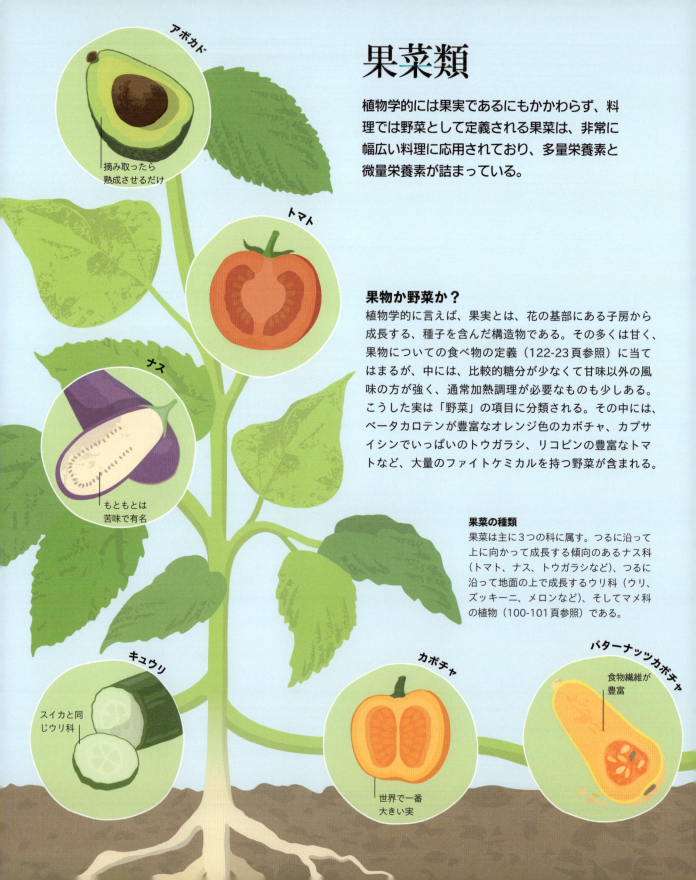

果菜類

植物学的には果実であるにもかかわらず、料理では野菜として定義される果菜は、非常に幅広い料理に応用されており、多量栄養素と微量栄養素が詰まっている。

果物か野菜か？

植物学的に言えば、果実とは、花の基部にある子房から成長する、種子を含んだ構造物である。その多くは甘く、果物についての食べ物の定義（122-23頁参照）に当てはまるが、中には、比較的糖分が少なくて甘味以外の風味の方が強く、通常加熱調理が必要なものも少しある。こうした実は「野菜」の項目に分類される。その中には、ベータカロテンが豊富なオレンジ色のカボチャ、カプサイシンでいっぱいのトウガラシ、リコピンの豊富なトマトなど、大量のファイトケミカルを持つ野菜が含まれる。

果菜の種類

果菜は主に3つの科に属す。つるに沿って上に向かって成長する傾向のあるナス科（トマト、ナス、トウガラシなど）、つるに沿って地面の上で成長するウリ科（ウリ、ズッキーニ、メロンなど）、そしてマメ科の植物（100-101頁参照）である。

アボカド — 摘み取ったら熟成させるだけ

トマト

ナス — もともとは苦味で有名

キュウリ — スイカと同じウリ科

カボチャ — 世界で一番大きい実

バターナッツカボチャ — 食物繊維が豊富

第3章 食べ物の種類
果菜類

トマトケチャップの作り方

船乗りと商人が西洋に持ち帰った中国の魚醤をもとに、ニューイングランド地方の人がアメリカ原産のトマトと組み合わせて、加熱し皮をむいたトマトに酢とハーブ、スパイス、甘味料を混ぜてケチャップが作られた。塩と砂糖の含有量とカロリーが非常に高いことが多いが、強力な抗酸化物質のリコピンも、生のトマトより大量に含む。

下ごしらえと果肉をつぶす

1 新鮮なトマトは洗って切り刻まれた後で、微生物を殺すためにあらかじめ加熱調理される。果肉はつぶされ、種、皮、へたが果汁と果肉からより分けられる。

濾して調理

2 果汁と果肉が濾され、大きな粒が取り除かれると、煮詰められる。添加物（甘味料、酢、塩、スパイス）が加えられる。

空気の除去と瓶詰め

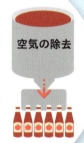

3 調理されたケチャップは濾されてなめらかにされる。その後腐敗を防ぐために真空にされてケチャップが容器に詰められる。

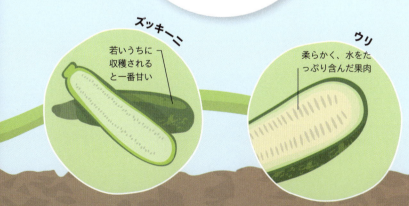

ユニークなアボカド

アボカドは並外れて油が多く、15〜30%の脂質と、ごくわずかな糖分とデンプンを含む。名前はナワトル語（アステカの言語）で「睾丸」を意味する「アファカトル」に由来する。皮は簡単にむけ、ワカモレなどの料理に使われる。

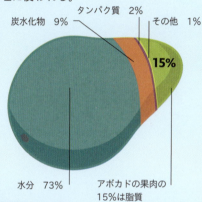

脂肪分の多い実
アボカドはカロリーが高い（1個で最大400kcal）が、豊かな脂肪分はほとんどが健康によい一価不飽和脂肪酸である。カリウムも多く含まれる。

危険な実

ズッキーニはククルビタシンという毒素を含むことがある。栽培品種は低量の毒になるよう育てられるが、装飾用の品種は高濃度に含むことがある。加熱しても毒は壊れることなく、食中毒で亡くなることもある。

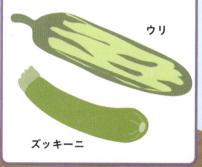

甘い果実

動物を引きつけるように進化して、人間によって風味、香り、甘味、視覚的な魅力を兼ね備えるよう強化された果実は、きわめて重要な抗酸化物質に富んでいる。果実はいくつかの種類に分かれ、世界中に何千もの品種がある。

果実の分類

私たちが野菜と呼ぶ食品のいくつかは厳密には果実（120-21頁参照）だが、料理用語では一般に、高い糖分と、生のままで食べられる実を果物に分類する。甘味が強いためにグリセミック負荷とカロリーが高いが、多量の食物繊維とビタミン、ファイトケミカル、特に皮に蓄積されていることの多い色素と抗酸化物質によって相殺される。下の図に挙げた果実はそれぞれひとつの花の子房から育ったものだが、ラズベリーのような集合果はひとつの花から多くの実が成長し、パイナップルのような多花果は多くの花から実が成長する。

リンゴの種は有毒か？

確かにシアン化物に分解する成分を含んでいるが、致死量に達するには、つぶして粉にした100個以上の種を食べる必要がある。

バナナにはもともと**放射性のカリウム**が含まれるが、**微量なので害はない**

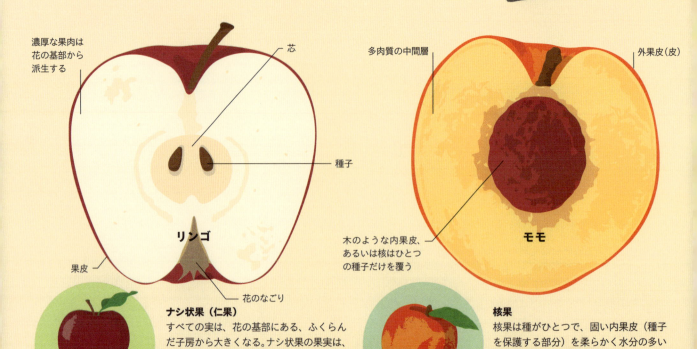

リンゴ
- 濃厚な果肉は花の基部から派生する
- 芯
- 種子
- 果皮
- 花のなごり

ナシ状果（仁果）
すべての実は、花の基部にある、ふくらんだ子房から大きくなる。ナシ状果の果実は、果肉部分が花茎の先端が肥大したものなので、花のなごりが実の底からはっきりと見て取れる。ナシ状果にはリンゴ、ナシ、マルメロがある。

モモ
- 多肉質の中間層
- 外果皮（皮）
- 木のような内果皮、あるいは核はひとつの種子だけを覆う

核果
核果は種がひとつで、固い内果皮（種子を保護する部分）を柔らかく水分の多い層が取り囲み、果肉が多い。アンズ、プラム、サクランボ、マンゴーなど多くの石果の他、ナツメヤシ、ココナッツ、アサイーなどのヤシの実も含まれる。

第3章 食べ物の種類
甘い果実

果物の熟し方

熟成はいろいろな物質が関与する複雑な作用である。実がエチレンガスを放出する時に始まり、引き続いて酵素の放出を誘発する。この酵素が実に含まれるさまざまな天然の化学物質に作用し、固くて青くて酸っぱい実を、甘く柔らかい、魅力的な食べ物に変える。

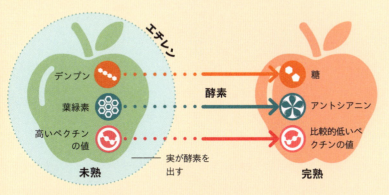

肉の軟化剤

パイナップルとパパイヤには、肉のタンパク質を小さなペプチド分子に分解する酵素（パイナップルはブロメライン、パパイヤはパパイン）が含まれる。その作用が肉を柔らかくする。

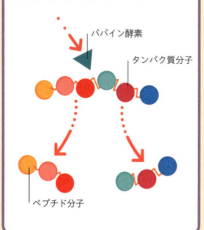

熟す過程

熟していく間、実が作り出した酵素がデンプンを糖に変え、緑の葉緑素はアントシアニン色素に入れ替わる。酵素はさらに固いペクチンの量を減らして実を柔らかくし、酸の量を減らして酸味を抑える。熟した実は、大きな有機分子を揮発性のある分子に分解することで、芳香を放つ。

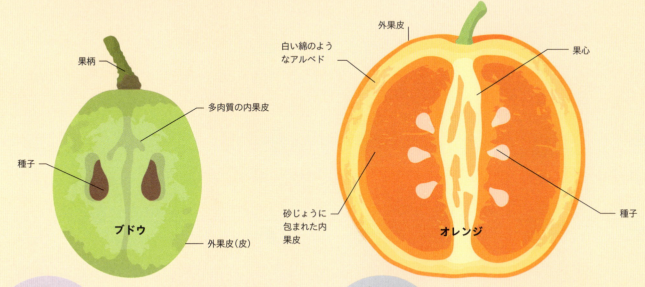

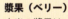

漿果（ベリー）

本当の漿果は、種子はあるが核のない、単一子房からなる果実である。ブドウ、ザクロ（果肉に覆われた種も食べられる）、多くの果菜類がここに含まれる。名前にベリーのついた果物の多くは漿果ではないが、植物学上バナナとキウイは漿果である。

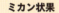

ミカン状果

植物学上は漿果である。高い酸性が特徴で、厚い皮は果肉よりもビタミンCが豊富で、抗酸化物質が詰まっている。苦味のある白い部分にはコレステロールを下げる働きのあるペクチンが大量に含まれる。

キノコと菌類

キノコは、カビと酵母も含まれるユニークな生物群——菌類——の中で、おそらくはもっとも身近な例であろう。菌類はそれ自体が食べ物となるばかりでなく、パンやチーズ、アルコールなど、他の食品を作る材料としても欠かせない。

用途の広い食品

菌類は植物でも動物でもなく、独自に単独の生物群を構成する。キノコが有名だが、菌類の中には無機物と腐敗しかけたものを餌にしている種類がある。しかし菌類は、健康的な食品のひとつで、タンパク質と微量栄養素を安定して供給してくれる。とはいえ中には毒性の強い種もある。その近縁種——酵母とカビ——は食べ物を変化させるのに利用されるので、発酵などの過程に欠かせない（52-53頁）。

菌の活用

菌タンパク質（マイコプロテイン）はそれ自体食品として用いられるか、他の肉代替品へ加工される。菌類はブルーチーズの青紋と軟質チーズを作るのに使われる（88-89頁参照）。また日本の調味料の味噌は、その独特の味を出すのに、菌による発酵に頼っている。キノコも菜食主義者にとっては数少ないビタミンDの供給源である。

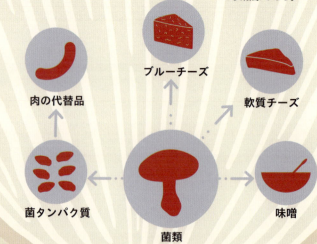

菌類と酵母の利用

私たちは醤油を作るのに菌と酵母の両方を使う。まず、コウジ菌が大豆と小麦を発酵させ、タンパク質を分解する。酵母が二次発酵をおこなって、タンパク質の成分を、さらなる風味を添加してくれるアミノ酸へ変える。

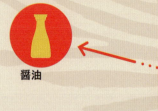

北アメリカだけで約100種類もの毒キノコが生息する

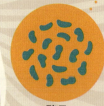

第3章 食べ物の種類
キノコと菌類

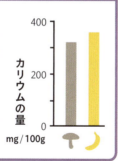

毒キノコ

毒のあるキノコと毒のない食用キノコの種類は、外観が非常によく似ているうえ、隣り合って生息している。さまざまな毒キノコが、カビによって作られるアフラトキシンとキノコによって作られるアマトキシンを含め、幅広い毒素（真菌毒と総称される）を作り出す。一般にシビレタケ属と呼ばれるキノコも幻覚を起こす物質を生み出す。

カリウムの供給源

キノコはカリウムのすぐれた供給源である。たとえば生の白いマッシュルームには、同じ重量に換算するとバナナとほぼ同じ量のカリウムが含まれ、糖分の含有量ははるかに少ない——バナナの量の4分の1——という利点がある。

きわめて有害なキノコ
食べても安全なキノコを見きわめるのは難しいので、野山に生えるキノコは熟練者の監督下でのみ採集されるべきである。

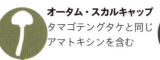

ベニテングダケ
頭の赤いこのキノコは数種類の毒に加え幻覚作用のあるムスキモルも含む

オータム・スカルキャップ
タマゴテングタケと同じアマトキシンを含む

タマゴテングタケ
アマトキシンを含むタマゴテングタケが、致命的なキノコ中毒の一般的な原因である

低い毒性 高い毒性

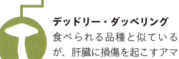

デッドリー・ダッペリング
食べられる品種と似ているが、肝臓に損傷を起こすアマトキシンを含む

ドクツルタケ
いくつかの近縁種のあるドクツルタケは、タマゴテングタケと同じアマトキシンを含む

アフラトキシン

黄色コウジ菌は湿った環境でピーナッツと穀物に生じる。この菌は、汚染されたナッツや穀物を食べた動物の健康を脅かす、アフラトキシンを作り出す。また人間にも大変危険で、肝臓を損傷し、さらには肝臓がんの原因となる可能性がある。

パン

アルコール飲料

酵母の活用
私たちはアルコール飲料とパンをふくらませる炭酸ガスを作るために酵母を利用する。アルコールと炭酸ガスはデンプンと糖を食べる酵母の副産物である。

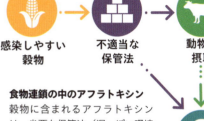

感染しやすい穀物　不適当な保管法　動物の摂取

食物連鎖の中のアフラトキシン
穀物に含まれるアフラトキシンは、劣悪な保管法（湿っぽい環境など）により増える可能性がある。その後毒素は飼料を介して動物の口に入り、さらには毒素に汚染された穀物か動物製品を食べた人間に広まる可能性がある。

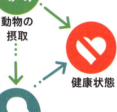

健康状態

人間の摂取

ナッツと種子

ほとんどのナッツ類は種子なので、ナッツと種子が栄養学的に共通な部分が多いのは不思議ではない。どちらも健康によい脂肪と、貴重なファイトケミカルの豊かな供給源である。

ナッツと種子の違いは何か？

種子とは保護的な外皮の中にある幼植物である。種子は穀物（92-93頁参照）、エンドウ豆やピーナッツなどのマメ科植物の実（100-101頁参照）、あるいは木の実（ナッツ）の場合もある。ナッツとは一般に堅い殻を持つ食べられる種である。植物学的には、本当のナッツ（堅果）とは、ひとつだけ種子のある果実の入った殻の堅いさやで、ヘーゼルナッツが一例である。さらにナッツは、実の外側に柔らかい果肉のある、核果の種子である場合もある。核果のナッツにはクルミと、モモやプラム（122-23頁参照）の近縁種であるアーモンドも含まれる。

実、ナッツ、種子

クリやマカダミアなどのわずか数種類のナッツだけが植物の実そのものである。残りは全体部分がもっと大きな実の種子にすぎない。マツの実は、実ではなく球果をつける植物によって作られる。キビは種子ではなく穀物として分類されることもある。

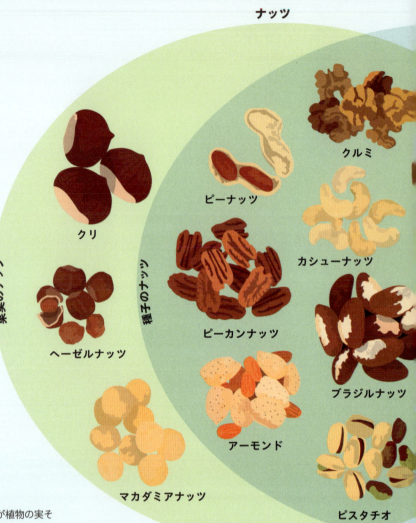

ナッツ

果実のナッツ
- クリ
- ヘーゼルナッツ

種子のナッツ
- ピーナッツ
- クルミ
- カシューナッツ
- ピーカンナッツ
- ブラジルナッツ
- アーモンド
- マカダミアナッツ
- ピスタチオ

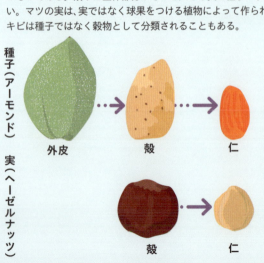

種子（アーモンド）／実（ヘーゼルナッツ）：外皮 → 殻 → 仁

2種類のナッツ

種子のナッツの中には、多肉質の外皮が仁——食べられるナッツ——を包む殻を覆うものがある。アーモンドは近縁種のモモやサクランボ同様、多肉質の外皮に覆われているが、果肉は食べられない。実の場合、多肉質の外皮が存在しない。

ナッツがいたんでいるか見分ける方法は？

脂肪分が高いナッツは油やけしやすい。ナッツの内側は不透明かオフホワイトの色をしているが、薄黒い色、あるいは半透明になっているなら、食べ時を過ぎたというサインである。

第3章 食べ物の種類
ナッツと種子

種子

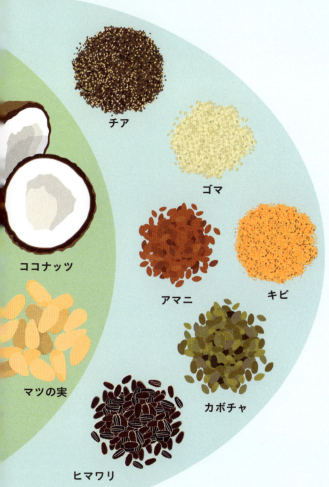

リグナン

主にアマとゴマの種に含まれるリグナンは、健康によい効果をもたらすファイトケミカル（110-11頁参照）である。リグナンの豊富な食品は健康によいとされる食事法によく登場する。またリグナンが虚血性心疾患と骨粗しょう症（骨がもろくなる）のリスクを減らし、乳がん、子宮がん、卵巣がんを予防するという限られた根拠がある。前立腺がんの発症リスクに対する効果は明らかではない。

体内のリグナン

リグナンは腸の細菌によってエンテロリグナンへ分解される。これが血流に入ると心臓、生殖器、骨など体のさまざまな部分に作用する。

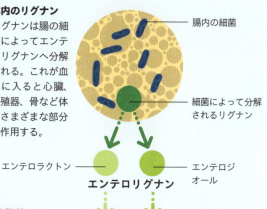

腸内の細菌

細菌によって分解されるリグナン

エンテロラクトン　エンテロジオール

エンテロリグナン

血液供給

心臓と血管　乳房　子宮と卵巣　前立腺　骨

ナッツと種子に含まれる油

ナッツと種子は、主に高い脂肪含有量のため、食品の中でもっとも高カロリーである。ことに、脳のはたらきと細胞の成長と発達に欠かせないオメガ6脂肪酸が豊富に含まれる。しかしクルミとアマニは別として、心疾患の予防に役立つオメガ3脂肪酸（脂の多い魚が豊かな供給源。78-79頁参照）の含有量は比較的少ない。

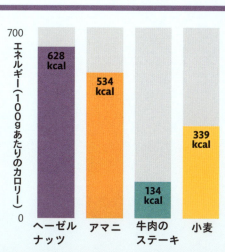

エネルギー（100gあたりのカロリー）
- ヘーゼルナッツ: 628 kcal
- アマニ: 534 kcal
- 牛肉のステーキ: 134 kcal
- 小麦: 339 kcal

300万
合衆国でナッツかピーナッツに対するアレルギーがある人の推定数

トウガラシなど辛い食品

料理にピリリとした味を加えることで尊ばれる、トウガラシ、カラシやセイヨウワサビなどの刺激食品には、強力な化学防御物質が備わっている。それを私たちは風味として利用するが、健康にもよいことが証明されている。

どのくらい辛ければ刺激的なのか？

トウガラシのピリッとした辛味は化学成分のカプサイシンによる。トウガラシの品種のカプサイシンの濃度は、1912年にウォルター・スコビルによって考案されたスコビル辛味単位で計測される。この値はもともと、味がうすく感じられなくなるまで、何回トウガラシの抽出物を砂糖水で薄めなければならないかを示すものだった。今日スコビル値は、主観ではなく、化学分析でカプサイシン濃度を直接測定して求めるようになった。カプサイシンは辛味の感覚を作り出すばかりでなく、ミトコンドリア（細胞のエネルギー生成所）の活動を阻害する。がん細胞も特に影響を受けやすいので、カプサイシンは抗がん剤としても有効かどうかが試されている。セイヨウワサビやカラシなど、他の辛い食品は、刺激性の揮発成分から辛味を得ているため、刺激単位で測定される。

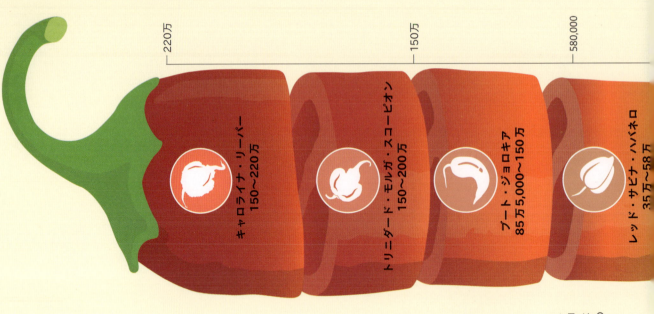

キャロライナ・リーパー
150〜220万

トリニダード・モルガ・スコーピオン
150〜200万

ブート・ジョロキア
85万5,000〜150万

レッド・サビナ・ハバネロ
35万〜58万

220万　150万　580,000

1,600万
精製したカプサイシンのスコビル値

スコビル値
以前トップに君臨していたのはハバネロだったが、近年では新種の激辛トウガラシが作り出され、スコビル値で200万を超える。厳密な濃度は植物により、また同じ個体になった個々のトウガラシの実の間でも異なる。

トウガラシは減量を促進するか？

ネズミを使った研究で、カプサイシンが白色脂肪をより健康的な褐色脂肪へ変えるのを促進することが発見された。他の研究は、トウガラシが脂肪と砂糖への渇望を抑えることを示唆している。

第3章 食べ物の種類
トウガラシなど辛い食品

スコビル辛味単位（SHU）

- 350,000
- 100,000
- 50,000
- 30,000
- 10,000
- 0

スコッチボネット 10万〜35万
バーズアイ・チリ 5万〜10万
カイエンペッパー 3万〜5万
セラーノペッパー 1万〜2万3,000
ピーマン（パプリカ） 特に辛味はない

化学物質の刺激

- 鼻腔内の神経受容体が刺激される
- 蒸発する分子
- 脳へ
- 鼻腔
- 舌
- カラシ
- トウガラシ
- 舌の味蕾が刺激される
- 脳へ

辛味をもたらしているのは何か？

カプサイシンが辛味を感じる神経細胞を刺激すると、脳は辛味の信号を受け、実際に火傷による損傷はないにもかかわらず、体が刺激され、やけどしたかのような反応をする。セイヨウワサビ、カラシ、ワサビにはグルコシノレートが豊富に含まれている。つぶされると、酵素が分解して、辛味を与えるイソチオシアネートになる。

辛味の感覚

カラシとトウガラシはどちらも辛いが、私たちは異なる方法で感じる。トウガラシは、カプサイシンが口の中の神経受容体を刺激するので、舌の上で熱い。カラシのイソチオシアン酸塩は、水にいくらか溶けるだけでなく、室温でもすぐに蒸発するので、私たちがひりひりとした感覚を感じるのは、受容体が刺激される上部鼻腔である。

辛さをやわらげる

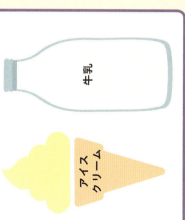

トウガラシのカプサイシンは水に溶けないので、いくら水を飲んでも無駄である。しかし脂肪には溶けるので、牛乳を飲むかアイスクリームを食べれば、刺激性の化学物質を溶かしてくれるだろう。さらに牛乳に含まれるタンパク質のカゼインはカプサイシンと神経受容体の結合を解くのにも役立つ。蒸留酒などの強いアルコールも役に立つ。皮膚についたら、植物性の油かバターで取り除くことができる。

スパイス

スパイスとは、乾燥した種子、実、根、樹皮、あるいはその抽出物で、植物の花、葉、あるいは茎であるハーブとは対照的である。スパイスは何世紀にもわたり、食物の調味料や着色、保存に用いられていて、多くの地域的な料理独特の味を作り出す秘訣でもある。さらに伝統的な治療薬としても長い歴史がある。

スパイスに芳香を生じさせているのは何か？

スパイスの風味は主に中に含まれる芳香油による。それはスパイスの重量の15％も占めていて、主にさまざまなファイトケミカル（110-11頁参照）、特にテルペン類（テルペノイドとも言う）とフェノール類からなる。それぞれのスパイスには、いくつかの異なるテルペン類とフェノール類の独自の混合物が含まれ、これがそれぞれのスパイスに独特の風味を与える。

風味を作る化学物質

スパイスの中には、クローブのオイゲノールやスターアニスのアネトールのようにただひとつの化学物質が優勢なものもあるが、多くのさまざまな化学物質がスパイスの風味に寄与している。加熱によりいっそう多くの化学物質が放出されるが、加熱しすぎると壊してしまうこともある。

クローブ（丁字）油は本当に歯痛をやわらげるのか？

確かに、クローブ油一滴をずきずき痛む歯のそばにつけると、痛みは一時的にやわらぐかもしれない。だが、痛みの根本的な原因を治しはしない。

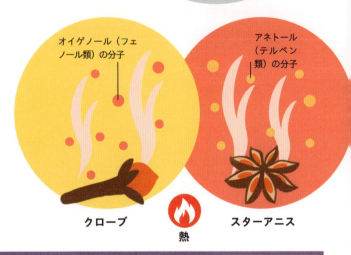

スパイスと健康

伝統医療で用いられてきた歴史があるため、スパイスは多くの健康によい効果があるとされている。しかし主張される効能のほとんどが厳密に評価されていない。スパイスに含まれる化学物質——ある種のフェノール類とテルペン類——の中には、実験室での検査では健康によい作用があるように思われても、ヒトに対しておこなわれた研究からは裏づける根拠がほとんどないものもある。

 450gの**サフラン**を生産するのに**クロッカスの花70,000個分**のおしべが必要とされる

 シナモン
血圧を整え、血中脂質量を下げ、血栓のリスクを減らすとの主張は立証されていない。

 ショウガ
吐き気を抑えるのに役立つとの根拠はある。抗がんと抗偏頭痛の作用については立証されていない。

 ナツメグ
抗菌、抗炎症、鎮静作用については根拠がある。生のナツメグの大量摂取は精神活性作用を生じる。

 コリアンダー（パクチー）
抗菌作用がある可能性。不安と腸の不調をやわらげるとの主張は立証されていない。

 カラシ
カラシ由来の物質ががんの治療で用いられているが、抗がん作用そのものについては立証されていない。

 ターメリック
実験室での検査から、抗菌、抗がん、抗炎症作用があることが示唆される。

第3章 食べ物の種類
スパイス
130 / 131

スパイシーな料理

スパイスには、コショウやカルダモンのように非常に広い地域で使われているものもあるが、多くの地域の料理は独特のスパイスか混合スパイスと結びついている。たとえば、スターアニス（八角）と花椒は伝統的な四川料理に特徴的である。ラスエルハヌート、カレーパウダー、ガラムマサラ、ケイジャン風調味料などの混合スパイスは、場所により、また製造業者により成分が異なることが多い。

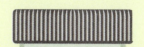

中東風
カルダモン・シナモン
クローブ・クミン
ショウガ
コリアンダー
サフラン
スマック

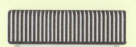

メキシコ風
コリアンダー
クミン
パプリカ
チリパウダー

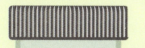

カリブ風
オールスパイス
ナツメグ
クローブ
シナモン
ショウガ

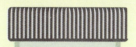

北アフリカ風
カルダモン・シナモン
クミン・パプリカ
ターメリック
ショウガ
ラスエルハヌート
混合スパイス

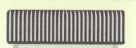

ケイジャン風
カイエンペッパー
ブラックペッパー
パプリカ
ケイジャン風混合スパイス

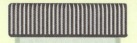

タイ風
クミン・ショウガ
ターメリック・スターアニス
ガランガ根・カルダモン
チリペッパー・コリアンダー
シナモン・ブラックペッパー

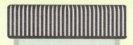

四川風
花椒
シナモン
クローブ
スターアニス
ショウガ
チリペッパー

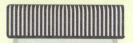

インド風
チリペッパー
カルダモン・シナモン
コリアンダー・クミン
ナツメグ・パプリカ
ターメリック・ショウガ
ガラムマサラ
カレーパウダー

ハーブ

長い間その薬効成分に価値がおかれていたハーブには、料理をおいしくし、味に深みをもたらす風味豊かな香りも詰まっている。とりわけ肉料理は、ふさわしい薬味によっていっそう味わいが増す。

ハーブに含まれる栄養素
ハーブはその風味の成分を防御化学物質として進化させたが、私たちはわずかな量しか利用しないので、そのことは摂取量に影響をおよぼさない。私たちは多くのハーブに含まれる、すばらしく多様な栄養素から得られる恩恵を限定し、主に風味への関心でハーブを評価している。

小さじ2杯のセージ（1.4g）

カルシウム
1日の必要量の2.9%

マグネシウム
1日の必要量の1.6%

ビタミンB₆
1日の必要量の2.7%

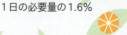
ビタミンA
1日の必要量の3.1%

通常のセージの使用量
実際に料理で使われるセージの量は、ビタミンKを除けば、1日の必要量のごくわずかにすぎない。

鉄
1日の必要量の2.8%

ビタミンK
1日の必要量の32%

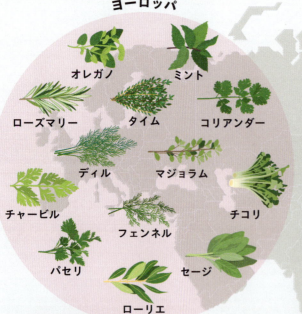

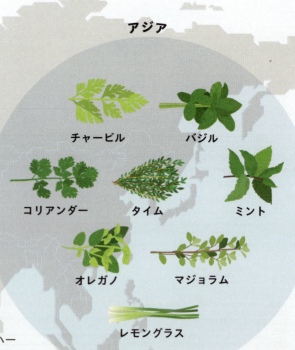

ハーブの原産地
世界中、特にヨーロッパの料理で使われているほとんどのハーブはシソ科（バジルやセージなど）か、セリ科（ディルやフェンネルなど）のどちらかに属す。ヨーロッパかアジアの料理と関連のあることの多いハーブはたいていどこか他の場所が原産で、人間の歴史の初期の段階で世界中に広まったようだ。たとえばコリアンダー（パクチー）は中東地域が原産だが、現在では世界でもっとも広く消費されている生のハーブである。

ハーブの影響圏
ハーブは人類史の初期から広まり、取引されていたため、原産地を特定するのは困難となっている。初期は薬として用いられていたが、古代ギリシャ人とローマ人によって調味料として用いられていたのは確かである。

健康によい料理用ハーブ

ハーブの芳香と風味を生み出しているテルペン類とフェノール類は、有効な抗酸化物質と抗炎症剤でもある。薬草療法の長い歴史と現在の広範な利用、さらにハーブに含まれるいくつかの成分の有名な健康効果を考えれば、料理用ハーブの多くが健康によいとされるのも不思議ではない。しかし、一部の栄養学の研究者が主張する素晴らしい効能の多くを裏づけるほど確固とした、質の高い実験はこれまでほとんどおこなわれていない。

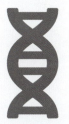

パクチー（コリアンダー）への激しい嫌悪は特定の遺伝子と関連づけられる

ハーブ	健康機能表示
オレガノ	抗菌作用と抗酸化物質に富む。痰を出やすくし、呼吸器疾患の治療、消化不良に効く役立つ可能性がある
ミント	抗菌、抗ウイルス、抗酸化、抗アレルギー、抗がん作用がある可能性。吐き気、ガス、しゃっくりを抑える可能性。
ペパーミント	上記のミントと同様の効能がある可能性に加え、過敏性腸症候群において腸のけいれんを抑えることが臨床試験で示されている。
セージ	葉は制汗、特に更年期の女性に起きるほてりや寝汗の症状を抑えるために用いられる。
バジル	血中コレステロールと他の血中脂質を下げる可能性。虚血性心疾患のリスクを減らす可能性。抗酸化と抗がん作用
レモングラス	抗酸化、抗菌、抗真菌作用。消化を促進する可能性
タイム	呼吸器の健康増進剤とされている。関節炎と下痢をやわらげる可能性。酵母や寄生虫の感染症を防止する可能性。高血圧と血中コレステロール値を下げる可能性。ニキビに効果のある可能性。
ローズマリー	抗炎症作用。抗菌作用。循環器のはたらきを向上させる可能性。
フェンネル	臭い息を直す。消化不良、鼓腸、疝痛に効く可能性
ディル	胸やけ、疝痛、ガスを抑える可能性
チコリ	消化不良、頭痛、更年期症状に効く可能性。腎臓と肝臓の病気に効く可能性
パセリ	抗酸化物質が豊富。泌尿器の感染症と便秘に効く可能性
コリアンダー	抗酸化物質が豊富。消化不良に役立ち、食欲増進の可能性

生かドライか？

一般に食物栄養素は加熱や乾燥で劣化するが、ハーブは驚くほどうまく乾燥に反応する。特にオレガノやローズマリー、タイムなど、暑く乾燥した地域原産のハーブは乾燥した条件に適応しているため、十分に耐える。とはいえ、ただ乾燥させればよいわけではない。日光やオーブンで乾燥すると多くの栄養素を分解してしまうが、芳香成分はフリーズドライか電子レンジで乾燥させれば保たれる。実際、フリーズドライにすると、劣化の過程を遅らせることにより、テルペン類と抗酸化物質の濃縮を増すことが研究により明らかになっている。

バジル
乾燥ハーブは、風味が料理全体に浸透してしみわたるよう、調理の初めの方の段階で加えるのが一番である。最後に加えると、味がぼやけたり、繊維が残ってしまう。乾燥バジルは少量ですむので、生よりも安上がりだろう。

生のバジル
ハーブの王様であるバジルはすぐに成長するので、鉢植えでよく売られていて、生を手に入れるのは簡単である。温かい地域の植物で寒さを好まないので、冷蔵庫で保存すべきではない。切ったばかりの茎は水につけておいた方がよい。

塩

命の本質である塩はすべての生き物の生化学組成に不可欠である。私たちは塩の保存作用を尊び、塩がもたらし、高めてくれる風味を必要とする──しかし毎日の食事で気がつかない間に塩を摂り過ぎていないだろうか？

どうして必要なのか？

塩はナトリウムと塩化イオンでできている。塩化イオンは胃酸を作るのに使われることもあるが、体のもっと広範囲にわたって重要なのはナトリウムである。体内のすべての細胞はナトリウムを使い、特に細胞と組織が体液のバランスを保ち、神経が信号を伝達するのに重要である。ナトリウムは塩の中でより広範囲にわたって用いられる成分なので、科学者と栄養のガイドラインは塩よりもナトリウムの含有量か濃度について語ることが多い。ナトリウムが多すぎると高血圧、骨の欠損、その他健康に有害な影響をおよぼす。

体内での塩の役割
ナトリウムイオンは細胞システムで使われ、水分その他の物質を細胞の内外へ移動させ、細胞膜を越えて電荷を発生させる（神経インパルスを体中に伝える）ために用いられる。

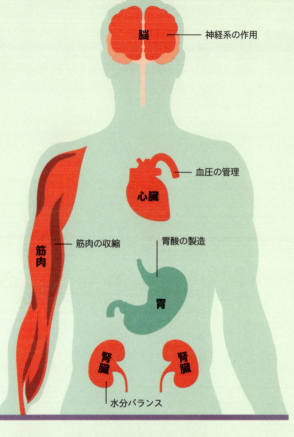

どのようにして作られるのか？

塩は海水から蒸発作用によって取り出されるか、岩の中の鉱床から採掘、あるいは溶けた状態で抽出される。通常岩塩と海塩は比較的加工されていない塩の大きな結晶か薄片だが、食塩は不純物を取り除くために粉砕加工され、大量に固化防止剤を添加してさらさらと流れるようにする。

 毎年世界中で2億トン以上の塩が生産されている

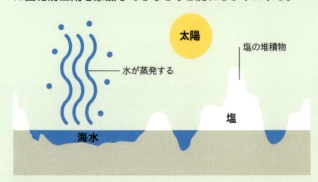

海塩
浅瀬の海水は日光と風で蒸発する。さらに濃縮すると、採取施設の近くへ移される。約25％の塩分濃度で塩は結晶化する。

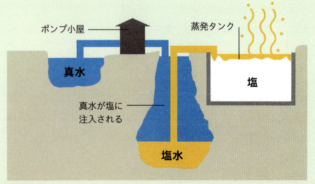

岩塩
岩塩は直接切削か、爆薬による採掘法の他、溶かして濃度の高い塩水を作り、それを地表までくみ上げて、塩を取り出すための蒸発池に置いて作る方法もある。

ナトリウムの必要量はどのくらい？

ほとんどの国の保健当局が推奨するナトリウム摂取量の上限は1日あたり約2gである。2015～2020年度の「米国人のための食生活指針」では、2.3g以下のナトリウムか、大体小さじ1杯以下の塩を1日あたりの量として推奨している。先進国での実際の平均摂取量は1日あたり3.4gを超えており、高血圧（212-13頁）と関連した脳卒中などの健康問題のリスクを増している。

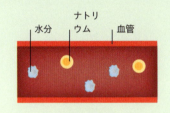

ナトリウムと血圧
長年にわたり塩を多く摂り続けると、血液中のナトリウム濃度が濃くなる。その結果、腎臓が血液から水分を取り除けなくなり、高血圧となる。

食事に含まれる塩分

ナトリウムは、セロリ、ビーツ、牛乳などの食べ物にもともと存在するが、それよりも多いのが、加工や調理の過程、さらには食事の間でさえ加えられる塩である。隠れたナトリウム供給源には、特にナトリウム含有量の高い調理済み商品とともに、加工食品も含まれる。たとえば缶入りのスープは、あなたの血漿（約1％の塩分濃度）と同じ濃度の塩分、またある種の加工食品は海水（3％）と同じくらい多くの塩を含んでいる。その他の隠れた供給源は焼き菓子に含まれるベーキングソーダ（重曹）である。

1日のナトリウム摂取量

大量の隠れたナトリウムが日常の食品に含まれているとすれば、1日も経たないうちにナトリウム摂取量ははね上がる——あなたが気をつけないかぎり。

どうして料理人は海塩を好むのか？

ほとんどの種類の塩は化学的に似ている（98～99.7％の塩化ナトリウム）が、料理人は料理の仕上げに海塩の結晶や薄片を好む。その方がつまみやすく、しかも食感を増すからだ。

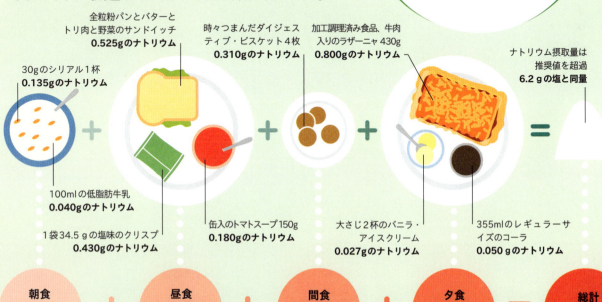

油脂

健康によい食べ物に関する一般の認識では悪者あつかいされているが、油脂の本当の話は複雑ですぐれて矛盾している。実際、生命とすぐれた食品に不可欠な油脂は、適切に利用すれば、スーパーフードになりうる。食べ物に含まれる脂肪の主な種類は飽和脂肪酸と不飽和脂肪酸である。ほとんどの油脂は両方の種類を含む。

油脂の供給源

油と脂肪は入れ替えて用いられることが多い用語だが、油とは室温で液体になる脂肪である（29頁参照）。食べ物から得るものは食事脂肪と呼ばれる。すべての脂肪は同じ量のカロリーがある──1gあたり9kcalが。他の脂肪供給源より体によいものもある。魚と植物由来の油脂は一般に動物油脂よりも健康によい。より多くの不飽和脂肪酸の鎖を持つからだ。しかしすべての不飽和脂肪酸が同じではない。オメガ3脂肪酸は抗炎症作用を持つ傾向がある多価不飽和脂肪酸だが、オメガ6脂肪酸には正反対の作用がある。

飽和脂肪酸

飽和脂肪酸は一時、循環器系疾患（214-15頁参照）の高いリスクと関連づけられていたが、現在それは議論の余地があるとみなされている。ココナッツ油、バター、チーズ、赤身肉はすべて飽和脂肪酸を大量に含む。

ココナッツ油

多価不飽和脂肪酸

多価不飽和脂肪酸は主に植物油に含まれる。ヒマワリ油、ゴマ油、コーン油を含め、ほとんどの一般的な油はオメガ6脂肪酸が主体である。貴重な例外はアマニ油で、オメガ3をたっぷりと供給してくれる。

ヒマワリ油

どの油脂がよい、あるいは悪いかについて、専門家の意見が一致しないのはなぜか？

この分野の科学は明確な答えをめったに提示しない。一番よい助言は、海藻や種子を豊富に含む食事と、少量の肉と乳製品を食べることである。

1 オリーブ

実が熟せばそれだけ多くの油が採れるが、風味は落ちる。収穫時期を決めるのはふたつの要素を折衷した結果である。

一価不飽和脂肪酸の豊富な油

オリーブ油やキャノーラ油、ゴマ油、ヒマワリ油など、一価不飽和脂肪酸が豊富に含まれる食品は、低い悪玉コレステロール値と、脳卒中と心疾患のリスクの減少と関連づけられている。

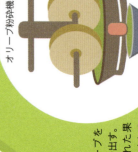

2 搾液

オリーブをつぶして油を出す。すりつぶされた果肉は「練り込まれ、すなわち油滴を凝結させるために混ぜられる。

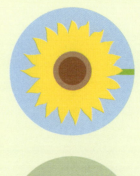

オリーブ粉砕機 — 右のローラーがオリーブをすりつぶしてペーストにする

ペーストが集められる

第3章 食べ物の種類
油脂
136 / 137

③ 加熱と遠心機で分離

油を最大限抽出するために、ペーストを加熱し、遠心分離器で油を分離する。

③ 圧搾

ペーストを円盤状の繊維の上に広げて、何層にも積み重ね、油圧式で圧搾する。

④ 精製

オリーブから抽出された酸性の油と搾りかすは化学的、あるいは物理的な方法で精製され、風味がよい油を作り出す。

④ デカント

圧搾により油と水の混合液ができるので、デカントで分離させる。現在では遠心分離器が用いられる。

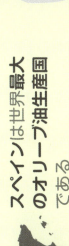

オリーブ油

エクストラ・バージン・オリーブ油

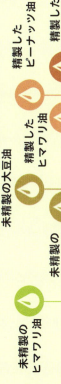

未精製の大豆油

精製したヒマワリ油
精製したピーナッツ油
精製したオリーブ油
ギー（精製バター）

未精製のコーン油
バター
精製したコーン油
精製した大豆油

エクストラ・バージン・オリーブ油
未精製のピーナッツ油

未精製のヒマワリ油

300°C / 500°F
250°C / 400°F
200°C / 300°F
150°C / 200°F
100°C

低脂肪食品

近年油脂はメディアで悪者あつかいされているので、人々はヨーグルトや調理済み食品やサラダドレッシングを含め、低脂肪タイプの食品を食べるようになった。しかし低脂肪や無脂肪タイプの食品は、口当たりをよくするために、通常のものよりも多くの糖分が使われていることが多い。

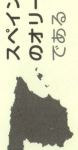

スペインは世界最大のオリーブ油生産国である

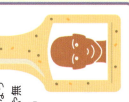

油を使った調理

油は料理に多くの重要な特徴をもたらす。たとえば、乳濁液を作る、固い食べ物を柔らかくする、とても食べ物に浸み込んで構造によりもろくするで高い熱で揚げる調理を可能にする、褐変反応で分解するで品質は劣化する、など。しかし揚げ油は成分が分解するので品質は劣化する。

発煙温度

油により煙の上がる温度は異なる。この温度より上がると油は劣化し、有害な燃焼生成物を発生する。未精製の油は、油に含まれる不純物が燃え始めるので、精製油より低い温度で煙を出す。

砂糖

砂糖は単純な炭水化物（22-23頁）で、ほとんどの食品に含まれる。ハチミツなどの天然供給源から、サトウキビ、テンサイトウ、サトウモロコシの甘い汁を精製することにより、純粋な形で得られる。人間の体はより複雑な炭水化物の分解によってブドウ糖を得ることができるので、精製した砂糖を摂る必要はない。

共通の糖分

世界の砂糖の約80%はサトウキビの茎の汁を煮詰めて作られている。濾して精製することで、ショ糖を主成分とする白砂糖となり、乾燥させて粒や粉にする。さらに煮詰め、糖蜜と呼ばれる濃い色をした粘り気のある不純物を加えると黒砂糖になる。ショ糖をブドウ糖と果糖に分解することで作られるシロップもある。

ブラウンシュガーの方が健康によいのか？

ブラウンシュガーには、精製の過程で白砂糖から取り除かれた糖蜜が含まれる。糖蜜にはビタミン類とミネラル類が含まれるが、ブラウンシュガーにはごく少量しか存在しないので、1日の栄養必要量にはそれほど貢献しない。

ショ糖 — メープルシロップと精製糖に含まれる主な糖分。ブドウ糖と果糖の分子を合わせて作られる。体内で消化されるとブドウ糖と果糖に分解される。

ブドウ糖 — 消化できる炭水化物はすべて、体内で六角形の環状構造のブドウ糖分子へ分解される。ブドウ糖はハチミツにも含まれる。トウモロコシなどのデンプンから作られたブドウ糖シロップとして純粋な形で買うことができる。

果糖 — 果糖は天然では果物とハチミツに存在するが、添加された糖分としては、ジャムや転化糖、異性化糖の中で遭遇するかもしれない。

甘味料	ショ糖の甘さの何倍か	問題点は？
サッカリン（人工）	300倍	ネズミに膀胱がんを引き起こすことが突き止められたが、人間ではこうした作用はなく、安全と考えられている。
アスパルテーム（人工）	160〜200倍	アスパルテームを頭痛の原因とみなす人もいるが、このことに関しては立証されていない。
スクラロース（人工）	600倍	カロリーフリーで、血糖値に影響をおよぼさない。何の問題点も見つかっていないが、あまり研究されていない。
ソルビトール（天然）	0.6倍	ソルビトールはカロリーフリーである。しかしゆっくりと吸収されるので、血糖値の急上昇を引き起こさない。
ステビア（天然）	250倍	ステビアはアマハステビアの抽出物である。唯一知られている問題点は時々苦みが残ることである。

砂糖の代替品

ショ糖の何倍も甘い成分が発見されている。天然のものもあれば、人工のものもある。それらは低カロリーかカロリーオフで、血糖にほとんど、あるいは直接影響しない。ほとんどの研究から安全性が示唆されているが、近年、人工甘味料は腸内細菌叢を変え、血糖値と、肥満と糖尿病のリスクに影響をおよぼす可能性があるとの研究結果が出ている。

工業化により人々が豊かになった時、砂糖の需要が増した

1700　　　1750　　　年　　　1800　　　185

第3章 食べ物の種類
砂糖
138/139

砂糖の人気

古代と中世では、ほとんどの人々は甘いごちそうとしてハチミツ（これ自体ブドウ糖と果糖の混合物）に頼っていた。サトウキビの栽培は遠くカリブ海地域とブラジルまで広まったが、その結果得られる砂糖はわずかな人にしか手に入らないぜいたく品のままだった。しかし、産業革命（1760～1840年）がヨーロッパと北アメリカに富を作り出した時、日常の飲食物で精製された砂糖にさらされる機会が急激に増えた。砂糖は流行し、やがて人間にとって必要な物となった。

砂糖消費量の歴史

砂糖の需要は、紅茶、ケーキ、菓子に入れる砂糖の流行が広まった19世紀の英国で急増した。合衆国での消費は、加工食品と清涼飲料のメーカーによって安い異性化糖が採用された時期と同じ1970年代以降、上昇し続けた。

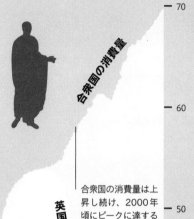

古代**ローマ**では、人工**甘味料**として使われていた**酢酸鉛**で多くの人々が**中毒を起こした**

合衆国の消費量

合衆国の消費量は上昇し続け、2000年頃にピークに達する

英国の消費量

英国の消費量は1970年代半ばのピークから下がり始める

第一次世界大戦により貿易が中断したので、砂糖の消費量は一時減少した

1939～1945年、世界大戦により再び入手できる砂糖と需要が減少した

誰もが甘党ではない

多くの歴史家は、2,000年以上前にサトウキビから砂糖を精製することを発見したのをインドとするが、現在のインド人は1人あたりごくわずかしか余分に摂取していない。他の多くのアジアの国々でも、人々は西洋人ほど甘党ではない。

小さじで換算した1日あたりの量

ヨーロッパ、南北アメリカ、オーストリア、ニュージーランドの人々は砂糖好きな傾向があり、一般的に、アジアの多くの地域の人々の5倍の砂糖を摂取している。

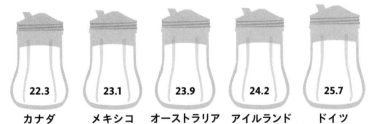

砂糖消費量の少ない国（1日あたりの小さじ換算量）
- 1.3 インド
- 3.6 イスラエル
- 3.9 中国
- 5.6 フィリピン
- 7.3 タイ

砂糖消費量の多い国（1日あたりの小さじ換算量）
- 22.3 カナダ
- 23.1 メキシコ
- 23.9 オーストラリア
- 24.2 アイルランド
- 25.7 ドイツ

砂糖の消費量（1人あたり年間）kg

年　1900　1950　2000

血糖の高値と低値

体のすべての細胞はブドウ糖をエネルギーとして必要とするので、このブドウ糖を供給するために多くのさまざまな種類の食物が分解される。バランスの取れた食事を摂ることで安定した供給をもたらすが、砂糖の多い間食は血糖値を大幅に揺り動かしかねない。

血糖の調整

私たちの体は血糖値が一定の範囲にある時にもっともよくはたらく。血糖が増えすぎた場合、膵臓がインスリンを放出し、脂肪と筋肉の細胞がブドウ糖を吸収するようにする。細胞によってただちにエネルギーとして必要とされないブドウ糖は、グリコーゲンとして肝臓、あるいは、脂肪として体中の細胞に蓄えられる。血糖が少なくなりすぎると、膵臓の別のホルモン（グルカゴン）が肝臓を刺激し、グリコーゲンを再びブドウ糖に変換させる。これが十分でないと、蓄えられていた脂肪が使われる。糖尿病では、細胞がインスリンを産生しないか、適切に反応しないので、血糖値が大きく変動して、さまざまな症状をもたらす（216-17頁参照）。

ジェットコースターのような急激な変化

甘いおやつをたくさん食べると、私たちの体は対応しようと努力して、血糖の上昇と下降を繰り返すようになる。何年もこの状態が続くうちに、インスリンへの感受性が低下していき、2型糖尿病になる。

砂糖が多動性の原因？

子どもの多動性の原因として砂糖の摂取が広く信じられているが、砂糖の入った甘いお菓子を食べても子どもは過度に活動的にならない。研究から、変化するのは子どもの実際の行動ではなく、子どもが砂糖を摂ったと聞いた後の親の認識の方であることが明らかになっている。

砂糖は中毒性があるか？

砂糖への強い欲求は普通によく見られ、心理的に砂糖依存症にかかる可能性に関しては根拠はある。アルコールと同じように、身体的にも中毒性があるのかどうかは明らかではない。

バランスのよい食事がもたらされるなら、体は血糖を正常な範囲に維持する

甘いおやつを食べると、ブドウ糖が血流に大量に入ってくるので、血糖を正常な範囲よりも高く押し上げる。

血糖の最高値

甘いおやつ

血糖の最低値

血糖は通常の範囲の最低値まで下がるので、これが刺激となって甘いおやつを食べることになるかもしれない

食べ物と血糖値

食べ物により血糖値に与える影響がどれだけ異なるかを正確に知ってもらうために、科学者たちは2種類の尺度を考案した。それがグリセミック指数（GI）とグリセミック負荷（GL）である。食べ物のGIは、どれだけ速くその食べ物が血糖値を上げるかを示す尺度である（91頁参照）。しかし、炭水化物の総量が示されていないので、どれだけ血糖値が上がる可能性があるのかまではわからない。GLは食べ物のGIと、1食分の炭水化物の総量を考慮にいれることで、より正確なイメージを与えることを目的としている。一般にGLの値が10以下だと低く、20以上だと高い。

グリセミック指数 vs グリセミック負荷

低GI食品は高GL食品であるかもしれないし、その逆もありうる。たとえばスイカは高GI食品だが、通常の1皿（120g）であれば、低GL食品である。チョコレートケーキは甘い食品であるにもかかわらず、比較的GIは低いが、同じ量（120g）だと、GLはスイカよりもはるかに高い。

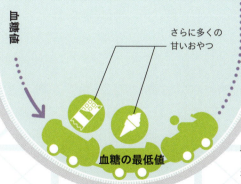

20秒
甘いおやつを食べた後に血糖が最高値に達するまでの時間

過剰なブドウ糖がインスリンの産生を促し、ブドウ糖が筋肉と脂肪の細胞によって吸収され、グリコーゲンか脂肪の堆積物に変えられるので、血糖は急激に低下する

血糖が再び正常な範囲を超えて上昇する

さらに多くのインスリンが産生され、さらに多くの糖がグリコーゲンあるいは脂肪として蓄積される

血糖は正常な範囲の最低値まで再び低下する。「虚脱感」を訴える人が多いが、これは心理的なもので、健康な人であれば血糖値が通常よりも低く落ち込むことはない。

GI: スイカ 72、チョコレートケーキ 38
GL: チョコレートケーキ 22、スイカ 4

デザートへの親和性

砂糖と脂肪には多くのカロリーが含まれ、私たちはそれら高エネルギー食品を求めるように進化した（9頁参照）。どちらも好きだが、ふたつを組み合わせる（たとえばケーキなど）と脳内の快楽中枢が活性化する。誕生日やロマンチックなディナーなど、学習によって得たデザートと楽しい経験の心理的連関もおそらくは喜びの一因であろう。

ケーキの科学

ふわふわと軽い舌触りのために、ほとんどのケーキはベーキングパウダーなどの膨張剤を使っている。ベーキングパウダーが発明される前は、泡立てた卵白か酵母が用いられていた。そうした方法を用いるレシピは今もある。

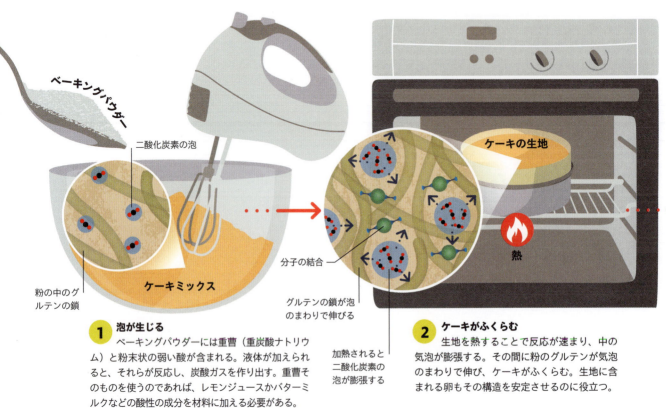

1 泡が生じる
ベーキングパウダーには重曹（重炭酸ナトリウム）と粉末状の弱い酸が含まれる。液体が加えられると、それらが反応し、炭酸ガスを作り出す。重曹そのものを使うのであれば、レモンジュースかバターミルクなどの酸性の成分を材料に加える必要がある。

2 ケーキがふくらむ
生地を熱することで反応が速まり、中の気泡が膨張する。その間に粉のグルテンが気泡のまわりで伸び、ケーキがふくらむ。生地に含まれる卵もその構造を安定させるのに役立つ。

デザート

多くの人にとって、極上のデザート以上に、特別な食事の締めにふさわしい方法はない。確実にケーキをふくらませる技術から、ただ味がおいしいだけでなく、より健康によいものを作り出す試みまで、驚くほど多くの科学的知識が、人気のスイーツを生み出すために用いられている。

どうしてデザートは別腹なのか？

私たちは常に多様性を求めるうえ、ホルモンのグレリンは満腹でも甘い物を食べるように駆り立てる。しかも砂糖は胃をリラックスさせるので、さらに余裕ができるのかもしれない！

第3章 食べ物の種類
デザート

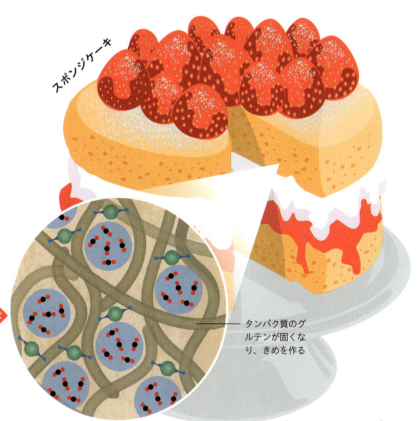

スポンジケーキ

タンパク質のグルテンが固くなり、きめを作る

3 ケーキが固まる
火が通るにつれ、ケーキの構造が安定し、気泡を閉じ込め、柔らかく軽い食感を生む。グルテンフリーのケーキは、構造の基盤を形成するための弾力のあるタンパク質がないので、この軽さを作り出すのが難しい。

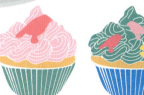

溶けにくいアイスクリーム

脂肪と水と気泡の混合物を安定させるタンパク質が開発中なので、溶けにくいアイスクリームが作り出されるかもしれない。これは氷の結晶の形成も妨げるので、なめらかで舌触りのよいアイスクリームになるのは間違いない。低脂肪のデザートも、脂肪たっぷりのデザートと同じくらいなめらかで柔らかくしてくれるかもしれない！

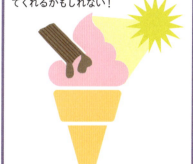

健康によいデザート？

多くの「健康によいデザート」の選択肢は、精製した砂糖かバターを「よりよい」選択肢にかえることだが、それでもまだ砂糖と脂肪の含有量もカロリーも高くなりがちだ。生のパレオ・ブラウニー（砂糖、粉を一切使わずに、アーモンドバターで作られている）でさえ、食べ過ぎれば体重は増加する。本当に健康によく、栄養を満たすデザートは、無糖の低脂肪ヨーグルトをかけた生の果物と、少量のナッツと種子という形でしかないだろう。

交換品	代替品	健康によいか？
精製した白砂糖	ハチミツ、メープルシロップ、ココナッツシュガー	天然の糖分には有益な栄養素が少量含まれているが、それでも血糖値を上げ、多くのカロリーをもたらす。
クリーム	低脂肪ヨーグルト	クリームあるいはバターを低脂肪ヨーグルトで代用すれば、デザートにたっぷり含まれるカロリーと飽和脂肪酸を減らせる。
砂糖	甘味料	甘味料は血糖値を上げないので、糖尿病をわずらう人々には役に立つ。長期の摂取の影響についてはまだわかっていない。
普通の小麦粉	グルテンフリーの小麦粉	グルテンにアレルギーか不耐性のある人でないかぎり、グルテンフリーの小麦粉へかえても栄養上の利点はない。

チョコレート

チョコレートは世界中で安定した人気を誇る。もともとは中央アメリカで発明された苦くてスパイシーな飲み物だったが、1500年代にヨーロッパへ持ち込まれると、砂糖が加えられた。新たな加工法が、今日私たちが知る固いかたまりを生み出した。

チョコレートはどのようにして作られるのか

ワイン製造の際のブドウ果汁と同じように、カカオの風味を発現させるためには、加工の前にカカオ豆を発酵させる必要がある。ミルクチョコレートには牛乳と砂糖が加えられる。一方ホワイトチョコレートには牛乳と砂糖の他にバニラが加えられることが多いが、ココアバターだけが使われ、ココアパウダーは含まれていない。

チョコレートはカフェインを含むのか？

含む。チョコレートに含まれる少量のカフェインはココアパウダーに由来する。ココアパウダーにはテオブロミンなど他の刺激物も含まれる。

スイスは世界一のチョコレート消費国で、1人あたり年間 **9kg近く食べる**

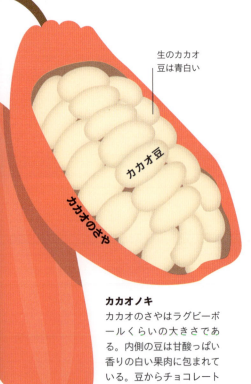

カカオノキ
カカオのさやはラグビーボールくらいの大きさである。内側の豆は甘酸っぱい香りの白い果肉に包まれている。豆からチョコレートを作る工程は、時間と手間がかかっている。

生のカカオ豆は青白い
カカオ豆
カカオのさや

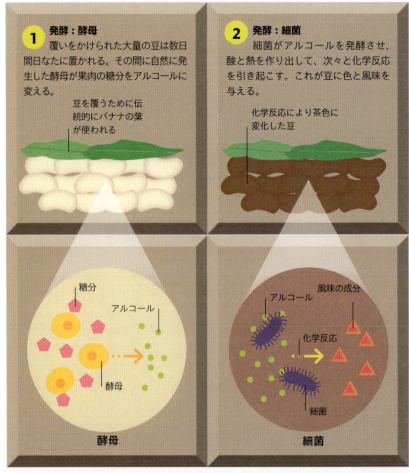

1 発酵：酵母
覆いをかけられた大量の豆は数日間日なたに置かれる。その間に自然に発生した酵母が果肉の糖分をアルコールに変える。

豆を覆うために伝統的にバナナの葉が使われる

2 発酵：細菌
細菌がアルコールを発酵させ、酸と熱を作り出して、次々と化学反応を引き起こす。これが豆に色と風味を与える。

化学反応により茶色に変化した豆

糖分
アルコール
酵母

アルコール
風味の成分
化学反応
細菌

酵母

細菌

第3章 食べ物の種類
チョコレート
144/145

チョコレートと快楽

チョコレートを食べると、よい気分にさせる化学物質を脳が放出するので私たちは満足感に包まれる。研究から、私たちが渇望するのは、チョコレートを食べている時の感覚的な経験で、チョコレートに含まれる刺激成分ではないことが示された。この経験におけるもっとも重要な要因のひとつは、おそらくは意外にもチョコレートの味ではなく、特にとける瞬間にある。

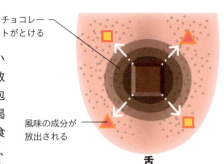

とろける幸福
チョコレートは、ちょうど口の温度でとける数少ない食品のひとつである。このおかげで、チョコレートが舌と口を覆った時に風味が放出され、知覚経験を高める。

チョコレートと健康

カカオ豆に含まれる抗酸化物質には、血圧を一時的に下げる作用を含め、数多くの健康効果がある。残念ながらほとんどのチョコレートにはそれほど多くのカカオの成分が含まれていないうえ、添加された砂糖と脂肪がチョコレートを健康によくないものにしている。

抗酸化物質

3 焙煎
その後豆は乾燥される――この段階でも化学反応は続いている――それからさらに風味を出すために焙煎される。

4 選り分けと摩砕
選り分けと言われる工程でカカオの殻は取り除かれ、粗挽きのカカオ豆（ニブ）がカカオリカーと呼ばれるペーストになるまですりつぶされる。

5 分離
ペーストは、ココアパウダーとココアバターの二つに分けられる。これらは別々に使われるか、再び合わせられてさまざまな種類のチョコレートになる。

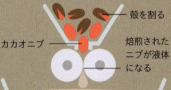

7 調温（テンパリング）
チョコレートが冷える温度を注意深く管理することが、確実に適切な種類の結晶を形成させるために重要である。ばらばらの結晶が形成されると、チョコレートの味はいまひとつになり、砕けやすく、溶けやすくなる。

完璧に調合されたチョコレートは色も均一である

6 精錬（コンチング）
コンチングの機械がココアパウダー、ココアバター、その他の材料を一緒に混ぜ、粒を分解し、よりなめらかな舌触りを生み出す。

別の種類の結晶が形成されると、もろい構造となる
調温されていない

1種類の結晶だと光沢があって、パキッと割れるチョコレートになる
調温されている

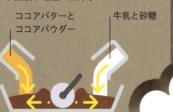

砂糖菓子

簡単に思われるかもしれないが、砂糖菓子作りの工程は細心の注意を要する。最初の、水に溶かした砂糖の溶液にあるものと砂糖の温度を注意深く調整することで、マシュマロやガムからキャンディまで、実にさまざまな食感を生み出す。

綿菓子

綿菓子は、最初に砂糖を水に溶かさず、直接砂糖を溶かして作るので、一風変わっている。溶けた熱い砂糖が、回転する細かい噴射口を通して吹きさけられる。その力が長い糸を作り出すが、ただちに冷めてはっきりとしない形になり、はかなく口の中で溶ける綿菓子となる。

凡例
- ゆっくりと冷却
- 急速に冷却
- 冷却の間に撹拌

急速に冷やす

糖溶液を中くらいの温度まで熱し、それから急激に冷却することで、結晶は作られない。澄んだガラスのようなロリポップと飴玉の、澄んだが砕けやすい見た目の、固いが砕けやすい構造を作り出す。

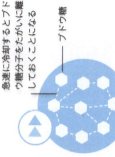

急速に冷却するとブドウ糖をたがいに離してしておくことになる

ロリポップ

砂糖が分解し、さまざまな種類の分子となる

褐変反応

高い温度だと、すべての水分が蒸発するやいなや、砂糖がカラメル化し、多様な濃い色合いの、もっと風味豊かな分子に分解される。

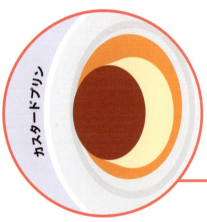

カスタードプリン

°F
400
380
360
340
320

°C
200
190
180
170
160

ブドウ糖分子の大きな結晶が形成される

ロックキャンディ

ゆっくりと冷やす

糖溶液を中くらいの温度まで熱し、それからそれを棒のまわりでゆっくりと冷却すると、大きな結晶ができる。

第3章 食べ物の種類
砂糖菓子

チューインガムは天然のゴムの木から作られたが、現在では大部分が人工的に製造されている

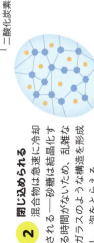

「シュワシュワ感」を加える

粉末ソーダは砂糖と香料に粉末の酸（酸味を与える）と重曹を混ぜることで作られる。粉末ソーダに含まれる二酸化炭素の泡がはじけるキャンディが「シュワシュワ感」を作り出す。

1 はじけるキャンディを作る
高圧の二酸化炭素がすべての水分が煮詰められた純粋な砂糖シロップへ注入される。

2 閉じ込められる
混合物は急速に冷却される――砂糖は結晶化する時間がないため、乱雑なガラスのような構造を形成し、泡をとらえる。

3 ポン！とはじける
舌などという温かく湿ったところでは砂糖は溶けるので、内部のガスが放出され、高圧の泡が舌の上ではじける。

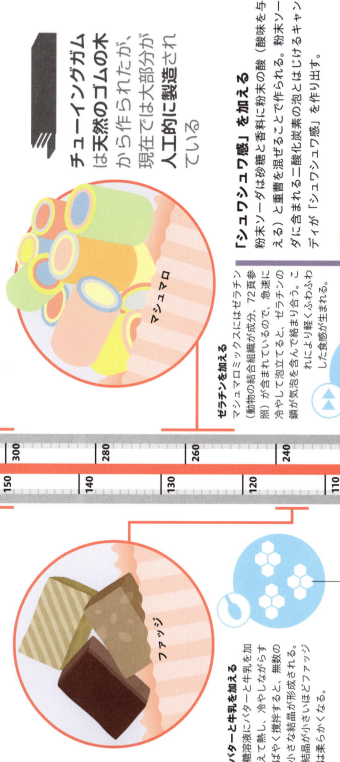

ゼラチンを加える

マシュマロミックスにはゼラチン（動物の結合組織が成分。72頁参照）が含まれているので、急速に冷やして泡立てると、ゼラチンの鎖が小さくて絡まり合う。こっれにより軽くふわふわした食感が生まれる。

絡まり合うゼラチンの鎖が気泡をとらえる
気泡

バターと牛乳を加える

糖溶液にバターと牛乳を加えて熱し、冷やしながらすばやく撹拌すると、無数の小さな結晶が形成される。結晶が小さいほどファッジは柔らかくなる。

ブドウ糖分子の小さな結晶が形成される

単純な始まり

ほとんどの砂糖菓子は砂糖を溶かしてある水を加熱することで簡単に作られる。さまざまな砂糖菓子がシロップの水分含有量、加熱する時の最高温度、冷却と結晶化のスピードを調整することで作り出される。材料の添加も結晶の形成に影響をおよぼすが、バターか牛乳を加えると、タンパク質が糖と反応し、肉で起こるのと同じ褐変反応を誘発する（63頁参照）――この反応がファッジやキャラメル菓子に風味を与える。

水と溶けた砂糖
ブドウ糖
熱

代替食品

私たちの主要な食料供給源に対する圧力が高まるにつれ、代替品への必要性が増している。この圧力を緩和する可能性には、まだ十分に活用されていない既存の食品をもっと活用することと、完全に新しい食料資源を開発することが含まれる。

哺乳動物と鳥類
ウマ、カンガルー、ダチョウ、スズメなどの鳴鳥、モルモット、イヌを食べる文化もあるが、他の文化圏からは奇異の目で見られている。ネズミとラットは東南アジアとアフリカのいくつかの地域において主要な食物である。

足のない虫と幼虫類
足のない虫と幼虫の類は非常に栄養が豊かである。低脂肪であることが多く、いくつかの文化ではタンパク源として尊ばれている。その有名な例がオーストラリアのオオボクトウ（ウィチェッティグラブ）の幼虫である。

昆虫
昆虫はすでに多くの人に食べられている（246-47頁参照）うえ、タンパク源としてきわめてすぐれているので、より広範囲な利用に向けた魅力的な選択肢となっている。

活用されていない食品

比較的少数の植物と動物が世界の食料の大半を供給しているが、世界には他にも数多くの、限られた地域や文化でのみ食べられているが、もっと広く利用可能な種がある。場合によっては、食用として許容されるものの範囲と、気持ち悪い――たとえば多くの西洋諸国の虫に対する嫌悪感――、あるいはペット動物など「かわいい」とみなされるものについての文化的規範を克服することを意味するかもしれない。

豆と塊茎
豆と塊茎はすでに広範囲で食用とされているが、アフリカクズイモ（ヤムビーン）やアンデスカタバミ（オカ）を含め、栄養豊富で貴重な食料資源となりうる種もまだ多くある。

培養肉

増え続ける世界の人口が、肉を含め、より多くの食料の需要を生んでいる。動物の肉は土地、飼料、水など多くの資源を必要とするので、長期間持続可能な解決策ではないだろう（228-29頁参照）。可能性のある解決策のひとつが、スターター細胞として動物由来の筋肉幹細胞を用いて、培養で肉を生産することである。2013年、培養肉の最初の食用見本――実験室で製造されたサンプル――が公式に発表された。だが大規模に「試験管ミート」を作る技術上の難点はまだ克服されていないため、より多くの肉を求める要求をすぐには解決しそうもない。

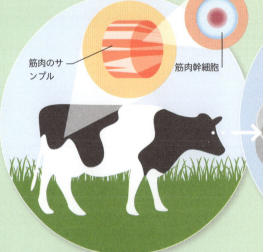

1 筋肉のサンプルが採取される
主として牛か豚から筋肉の小さなサンプルが採取され、サンプルの幹細胞が抽出される。この幹細胞が培養されて肉になる。

2 筋肉幹細胞が培養される
幹細胞が培養皿に置かれ、細胞が増殖するように栄養を供給される。これはバイオリアクターで大量の肉になるのに十分な細胞を供給するためである。

第3章 食べ物の種類
代替食品
148 / 149

新たな食品

どんな新たな食品でも、人間の食事に実際に加えられるには、一定の特性が求められる。すなわち、安全であること、すぐれた栄養源であること、生産性があること、さらに理想的なのが、環境に与える影響が少ないことである。科学者たちは動物の筋肉から肉を培養しようとしている（下記参照）が、ふさわしい出発点は、たとえばルピナス豆や藻類のように、既存の食物を作り変えることである。

繊維を食物として利用できるか？

私たちの体は繊維を消化することができないが、セルロース（繊維の主な成分）を、消化可能なデンプンへ変える方法は発見されているので、食料として利用される可能性はある。

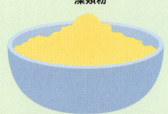

藻類粉

藻類
大きな藻類——海藻——はアジアでは一般的な食品だが、いくつかの微細藻類も培養され、藻類粉などの食品を作るのに用いられている。

ルピナス

ルピナス豆

ルピナス豆
ルピナス豆は食材として普及しているが、ルピナス肉や粉など合成植物タンパク食品を製造する原料としても用いられている。

20,000
世界中の**食用植物の種**の数

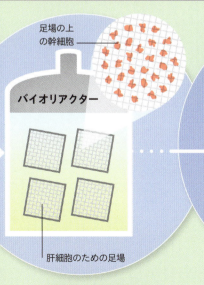

足場の上の幹細胞
バイオリアクター
肝細胞のための足場

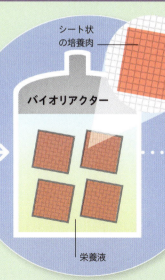

シート状の培養肉
バイオリアクター
栄養液

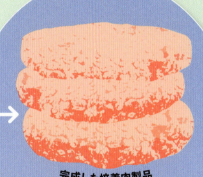

完成した培養肉製品

3 幹細胞が足場に置かれる
幹細胞が表面に沿って増殖できるよう、足場と呼ばれる枠に幹細胞は置かれる。

4 培養肉が作り出される
バイオリアクター内で栄養液に浸かった細胞がシート状の肉になる。シートは非常に薄い（約1mm）ので、もっと大きな食べられる断片に加工する必要がある。

5 培養肉が加工される
バイオリアクターから取り出された薄いシート状の肉は厚く加工される。着色料、調味料、脂肪などの添加物が混ぜられて、本物の肉のような外見と味にされる。

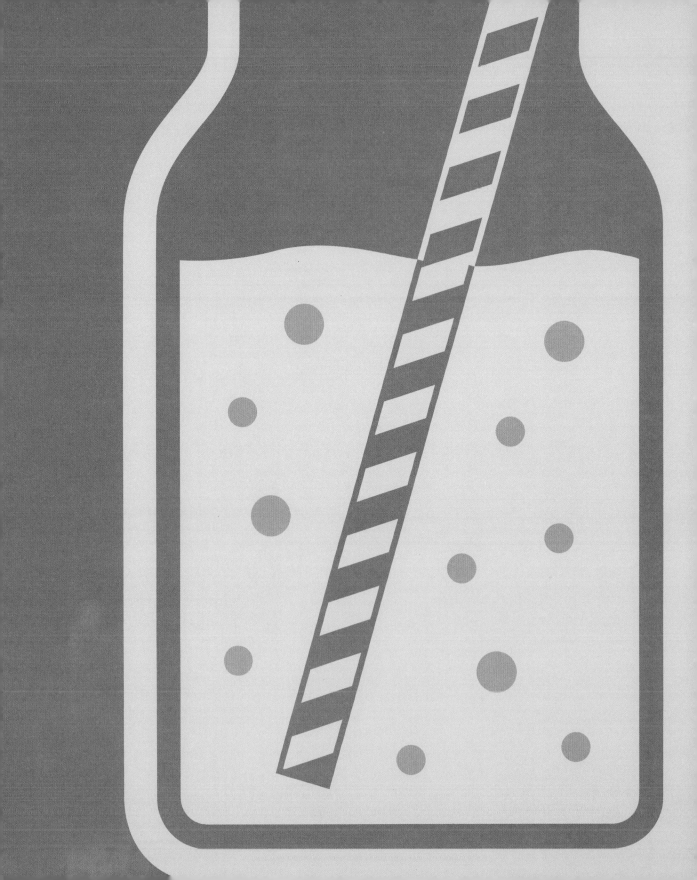

第4章 飲み物

飲料水

水道の蛇口から出る清潔で安全な水は文明の偉大な功績のひとつである。ボトル入りの水が次第に一般的になっているが、環境に与える影響に関する懸念があるうえ、健康によいという具体的な根拠はない。

電解質とは何か？

食品科学では、電解質とは溶解したミネラルか塩を意味する。体はナトリウム、カリウム、塩化物などの電解質を、体の組織と細胞を正常にはたらかせるために必要とする。

水道水の処理

水処理の目的は、泥、有機堆積物、有毒物質、微生物を取り除いて、人間の消費に安全な水を作り出すことである。処理過程の細かい点は、水質によって地域ごとに異なるが、ここに示したような段階を経るのが普通である。

撹拌機

凝固剤

2 凝固剤の添加
硫酸アルミニウムや塩化鉄などの化学物質を水に混ぜて、溶けている粒子を溶液から分離させ、ゴミの粒子と凝集させる。

貯水場

1 水源からの原水
人間が消費する水は湖、河川、貯水池、鑿井（掘り抜き井戸）から取られる。まず水をふるいにかけて、後の処理の段階で詰まる原因となる大きなゴミと有機物を取り除く。

粒子の大きな塊

汚泥層

水道水

先進諸国では、水道水は泥、微生物、有害な汚染物質を取り除くための処理が徹底的におこなわれている。また飲んだり料理に使ったりするのに安全であることを保証するために厳しく検査される。実際、水道水の品質検査はペットボトルの水よりも基準が高いこともある。水の処理には安全性の保証だけでなく、水道管を腐食しないようにするための、水の酸性・アルカリ性の強さの調整も含まれる。虫歯を防ぐためのフッ素など、健康を改善するために特定の物質が水道水に添加されることもあるが、そうした添加剤は国や地域の規制により異なる。

3 沈殿
しずかにかき混ぜると、凝固した粒子が集まり、大きなかたまり（フロック）を形成する。凝集という作用である。このかたまりがタンクの底にたまる（沈降分離）と、汚泥層を形成するので、この沈殿物を取り除き、肥料として利用するために処理する。

第4章 飲み物
飲料水
152 / 153

天然鉱水（ミネラルウォーター）

ミネラルウォーターはもともと温泉や井戸など天然の水源で飲まれていた。現在では安全のため水源地で容器に詰められて供給されるのが一般的である。ミネラルウォーターには、必ずしも健康に有益であるとは限らないが、溶解したミネラル分が多く含まれることが多く、一定の成分を保有し、特に処置しなくても安全に飲めるものでなくてはならない。湧き水も天然の水源に発するが、その成分は異なり、濾過や処理の必要がある。

温泉水
天然鉱水が飲用と浴用の両方で健康によいとされる天然の水源の周囲では、歴史的に多くの温泉が発展した。

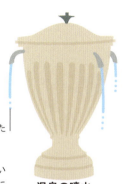

天然水源から引いたミネラル豊富な水

温泉の噴水式水飲み場

ボトル入り飲料水

ボトル入り飲料水は必ずしも源泉や天然水源から取られたものではない。多くのボトル入り飲料水は基本的に蛇口から出てきたもので、中にはまったく処理されていないものもある。ボトル入り飲料水は通常プラスチックの容器（ペットボトル）で売られているため、環境への影響に関する懸念がある。ペットボトルの製造に多くのエネルギーと他の資源を必要とするうえ、大量のゴミをもたらしているからだ。

ペットボトル1本に費やすエネルギー
ペットボトル1本の水の生産にかかるエネルギー・コストの大部分は、ボトルの製造と販売のための輸送に費やされている。

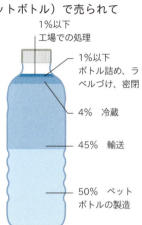

- 1%以下 工場での処理
- 1%以下 ボトル詰め、ラベルづけ、密閉
- 4% 冷蔵
- 45% 輸送
- 50% ペットボトルの製造

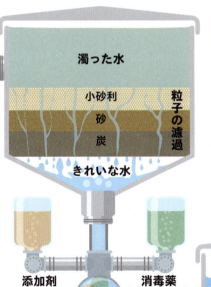

濁った水 / 小砂利 / 砂 / 炭 / 粒子の濾過 / きれいな水
添加剤　消毒薬

4 濾過
その後、水を小砂利、砂、炭に通して、残っている粒子と微生物を取り除く。

5 殺菌と貯水
化学物質を水に加え、酸性やアルカリ性でないことを確認し、残存している微生物を駆除する。その後水は貯蔵され、給水の準備がととのう。

6 水道管による供給
水は家庭や事業所へ水道管を通じて供給される。鉛管を通る水には、鉛が水に浸出するのを防ぐ添加剤が含まれていることがある。

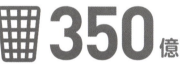

350億
合衆国だけで毎年廃棄されるペットボトルの数

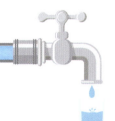

貯水タンク

飲料水

アラビカ種とロブスタ種の違いは何か？

アラビカ種は風味が繊細で甘く、生育が遅いうえ、高価であるが、ロブスタ種にはカフェインが2倍含まれている。

果実（ベリー）から豆へ

コーヒーとは、コーヒー科の植物に属する低木の果実の中側から取れる豆を焙煎し、挽いて、浸出した液体である。果実は木で熟すとすぐに摘み取られ、汁の多い果肉を取り除いて豆を取り出す必要がある。果肉が取り除かれる前に乾燥と発酵のために天日干しされることもある。もうひとつの方法では最初に果肉の大半を取り除いてから豆を発酵させる。その後豆を洗って乾燥させる。

コーヒー

毎日、20億杯のコーヒーが世界中で飲まれている。コーヒーは刺激性のある成分と複雑な風味と香りで尊ばれている。

1 収穫
コーヒーノキが5年かそれ以上経つと、果実を収穫できる。果実が緑から赤に熟したら摘み取られる。

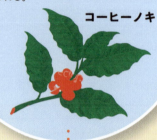

コーヒーノキ

2 加工
熟した果実は外側の皮、果肉、内果皮が取り除かれる。最終的に緑色の生豆となる。

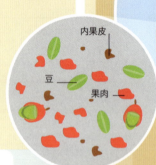

内果皮／豆／果肉

加工される豆

3 焙煎
コーヒー特有の香りと味を引き出すために、生豆は（通常は大きなドラムの中で）焙煎される。

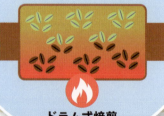

ドラム式焙煎

第4章 飲み物
コーヒー

カフェインの量は？

茶葉にはコーヒー豆よりも多くのカフェインが含まれる（コーヒー豆の1〜2％に対し茶葉には2〜3％）にもかかわらず、コーヒーをいれる際は茶葉よりもはるかに多くのカフェインが抽出される。通常、紅茶1杯20〜50mgのカフェインに対し、コーヒー1杯に50〜100mgのカフェインが含まれる。いれる方法が異なれば、抽出されるカフェインの量も大きく変わる。

900万トンのコーヒーが2015年に**生産**された

カフェインの量

時間をかけていれれば、それだけ多くカフェインが抽出される。エスプレッソは高圧蒸気を細かく挽いた粉に通す方法なので、それほどカフェインを抽出することなく、風味豊かな揮発性の油を集める。

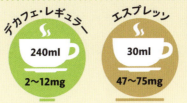
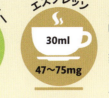
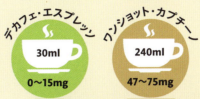
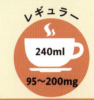

少ない ← カフェイン → 多い

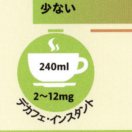
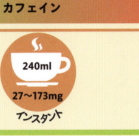

カフェインの体におよぼす影響

カフェインは世界でもっとも広く摂取されている精神活性化物質（精神作用を変えるもの）である。カフェインのもっとも有名な作用は少量から中量（50〜300mg——推奨される1日の限度は400mg）を摂った後で起こり、覚醒、精力、集中力などが含まれる。大量に摂取すると、不安や不眠など好ましくない作用をもたらすことがある。

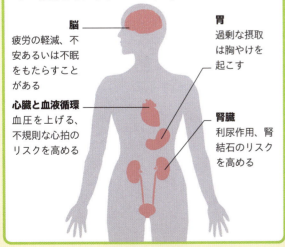

脳
疲労の軽減、不安あるいは不眠をもたらすことがある

心臓と血液循環
血圧を上げる、不規則な心拍のリスクを高める

胃
過剰な摂取は胸やけを起こす

腎臓
利尿作用、腎結石のリスクを高める

インスタントコーヒーの製造法

インスタントコーヒーは、抽出したコーヒー液を乾燥させて粉にしたものなので、水を加えるだけでもとに戻る。インスタントコーヒーの製造法には次の2種類がある。スプレードライ（噴霧乾燥）法の場合、細かいノズルにコーヒー液を通して作り出した微細な霧を熱風に吹きつけることで、ただちに粉状に乾燥させる。フリーズドライ（凍結乾燥）法の場合は、コーヒー液を凍らせてから、水分を直接氷から気体に変えることで凍結乾燥させる。

フリーズドライコーヒー

インスタントコーヒーはどの種類も製造の過程で風味とカフェインを失うが、フリーズドライ製法だと香りの成分を多く保つ。

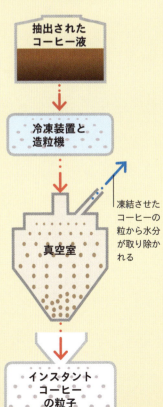

茶

世界でもっとも人気のある煎じ液には、何千年前にもさかのぼる豊かな歴史と、同じように豊かな栄養が含まれている。紅茶から白茶まで、多くの種類の茶が存在する。

茶はコーヒーよりもカフェインが少ないか？

茶にはコーヒーよりも多くのカフェインが含まれているが、通常、茶の浸出液に含まれる量はコーヒーより少ない――コーヒー1杯あたり175mgに対して茶1杯あたり50mgである。

主な種類
茶の種類は、葉の収穫時期と、加工の程度と期間によって決まる

白茶
若芽か柔らかい葉を蒸して酵素を不活性化して軽い発酵を阻止し、乾燥させる。

黄茶
成熟した葉を鍋で煎ってから、軽くもみ、乾燥させ、加熱後に部分的に発酵させてから、さらに乾燥する。

緑茶
若芽を蒸すか鍋で煎ることで酵素が非活性化されるので、発酵は起きない。その後もんで乾燥させる。

紅茶
成熟した葉から作られた完全に発酵した茶。しおらせた葉をもみ、加熱乾燥させる前に数時間発酵（酸化）させるため放置される。

ウーロン茶
半発酵と言われるこのお茶は、しおらせた成熟葉を原料とし、釜で炒って乾燥させる前に、軽く撹拌して葉を傷つけて発酵させる。

プーアール茶
濃い色の茶として有名なプーアール茶は黄茶と同様に、加熱してもんだ後、できるだけ長く二次発酵を進める。

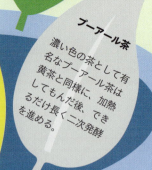

ハーブティ

ハーブティはハーブ、スパイス、あるいは果実のエキスをお湯で抽出した液である。「本物の」茶と区別するために、チザン液、あるいは浸出液と言われることもある。温かいままでも、冷たくしても、カフェインは含まれていない。

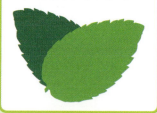

茶の種類
茶とは通常、乾燥したツバキ科の低木の葉（カメリア・シネンシス、園芸種ではない）の浸出液のことを言う。乾燥させた若葉を必要最低限調合したものが緑茶である。茶葉の細胞の酵素を遊離するとより色の濃い茶ができ、単純なフェノールをより複雑なフェノールに変える――これが、誤って発酵と呼ばれるようになった工程である。

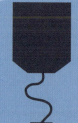

38% の茶は、世界**最大**の茶の**生産国**である**中国**で栽培されている。

1杯の茶には何が含まれているか？

緑茶にはカテキンという、無色で苦味はあるが渋味はない単純なフェノール化合物が豊富に含まれる。紅茶の製造では、葉の揉捻と撹拌の間に放出される酵素と酸化作用がほとんどのカテキンをテアフラビンへ変えるので、紅茶にはかすかな苦味と渋味がある。また茶にはカフェイン、テアニン、フラボノイド、サポニン、ビタミンとミネラルが含まれる。

緑茶
緑茶の色は葉の葉緑素による。緑茶の場合、葉はあまり加工されないため、葉緑素が保たれ、色の濃いフェノールによって覆われない。

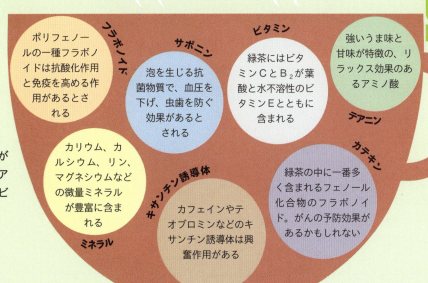

フラボノイド: ポリフェノールの一種フラボノイドは抗酸化作用と免疫を高める作用があるとされる

サポニン: 泡を生じる抗菌物質で、血圧を下げ、虫歯を防ぐ効果があるとされる

ビタミン: 緑茶にはビタミンCとB₂が葉酸と水不溶性のビタミンEとともに含まれる

テアニン: 強いうま味と甘味が特徴の、リラックス効果のあるアミノ酸

ミネラル: カリウム、カルシウム、リン、マグネシウムなどの微量ミネラルが豊富に含まれる

キサンチン誘導体: カフェインやテオブロミンなどのキサンチン誘導体は興奮作用がある

カテキン: 緑茶の中に一番多く含まれるフェノール化合物のフラボノイド。がんの予防効果があるかもしれない

水、蒸らし時間、温度

完璧なお茶をいれるのは芸術と科学である。最後に煎じる茶がわずかに酸性になる——pH値で5近く——よう、ミネラル分が適度に含まれる、中性の水で始めるのが一番である。多くの地域では水道水よりもミネラルウォーターの方がふさわしいかもしれない。緑茶は熱めのお湯でいれると、さまざまな風味成分がゆっくりと出てくるが、冷水でいれると苦みと渋味の成分の抽出が抑えられる。

最適条件
さまざまな種類の茶が、特定の温度と抽出時間により、もっともおいしくいれられる。

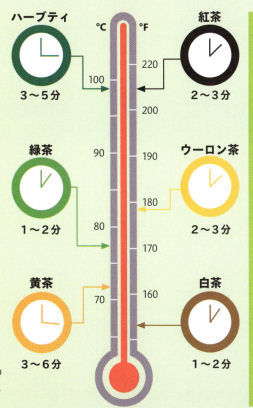

ハーブティ 3〜5分
紅茶 2〜3分
緑茶 1〜2分
ウーロン茶 2〜3分
黄茶 3〜6分
白茶 1〜2分

冷却作用

暑い日に温かい飲み物を飲むと、汗の量が増えるので、体を冷ましてくれる。温かい飲み物で体の中心部の温度は上がるかもしれないが、最終的な効果は放熱である。

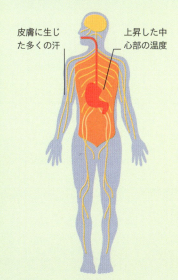

皮膚に生じた多くの汗
上昇した中心部の温度

果物ジュースとスムージー

流行りのダイエット法のひとつが、健康によい材料をしぼって混ぜ、手軽に摂取できる飲み物にすることである。ジュースとスムージーには勧める点も大いにあるが、大げさな宣伝は好ましくない点を覆い隠している。

果物と野菜 vs ジュース

ジュースは果物と野菜に含まれる健康によい成分をもたらすと宣伝されることが多いが、実際にはジュースの原料である未加工の食物とはかなり異なる。果物と野菜から有益な不溶性食物繊維を取り除いているだけでなく、汁をしぼることで本来の食感は失われ、特に野菜の場合は歯の清掃効果のある構造がはがれてしまっている。果物ジュースは大量の果物に含まれる糖分がすべて、わずかな量に濃縮されるので、きわめて大量の糖分が含まれることになる。ジュースに含まれる糖分は遊離糖なので、口の中に生息する、虫歯の原因である細菌に利用されやすい。

固体か液体か

小さなグラス1杯のオレンジジュースには、だいたい中くらいのサイズのオレンジ3個分――通常食べるよりも多くの数――の果糖が含まれる。しかも食物繊維はごくわずかしか含まれない。

凡例

 果物をそのまま食べた場合の1人分

 1杯のジュースに含まれる果物の量

 糖分（g）

しぼりたてのジュースは濃縮還元ジュースよりもよいのか？

どちらも栄養価に違いはない。とはいえ、糖分が添加されている場合は、カロリーと虫歯になるリスクが増すだろう。

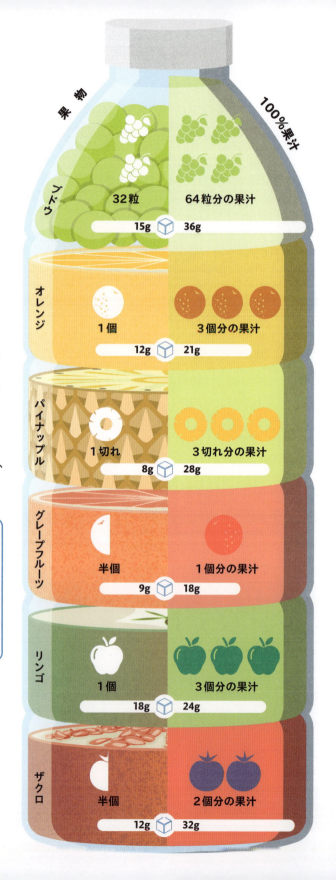

第4章 飲み物
果物ジュースとスムージー

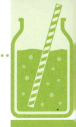

よい点

多くの硝酸塩
青野菜のスムージーは、体の血管を広げて血圧を下げてくれる硝酸塩を多く含む。

多くの果物と野菜
スムージーによって1日5皿の果物と野菜という目標をかなえられるが、1回の食事の替わりにするのではなく、補完品として活用する方がよい。

多くのファイトケミカル
果物と野菜をまるごと用いることで、食物繊維とファイトケミカルの摂取量を増やすことができる。

スムージー

スムージーは食材がまるごとブレンドされていて、ジュースと違って食品全体の繊維を保っているため、健康食品として奨励されていることが多い。実際には栄養面で長所と短所がある。確かに、果物と野菜の摂取量を増やすことができるうえ、ミキサーで混ぜ合わせることで細胞壁を壊し、より多くの栄養を放出させることができる。一方、体は大量の糖分を急速に摂取することになる。また店で売られるスムージーには砂糖が添加されている可能性もある。

悪い点

血糖値の急上昇
材料を混ぜ合わせるとグリセミック指数が増すため、体がすぐに糖分を吸収することになる。青野菜をスムージーに加えればこれを抑えることができる。

虫歯
噛むことなく果糖が口の中に一気に流れ込むために、虫歯のリスクは高まる。水で口をすすぐだけでも虫歯を防ぐのに役立つ。

腎結石
青野菜のスムージーには、腎結石の形成のリスクを増すシュウ酸塩が多く含まれる。

スムージーの利点
スムージーの欠点は作り方を変えることでなくすことができる。ホウレンソウやセロリなどの青野菜を加えれば、効果をいちだんと高めるばかりでなく、血糖の急上昇などの問題点を減らせる。

果物ジュース vs 炭酸飲料

果物ジュースは一般的な炭酸飲料やエネルギー補給飲料よりも特に健康によいわけではないかもしれない。スムージーにも同じくらい多くの砂糖が含まれ、特に子どもの場合は、1日の糖分摂取量が肥満と糖尿病の一因となる量にまで達する。

清涼飲料に含まれる糖分
エネルギー補給飲料やコーラには驚くほど大量の砂糖が含まれるが、オレンジジュースもそれほど変わらない。

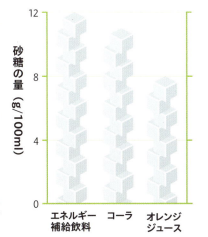

腹持ちのよいスープ

少なくともある研究によれば、水と一緒に摂った固形食よりも、スープの方がお腹を満たしてくれる。これは、スープの方が胃に長くとどまって、「飢餓ホルモン」であるグレリンの分泌を抑制するので、食欲が抑えられることを意味する。

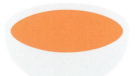

炭酸飲料

多くの人々が普段の食事の一部として炭酸飲料を享受している。成分の大半が水分であるにもかかわらず、炭酸飲料には大量の砂糖が含まれているので、多くの健康問題と関わりがある。

炭酸飲料には何が含まれているのか？

通常、炭酸飲料の製造では最初に砂糖と水の「濃厚甘味液」が作られる。それから他の材料が特別な指示で加えられて、「完成シロップ」と呼ばれるものになる。その後、水で希釈したシロップ液に炭酸を含ませてボトル（缶）に詰める。ボトル入り飲料の中には、ボトルに詰めた後、密閉される直前に炭酸飽和がおこなわれるものもある。

加圧

二酸化炭素が溶けるよう、炭酸ガスを高圧下で液体に通して泡立たせることで、飲み物に炭酸を加えることができる。圧力がゆるむと、二酸化炭素が泡を再び形成する。

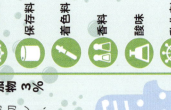

抗酸化剤
保存料
着色料
香料
酸味
乳化剤

添加物 3％

炭酸飲料に入っている添加物は主に着色料と香料だが、「切れ味」を加える酸味（クエン酸とリン酸）、保存料、乳化剤、抗酸化剤も入っている。

糖分 7〜12％

代表的な炭酸飲料には最大12％の糖分が含まれる。通常の330ml入りの缶ソーダだと、これはだいたいさじ9杯分の砂糖に相当する。ダイエットの場合、糖分の一部が全部が甘味料に置き換えられている。

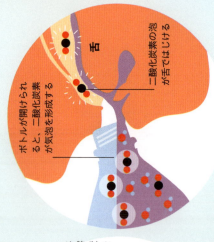

炭酸を感じる

ボトルを開けると圧力が解き放たれ、二酸化炭素は再び気体になる。液体の中の炭酸ガスが「ぴりっ」とした「味」を生じさせる。

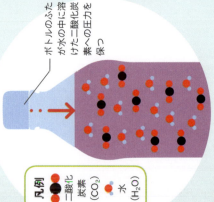

炭酸を封じ込める

圧力がかかったままなので、二酸化炭素は溶けたままで、一部が炭酸を形成する。

凡例
- 二酸化炭素 (CO_2)
- 水 (H_2O)

第4章 飲み物
炭酸飲料

水分 85%

水が炭酸飲料の大部分を占めている。通常水道の本管から汲まれた水は、糖分と添加物を加える前に濾過されて固体粒子と微生物を除去する処置がおこなわれる。この後で液体に炭酸が加えられる。

有毒なトニック

炭酸飲料は、炭酸入りの温泉水が体によいという民間信仰にもとづいて、医療用トニックウォーターとして登場した。コーラは当初ワインとコカインの混合飲料だったが、1886年に規制され、ワインはソーダ水に換えられた。コカインは1904年に中毒性が問題視されるまで中に入っていた。

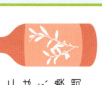

飲み物の特大サイズ化

1970年代に安価な砂糖代替品が普及すると、清涼飲料の容器のサイズは次第に大きくなっていった。以前は190mlの容器で売られていたが、現在は普通の缶でも330ml入っている。結果的に、食べる分よりも相当多いカロリーを飲み物から摂ることが多くなっている。

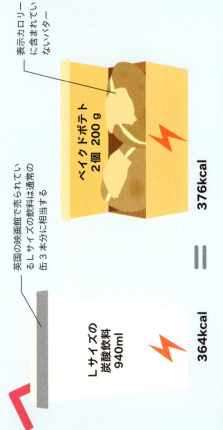

表示カロリーに含まれていないバター

ベイクドポテト 2個 200g

Lサイズの炭酸飲料 940ml

364kcal = 376kcal

英国の映画館で売られているLサイズの飲料は通常の缶3本分に相当する

炭酸飲料を運ぶトラックに強い腐食性物質を示すハザード警告のマークを表示しなければならない国もある

歯をだめにする

炭酸飲料で体によくないのは糖分だけではない。炭酸飲料にはクエン酸、炭酸、リン酸という3種類の酸も含まれ、どれも酸性が強い。これらの酸は歯のエナメル質を溶かし、歯を微生物の攻撃にさらされやすくするため、虫歯になりやすい。

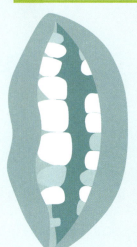

歯の変色と虫歯

炭酸飲料の糖分が、変色や虫歯の原因となる、歯垢（プラーク）の蓄積の一因である。

エネルギー補給飲料

メーカーが謳う効能によってエネルギー補給飲料の市場は爆発的な成長を遂げてきた。清涼飲料とサプリメントの間に位置づけられたエネルギー補給飲料は、その誇らしげな効能の裏づけをしようと苦心している。

エネルギー補給飲料の種類
エネルギー補給飲料とは、活力を高めることを謳う清涼飲料である。通常大量のカフェインと糖分が含まれ、電解質（ナトリウムなど、通常は血液に溶解しているミネラルイオン）が含まれるものもある。多くの製品はアミノ酸やハーブエキスの他に、保健機能があると標榜する成分を特色にしている。市場は多様化しており、無糖の種類や、濃縮タイプの一口分やゼリーなども出ている。アルコールと一緒に飲むと摂り過ぎや脱水のリスクを増す。

プロテインシェイクは食事の替わりとなるか？
プロテインシェイクはバランスの取れた食事の一部として効果的な代替食になるかもしれないが、それだけで1食とするには必須ビタミンとミネラルが不足している。

ガラナの種子には コーヒー豆の2倍もの カフェインが含まれる

意見
カフェインと、通常は大量の砂糖がたっぷりと詰まっているにもかかわらず、エネルギー補給飲料は何の規制もされていない。1本に200mgかそれ以上のカフェイン（濃いコーヒー1杯は180mg）が含まれ、カロリーは400kcalにもなることがある。

エネルギー補給飲料

主な成分
- 刺激剤
- 糖分
- 水

効きめと問題
単糖類は血糖値を急激に上昇させ、カフェインは疲労感を覆い隠すが、増強効果も短時間しか続かず、虚脱感をともなうことが多い。好ましくない作用には体重増加、頭痛、不安がある。

実際の効果は？
スポーツドリンクは運動前、運動中、運動後で調合される電解質の量が異なる。しかし、持久力の必要な運動選手と異なり、一般の人が電解質の不足した状態で走ったり、貯蔵エネルギーを切らしたりすることはあり得ないので、スポーツドリンクが水よりも効力を発することはめったにない。

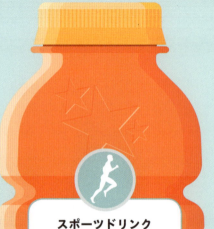

スポーツドリンク

主な成分
- 電解質
- 糖分
- 水

健康機能表示
汗で失われた電解質にかわって、貯蔵エネルギーを補うために調合されたスポーツドリンクは、スタミナを向上させ、運動選手が糖分をもとにした貯蔵エネルギーを使い果たすのを防ぐために作られている。

第4章 飲み物
エネルギー補給飲料　162 / 163

体を刺激する

エネルギー補給飲料にはカフェイン、タウリン、ガラナ、エフェドリン（制限されている国もある）、朝鮮人参といった、興奮剤に分類される成分が含まれていることが多い。カフェインはアドレナリンの分泌を刺激し、アデノシン——体の代謝がエネルギーを放出する時に作られる化学物質——によって作り出される「疲労」の信号を阻止することで作用する。エフェドリンも興奮剤だが、高血圧や不整脈などの危険な副作用がある。

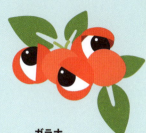

ガラナ
ガラナの種子にはコーヒー豆よりも多くのカフェインが含まれるが、おそらくもっとゆっくり放出される。また強心薬のテオブロミンとテオフィリンも含まれる。

カフェインとスポーツ

カフェインは筋持久力と、グリコーゲン——体内のエネルギー貯蔵糖類——の産生のスピードを増す。アドレナリンの値が高いと心臓と筋肉への血液の流れを増やし、エネルギーの産生を刺激する。またアドレナリンは痛みと疲労の知覚レベルを下げることもある。

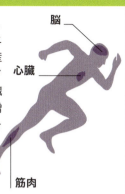

効くのか？

筋肉の増量を促進するために作られたプロテインシェイクは筋肉を作るのに必要なアミノ酸を供給する。実際には、レベルの高いボディビルダーのみが、食事で手軽に得られるよりも多くのアミノ酸を必要とする。過度にタンパク質を摂取すると、腎臓障害と骨量減少を引き起こすこともある。

プロテインシェイク

主な成分
- プロテインパウダー
- 香料
- 甘味料

入っているもの
タンパク質の豊富な栄養補助食品で、たいていはホエイ（乳タンパク質）を原料とする飲み物だが、牛乳に含まれるカゼイン、大豆、卵、ヘンプ、米、豆が原料のこともある。どの製品もカロリーが高い。

結論

スポーツドリンク同様、エネルギー補給ゼリーが、マラソン選手など持久力の必要な運動選手以外のためになることはない。それ以外の人々には、体重の増加と糖尿病のリスクと関係のある空カロリーをもたらす。

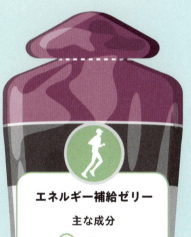

エネルギー補給ゼリー

主な成分
- 電解質
- アミノ酸
- 添加剤

製品の分析
シロップのようなゼリーに濃縮させることで、携帯品の重量を最小限にする必要のある持久力競技の運動選手にエネルギーを補充する。カフェインなどの興奮剤が含まれることもある。

アルコール

すべてのアルコール飲料にエタノールが含まれる。ほとんどのアルコール飲料は発酵した穀物（ビールについては172-73頁参照）かブドウ（ワインについては170-71頁参照）を材料に作られる。純度の高いアルコール飲料は蒸留によって作り出される。

アルコールは毒か？

アルコールをたくさん摂取すると、脳のはたらきを遅くし、胃を刺激し、体を脱水させ、体温と血糖値を下げる。したがって、毒である。

エタノールなどの揮発成分が蒸発する

2 アルコールを蒸発させる
エタノールは78.4℃で沸騰するので、水を残して蒸発する。混合液の中の他の化学物質、たとえば毒性の強いメタノールも揮発しやすいため蒸発する。

煮沸器

3 濃縮
単式蒸留の工程では、さまざまな成分が蒸気になって冷却管装置を通る時に成分が濃縮する。

冷却管

濃縮器

蒸留液が集まる

蒸留

アルコールは最初のうち糖分を含んだ植物の汁を発酵させることで作られた。蒸留法はより純度の高いアルコール飲料を作るために使われる。混合液のさまざまな成分が違った温度で沸騰するので、混合液が加熱されるにつれ、ある成分は他よりも早く蒸発する。蒸発した成分が別々に集められて濃縮されれば、95〜98％の純度のアルコールを得られる。

4 蒸留液
蒸留酒メーカーは、最初に濃縮器を通り抜ける、他の成分より軽い揮発性成分（コンジナー）を抜き取って捨てる必要がある。こうしたコンジナーは少量であれば風味をもたらしてくれる。蒸留液は飲用に薄められる（166-67頁参照）。

メタノール
この一番軽いアルコールが最初に落ちる。有毒なので蒸留業者は廃棄する。

エタノール
すべてのアルコール飲料に含まれるので酒精とも言う。

ブタノール
構造が脂肪酸と似ているので、蒸留酒に油のような性質を与える。

1 発酵体を加熱する
ブドウ（ブランディを作る場合）か穀物（ウイスキーを作る場合）はアルコールを作るためにまず発酵させる。発酵が完了するとすぐに、発酵体は蒸留プラントか蒸留器の中で加熱される。

容器

第4章 飲み物
アルコール

1杯にどのくらい含まれるか？

適度な飲酒とされるものについてのガイドライン、特に、何が標準的な1杯とみなされるかは国により異なる。合衆国では標準的な酒1杯に14gのアルコールが含まれるが、オーストラリアでは6g、日本では19.75gである。英国では公式のガイドラインは単位を示し、アルコール約8gを1単位としている。

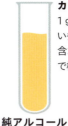

純アルコール

カロリーの計算

1gあたり7kcalなので、アルコールには純粋な油脂とほぼ同じくらい多くのカロリーが含まれる。ほとんどのアルコール飲料には糖分も含まれ、これもカロリーに加わる。下図のアルコール飲料は、合衆国で標準的な1杯分で、それぞれ14gのアルコールを含有する。

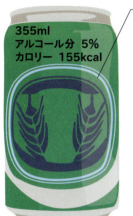

355ml
アルコール分 5%
カロリー 155kcal

ビール

ビールのカロリーのほとんどが、発酵されなかった糖分による

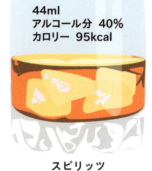

44ml
アルコール分 40%
カロリー 95kcal

スピリッツ

150ml
アルコール分 12%
カロリー 125kcal

赤ワインはアルコール分が16%のものや、もっと多くのカロリーが含まれるものがある

ワイン

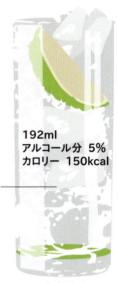

192ml
アルコール分 5%
カロリー 150kcal

アルコールの含有量とカロリーはアルコールと割り材との比率による

カクテル

アルコールははたして健康によいのか？

アルコールと健康をめぐってはパラドックスがある。アルコールは肝臓病とさまざまながんのリスクを高めるが、研究により、適度なアルコール摂取と心臓の健康状態の増進の間に相関関係が示された。懐疑的な専門家もいるが、抗酸化物質か、血流を増やす亜酸化窒素の効果を指摘する専門家もいる。関連する健康上の効能とともに、心配ごとを減らし、社交性を高めることと関連があるかもしれない。

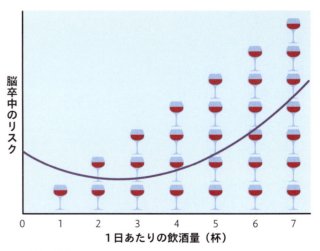

脳卒中のリスク

1日あたりの飲酒量（杯）

脳卒中の場合

少量のアルコールには心臓を守る効果があるかもしれない。2007年に発表された論文によれば、脳卒中のリスク（グラフ中の紫の線）はアルコールの摂取量と関連がある――適度な摂取であれば防ぐ効果がある。しかし近年はこの結論に疑問を提起する論文が発表されている。

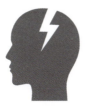

適度なアルコール摂取量であれば脳卒中のリスクを減らすかもしれない

蒸留酒

古代と中世の先駆者たちが最初に蒸留技術を実践した時から、蒸留酒の製造は、原材料を濃縮アルコールへ変えることを可能にする錬金術的な工程であった。

蒸留酒かリキュールか？

蒸留酒（スピリッツ）は、発酵させたマッシュを蒸留することで作られる（164頁参照）。ビールのアルコール度数は3％しかないこともあるが、蒸留酒のアルコール度数は20％以上で、少なくとも40％はあるのが一般的である。リキュールは砂糖と、多くは香料が加えられた蒸留酒である。

一般的な蒸留酒

蒸留酒は、希釈される前の蒸留液の純度だけでなく、もとの発酵糖類の原料により異なる。蒸留液の中の有色の不純物（コンジナー）が風味をもたらす。

 アルコールは全世界ですべてのがんの原因の5％をしめる

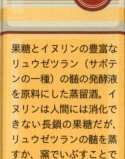

ブドウのワインから蒸留された酒。もっとも有名な二つの銘柄、フランスの産地にちなんで名がつけられたコニャックとアルマニャックは白ワインを原料とする。

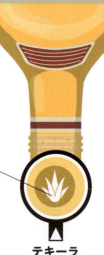

果糖とイヌリンの豊富なリュウゼツラン（サボテンの一種）の髄の発酵液を原料にした蒸留酒。イヌリンは人間には消化できない長鎖の果糖だが、リュウゼツランの髄を蒸すか、窯でいぶすことで分解される。

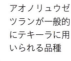

発酵したブドウ果汁が蒸留されるとブランデーを生み出す

ブランデー

アオノリュウゼツランが一般的にテキーラに用いられる品種

テキーラ

飲酒の危険性

1日に1杯か2杯の酒は健康にいい（165頁参照）ことを示唆するデータがあるとはいえ、適度な飲酒でもがんの原因となりうる。アルコールは、口腔がん、肝臓がん、乳がん、大腸がんなど9種類のがんと関連がある。もっとも疑わしい物質が、アルコールが分解される時に生じるアセトアルデヒドである。

口腔がん

症例はアルコール摂取量に応じて増す（1単位＝純アルコール換算で10mlか、適度な1杯）。がんに関して言えば、安全な飲酒量はない。

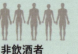

非飲酒者

1週間に10.5単位 — 1例多い

1週間に22単位 — 1,000人あたり3例多い

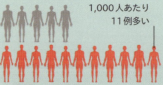

1週間に44単位 — 1,000人あたり11例多い

蒸留酒はワインやビールよりも体によくないか？

あらゆる種類の酒が有害で、肝臓で有害物質に分解される。蒸留酒はとりわけ口腔がんと関連が強く、特に喫煙者の場合はリスクが高い。

第4章 飲み物
蒸留酒

蒸留酒

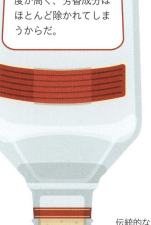

伝統的に入手が容易で価格の一番安いデンプン源から作られていたウォッカの原材料は、通常は穀物だが、ジャガイモやテンサイのこともある。原料があまり重要でないのは、純度が高く、芳香成分はほとんど除かれてしまうからだ。

伝統的なウォッカは今なお発酵したジャガイモを原料に作られている

ほとんどのウォッカは穀物を原料とする

ウォッカ

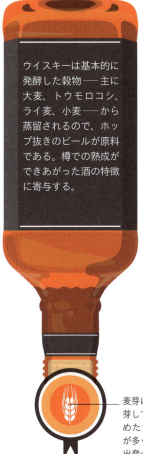

ウイスキーは基本的に発酵した穀物——主に大麦、トウモロコシ、ライ麦、小麦——から蒸留されるので、ホップ抜きのビールが原料である。樽での熟成ができあがった酒の特徴に寄与する。

麦芽にされた大麦（発芽して糖分を放出し始めた大麦——麦芽糖）が多くのウイスキーの出発点である

ウイスキー

カリブ地域の砂糖産業の副産物に由来するラム酒は発酵した糖蜜から蒸留される。ライト・ラムは純度の高いアルコールを蒸留するが、ダーク・ラムには風味のあるコンジナーが残っている。

サトウキビのしぼり汁がラムの原料となる糖蜜の源である

ラム

アルコールの濫用

アルコールとその分解産物（アセトアルデヒドなど）は体内の多くの臓器と組織に有害である。何十年以上もの長期にわたりアルコールを濫用していると、ほとんどの体の器官をそこない、各種がん、肝臓障害、脳卒中、心臓疾患、脳の損傷、神経系の損傷、うつ、感情の爆発、通風、膵炎、貧血のリスクを著しく高める。全部で60の疾患がアルコールの濫用と関連づけられている。

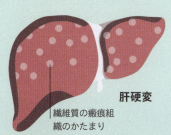

肝硬変
繊維質の瘢痕組織のかたまり

肝臓障害
アルコールによる肝硬変はアルコールの分解物が肝臓を傷つけ、瘢痕組織と、肝臓のはたらきを制限する脂肪性の沈殿物とともに再生する結果となる。肝硬変で死ぬこともある。

比重を利用

水はエタノールよりも比重が大きいため、アルコール分を一番多く含む強い酒が水に浮く。コーヒーを含め、ほとんどの飲み物は重い成分を含むので、水よりも重い。ベテランのバーテンダーは層状のカクテルを作り出すためにさまざまな飲み物の比重を活用する。

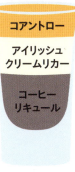

コアントロー
アイリッシュクリームリカー
コーヒーリキュール

カクテル B-52

アルコールと体

アルコールは急速に体内に入る。ほとんどの食べ物や飲み物と異なり、数分で血流に吸収される。肝臓がアルコール1単位を処理するのに約1時間かかり、体の外へ排出するためにアルコールを分解する時には、毒性の高い化合物を作り出す。

遺伝とアルコール

世界には体内のアセトアルデヒドの持続時間を長引かせる遺伝的変種を持つ民族がいる。そのために酒を飲むと不快な吐き気を感じ、顔が赤くなるが、飲むのを敬遠するようになる効果もある。遺伝的性質は、アルコール依存症になりやすいかどうかにも関与している可能性がある。

アルコールが体へおよぼす作用

アルコールが胃に達すると、約20%は直接血流へ入る。すぐに肝臓、脳、膵臓へ運ばれて分解され始める。残りは腸から吸収される。アルコールはまずアセトアルデヒド、次にアセテートへ分解され、最終的に二酸化炭素と水になって排出される。アセトアルデヒドは毒性が強く、細胞に損害を与えるが、特に肝臓の細胞が修復不可能なほどそこなわれることもある。

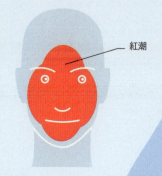
紅潮

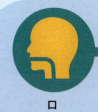
口

胃

循環器系

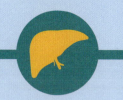
肝臓

摂取
強いアルコールとの接触で口や喉、食道の内側を覆う細胞が傷つくと、特に喫煙者の場合、その部分にがん細胞の発生を促進する。

胃もたれ
アルコールは胃を刺激して大量の酸を分泌させるので、胃の内壁が炎症を起こし、やがて潰瘍に至ることもある。

温かい感覚
アルコールは血管を広げるので、温かく感じる。また一時的に血圧と脈拍数を下げる。細かい血管が破れることもある。

脂肪肝
繰り返し摂取すると肝細胞に炎症と傷が生じる。脂肪が細胞の間に沈殿するので、肝臓は正常にはたらかなくなる。

影響下
アルコールは精神活性剤である。少量で鎮静剤として作用するが、心理的抑制と不安を静め、幸福感をもたらす。大量に飲むと、酩酊、意識朦朧、さらには人事不省の状態に至る。

大きなグラス1杯(250ml)の**ワイン**に含まれる**アルコール**を体が**分解する**のに**約3時間**かかる

第4章 飲み物
アルコールと体

血中アルコール濃度

飲酒量が増えるにつれ、血液中のアルコール濃度は高くなる。これにより次第に体と精神の機能を制御できなくなる。

0.03g/1ml
気分がよくなり、抑制が消え、幸福感にあふれる

0.08g/ml
判断力、視力、平衡感覚、話し方が影響を受け始める

0.2g/ml
運動制御と精神機能の麻痺

0.3g以上/ml
深刻なアルコール中毒と死の危険

0.12g/ml
体の協調と判断力がそこなわれる

目と手の動きの協調作用が影響を受ける

0.3g/ml
意識を失うこともある──入院が必要とされる
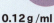

アルコールの反動

二日酔いはすべてのアルコールが代謝された後でようやく始まる。一般的に疲労、めまい、吐き気、頭痛といった症状が現れ、丸一日続くこともある。脱水状態がその原因にされることが多いが、真の原因はコンジナー（酒に風味と色をもたらす発酵の副産物）と考えられている。二日酔いは免疫機能の低下が原因との説を唱える専門家もいる。

激しい ↑
ブランデー
赤ワイン
ラム
ウイスキー
白ワイン
ジン
ウォッカ
ビール
↓ 軽い
二日酔いのつらさ

腎臓
脱水症状
アルコールは摂取されてからわずか20分で尿の製造を増やす。飲み過ぎるとのどの渇きと脱水症状を起こす。

脳
理性の喪失
アルコールの一部は脳で分解されるため、脳もただちに影響を受ける。精神と体の機能を制御するのが次第に困難になる。

肺
呼吸困難の危険性
飲酒は吐いた物で窒息する危険性を高めるうえ、一酸化窒素の値に影響をおよぼす。どちらも肺を感染症にかかりやすくする。

アルコール依存症
アルコールの濫用は社交的な酒飲みをアルコール依存症へ導く。体はアルコールへの物理的な許容量を発達させ、酒を断つのが心理的に困難になる。断酒すると飲酒した時と同じくらいひどい離脱症状をもたらす。

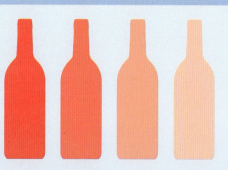

どうしてシャンパンは酔いやすいのか？

スピリッツと炭酸のカクテルのように、シャンパンに含まれる泡によって、アルコールが血流にすばやく吸収されやすくなっているからである。

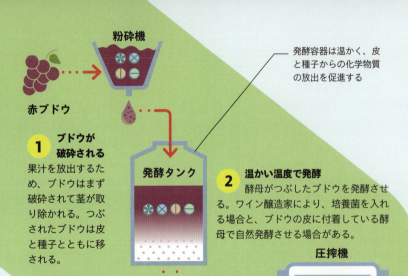

ワインに含まれる化学物質

 プロシアニジン
タンニンの一種であるプロシアニジンは、動脈の内壁に作用して循環器系疾患を改善するかもしれない。

 レスベラトロール
ネズミを使った実験では、血糖値を下げ、（大量の服用で）がんを防ぐ効果が認められた。

 フラボノール
赤ワインに含まれる量はきわめて少ないが、抗酸化作用と抗がん作用が動物を使った実験で証明されている。

アントシアニン
人間の体はこの抗酸化物質をすぐに代謝するため、効力があるとすれば、微量で効果があるに違いない。

赤ワインの方が体によいか？

適度にワインを飲むことによる健康効果への関心は1990年代に高まった。その頃合衆国のジャーナリストが、フランス人は、合衆国や英国など、高脂肪の食事を摂る他国の住民よりも冠状動脈性疾患にかかる率が低く、長生きすると指摘した。そこで赤ワインに注目が集まった。というのも、白ワインと異なり赤ワインは、皮もすべて含めてブドウをまるごと発酵させることで作られるので、タンニンやフラボノイド、アントシアニン色素など、さまざまな化学物質を含んでいるからだ。科学者たちは今なおそれら多くの化学物質のもつ治療効果について研究を進めている。

ワイン

ここ数十年の間に、ワインはどうやら健康によいらしいという評判が広まった。専門家の中には1日にグラス1杯の赤ワインは心疾患とその他の循環器系疾患のリスクを下げると主張する者もいる。ワインが健康にいいというのはどういうことなのか、また赤ワインの方がよいのだろうか？

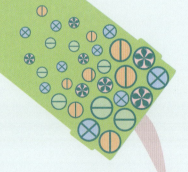

秘められた成分
赤ワインの製法があなたのグラスをブドウの皮と種子の抽出物で満たす。赤ワインに何らかの健康効果があるにしても、どの成分が作用しているのか明らかではない。レスベラトロールという化学物質は実験室のマウスにはさまざまな効果があったが、ワインを飲むだけではとても足りない量を投与した場合に限られる。タンニンが豊富なワインに含まれるプロシアニジンが将来有望な候補者かもしれない。

ブドウを食べるだけではだめなのか?

赤ワインの健康によいとされる成分は、私たちが食べる生食用のブドウの皮と種にも存在する。けれども多くの人は種なしブドウを食べる方を好むか、苦い種を噛み砕かないようにする。

ワイン製造の工程

破砕機

赤か白ブドウ

1 ブドウが破砕される
白ワインの工程は果汁を出すためにブドウを破砕することで始まる。

果汁、皮、種子を含む果肉

圧搾機

2 ブドウの果肉が圧搾される
圧搾機が皮と種子を分離すると、それらは廃棄される。濾過されて澄んだ果汁が圧搾機から流れ出る。

発酵の前に、種子と皮とともにタンニンと抗酸化物質が取り除かれる

発酵タンク

まじりけのない発酵液(白ワイン)

3 低温で発酵
純粋なブドウ果汁が、桶か密封した樽の中で酵母によって低温発酵される。この作用で、タンニンの苦味も渋味もない、さわやかでみずみずしい味になる。

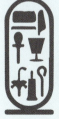

紀元前2200年に**エジプト**の**パピルス**に記録された、**最古の薬**の材料に**ワイン**が含まれる

お気に入りを少したしなむ

白ワインの場合、発酵の前に皮と種子が取り除かれてしまうため、赤ワインに含まれるファイトケミカルが欠けている。けれども専門家たちは、赤ワインの健康効果が誇張されていたことを認めつつあり、逆説的なことに、結局健康によいのはワインに含まれるアルコールである(166-67頁参照)との研究結果も発表された。もし本当ならば、白ワイン愛好者も1日1杯のグラスから恩恵を得るだろう。

グラス1杯だけ

ワインの標準量は場所や時代によって異なるため、適度に飲んでいるか知るのは難しい。大きなグラスで1杯だと750ml入りのボトルの3分の1量に達することがあり、糖質とアルコールでカロリーは少なくとも200kcalになる。現代の製造法は、ブドウの果実をより長く木の上で成熟させる工程を含むため、それに応じてブドウの糖度は高くなり、カロリーもアルコール度数も高いワインになっている。

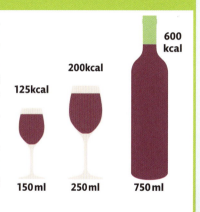

125kcal 150ml / 200kcal 250ml / 600kcal 750ml

ビール

おそらくは人類によって最初に作られた酒であるビールは、世界でもっとも広く生産と消費されているアルコール飲料である。このことは現在入手可能なビールの多様性に現れている。

醸造

醸造は穀物に含まれる糖分の結集に頼っている。この工程は通常麦芽を作ることから始まる。すなわち、穀物を発芽させて、穀物の貯蔵デンプンを麦芽糖（マルトース）に変える。醸造業者はひいた穀物にホップ（苦みやピリッとした風味を添える花）などの風味を加え、酵母で発酵させる。出来上がったビールは、さらに樽の中で熟成が続くよう酵母を残しておく場合もあるが、通常は酵母を取り除いて、瓶や小さな樽で貯蔵される。

どうしてビールは色のついた瓶で売られているのか？

褐色か薄い色のついたガラスは、ビールを劣化させる原因となる紫外線を遮断し、「スカンク臭」、あるいは「日光臭」と呼ばれる硫黄臭が発生するのを防いでいる。

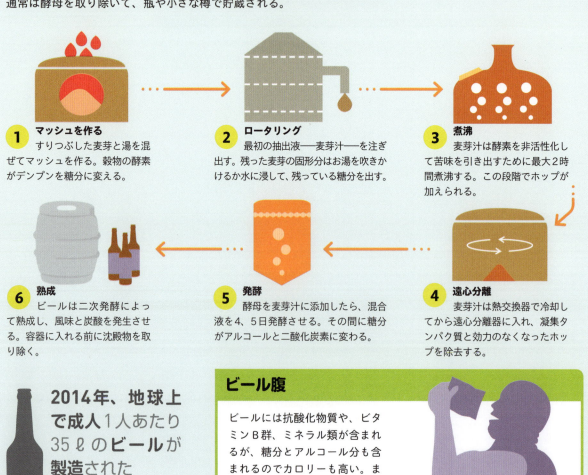

1 マッシュを作る
すりつぶした麦芽と湯を混ぜてマッシュを作る。穀物の酵素がデンプンを糖分に変える。

2 ロータリング
最初の抽出液——麦芽汁——を注ぎ出す。残った麦芽の固形分はお湯を吹きかけるか水に浸して、残っている糖分を出す。

3 煮沸
麦芽汁は酵素を非活性化して苦味を引き出すために最大2時間煮沸する。この段階でホップが加えられる。

4 遠心分離
麦芽汁は熱交換器で冷却してから遠心分離器に入れ、凝集タンパク質と効力のなくなったホップを除去する。

5 発酵
酵母を麦芽汁に添加したら、混合液を4、5日発酵させる。その間に糖分がアルコールと二酸化炭素に変わる。

6 熟成
ビールは二次発酵によって熟成し、風味と炭酸を発生させる。容器に入れる前に沈殿物を取り除く。

2014年、地球上で成人1人あたり35ℓのビールが製造された

ビール腹

ビールには抗酸化物質や、ビタミンB群、ミネラル類が含まれるが、糖分とアルコール分も含まれるのでカロリーも高い。また油っこい食品と一緒に摂取することが多いため、体重の増加につながる。

第4章 飲み物
ビール　172/173

ビールの種類

ビールは古くから存在しているので、多くの種類と製法が世界中で発展してきた。醸造家は入手しやすい主要な作物を使うことが多いため、ヨーロッパと北アメリカのビールは大麦か小麦を原料とするが、アフリカとアジアではキビ、モロコシ、米からもビールを作る。南アメリカとアフリカの一部には、トウモロコシやキャッサバからビールを作る時、その穀物を噛むことで、自身の唾液の酵素を使って醸造作用を促進する醸造家もいる。

主なビールの種類
西洋では基本的に、醸造液の上面で発酵する酵母を使って作るエールと、底で発酵させるラガーの2種類がある。上面発酵の方が完成までの時間が短く、色や風味、果実の香りが強い。

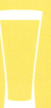
ライトラガー
ライトラガーは麦芽の量を減らしながらも、発酵のもととなる糖分の量を多く変えることで、ほぼ同じアルコール分で低カロリーのビールをもたらしたが、コクと風味は弱い。

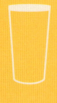
ラガー
もともとは冷涼な地下室で貯蔵された（「ラガー」はドイツ語で「倉庫」を意味する）樽の中で、低温で下面発酵されるラガーは、アルコール分が4、5%の、すっきりとさわやかな味のビールである。

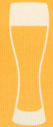
小麦ビール
白ビールの名で呼ばれることの多い、この上面発酵のビールは大麦に比べて小麦の割合が高く、泡が多く、濁りをおびて、酸味と果実の香りが強い。

エール
上面発酵で醸造され、コクとホップのきいた、果実の香りを特徴とするエールはラガーよりも色が濃く濁っている。強く感じるが、一般にアルコール分はラガーと変わらない。

スタウト
スタウトはエールの一種で、色を濃くし、豊かな風味をもたらすために、麦芽化されていない大麦が用いられることがある。黒褐色の色と泡を保ち続けることで有名なスタウトには3～6%のアルコールが含まれる。

泡をたてる

泡の層がビールの芳香と風味を放出するのを促進する。ビールは炭酸ガスを含み、気泡が出て行くのを妨げるタンパク質が比較的多いため、泡を発生させる。泡を発生させて保ち続けるのは、ビールの酸性度やアルコール分、使用するグラスの種類などの要素による。

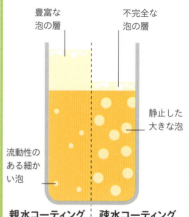

豊富な泡の層　　不完全な泡の層

静止した大きな泡

流動性のある細かい泡

親水コーティングのグラス　　疎水コーティングのグラス

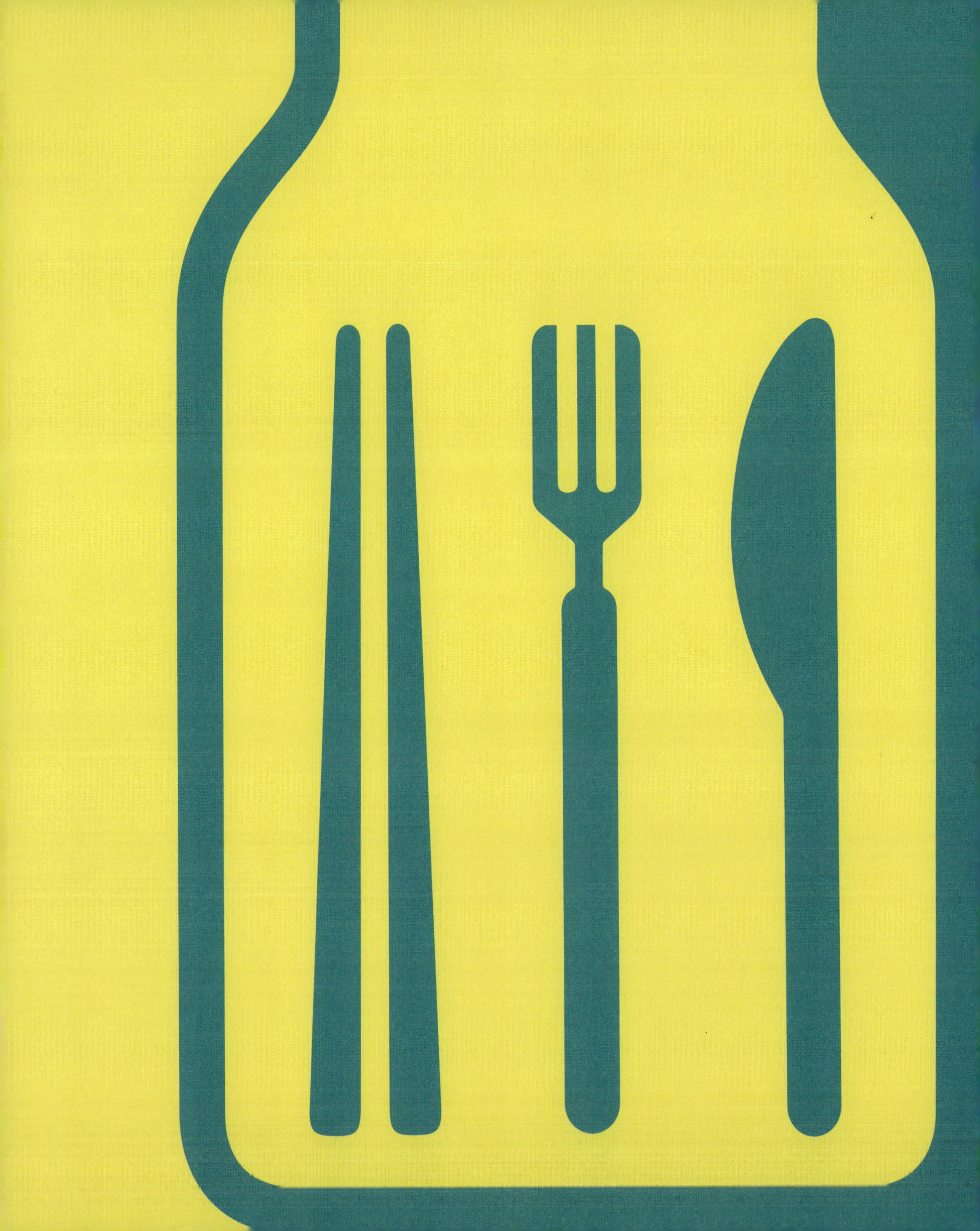

第5章 食事

バランスの取れた食事

私たちはみな、健康的なバランスの取れた食事を摂るべきだとわかっているが、それは正確にはどのような食事だろうか？ 世界中で国により食事のガイドラインが異なることがわかった。

政府による食事のガイドライン

多くの国の政府が、1日に「何を」「どれだけ」食べたらよいか、栄養のガイドラインを定めている。そうした栄養指針は科学的な調査にもとづいているが、各国で達成可能な食事を勧めるため、それぞれの国の事情に合わせている。結局のところ、その国の平均から大きくかけ離れた食事を勧めたところで、だれも努力する気にならなければほとんど役に立たないだろう。大半の国が全粒穀物と豊富な果物と野菜を基本に、限られた量の砂糖と塩と脂肪を組み合わせた食事を推奨するが、指針は国により異なる。さまざまなタンパク源を摂るよう細かく提案する国もあれば、乳製品を勧める割合もまた、国により大きく異なる。

合衆国のガイドラインは1日の砂糖摂取量を現在の**平均量の小さじ22杯**ではなく、**小さじ10杯以下**にするよう推奨している

水の摂取量
英国は1日あたり6〜8杯の水分を摂ることを推奨している。水、茶、コーヒー、牛乳、無糖の清涼飲料がすべて数に入る。果物ジュースには大量の砂糖が含まれるので、飲むなら1日に小さなコップ1杯だけにすべきである。

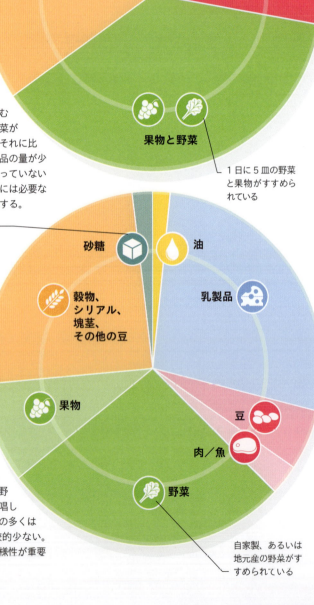

英国
デンプン質を多く含む炭水化物と果物と野菜が食事の大半を占め、それに比べタンパク質と乳製品の量が少ない。甘い食品が入っていないのは、健康的な食事には必要ないということを意味する。

豆と魚はタンパク源とされる

1日に5皿の野菜と果物がすすめられている

砂糖と油は総カロリーが不足している場合にすすめられている

インド
インドのガイドラインは穀物と乳製品と野菜が豊富な食事を提唱している。タンパク質の多くは豆で、肉の量は比較的少ない。インドの食事では多様性が重要である。

自家製、あるいは地元産の野菜がすすめられている

第5章 食事
バランスの取れた食事

176 / 177

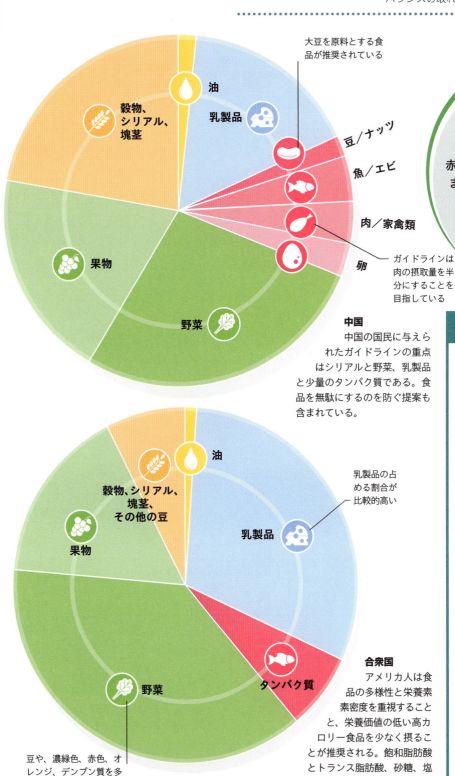

大豆を原料とする食品が推奨されている

油
乳製品
豆／ナッツ
魚／エビ
肉／家禽類
卵

ガイドラインは肉の摂取量を半分にすることを目指している

穀物、シリアル、塊茎

果物

野菜

中国
中国の国民に与えられたガイドラインの重点はシリアルと野菜、乳製品と少量のタンパク質である。食品を無駄にするのを防ぐ提案も含まれている。

油
乳製品の占める割合が比較的高い
乳製品

穀物、シリアル、塊茎、その他の豆

果物

タンパク質

野菜

豆や、濃緑色、赤色、オレンジ、デンプン質を多く含む野菜が推奨される

合衆国
アメリカ人は食品の多様性と栄養素素密度を重視することと、栄養価値の低い高カロリー食品を少なく摂ることが推奨される。飽和脂肪酸とトランス脂肪酸、砂糖、塩の量を制限すべきである。

ガイドラインが対象とするのはだれか？

赤ん坊を除いたすべての人に当てはまる、摂取すべき食品の割合だが、1日の総摂取カロリーは年齢、性別、活動量によって異なる。

イラストを用いたフードガイド

多くの国が、推奨される主な食品群の割合を示すためにピラミッドの図を用いている。その他、韓国や日本などは、十分な食事を補完するには運動も欠かせないことを思い出させるものをイラストに組み込んでいる。

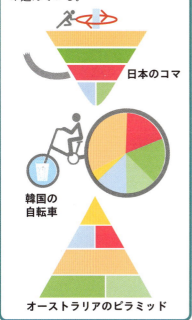

日本のコマ

韓国の自転車

オーストラリアのピラミッド

サプリメントは必要か？

多くの人が総合ビタミン剤やサプリメント（栄養補助食品）を日課の一部として摂取しているが、私たちは本当にそうしたものを摂る必要があるのだろうか？　健康の専門家の間でも意見が分かれている。

YES

多くの専門家が、サプリメントは少なくとも一部の人には有益であり、たとえあなたがその1人でなくても、そのサプリメントを摂取しても何の害ももたらさないと主張する。十分な栄養を保証する「安全策」と見なされているのかもしれない。

無害
各栄養素の推奨摂取量を大幅に超える量が含まれていない限り、総合ビタミン剤の摂取を有害とする根拠はない。

特定の集団には効果がある
ある種のビタミンサプリメント——特にビタミンA、C、子ども向けのDと妊婦向けの葉酸——は特定の集団に効能があることが認められている。そうした効果は多数の人を対象にした研究でははっきりと現れない。

代替物として機能を果たす
健康的な食事でさえ時には何らかの栄養素が欠ける。ビタミンサプリメントは「予防措置」として作用し、不測の欠乏を防ぐかもしれない。摂取している人々が栄養の不全を示すことは少ないが、これは普段から食事で十分な栄養を摂っている人々だからかもしれない。

栄養が不十分であるか制限された食事を支援する
信仰、病気、食料調達手段、あるいは単なる偏食が理由で、制限があるか不十分な食事をしている人は多い。こうした場合、総合ビタミン剤が生命維持に必要な成分を確実に適度に摂取できるようにしてくれる。

特定の要求に合わせられる
性別や年齢、活動レベルにより必要な栄養素の量は異なる。オーダーメイドのサプリメントはあなたが所属する集団が必要とするものに合わせてある。すべての栄養を確実に摂るには食事を変えるよりも楽かもしれない。

ビタミンD

ビタミンDは体がカルシウムを吸収するのを助け、骨を健康に保つ重要な要素である。私たちは食事からも少量のビタミンDを得ているが、大半は日光の紫外線（UV）放射にさらされている時に皮膚で生成される。とはいえ、すべての人が十分な日射量を浴びることができるわけではないので、高緯度に住む人々の多くはサプリメントの恩恵を受けてよい。

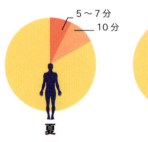

夏　　冬

ビタミンDの産生
どれだけのビタミンDを体が作るかは、年齢、体重、皮膚のタイプ（濃い色の皮膚はより多くの日光を必要とする）とともに、紫外線を浴びる量によって異なる。皮膚が受け取る日光の量は、緯度と季節によって影響される。

凡例
1日のビタミンD摂取量に必要な日光照射時間
- 熱帯
- 温帯

天然のものは常によいのか？

天然抽出物から作られた製品がすべて安全で体によいわけではない。ハーブの入った多くのサプリメント、さらにはビタミン剤でさえ不快な副作用をもたらしたり、病院で処方された薬と反応したりすることがある。

総合ビタミン剤

サプリメントにはさまざまな種類があり、最小限のものから多くの栄養素が入ったものまで多種多様な商品を提供している。総合ビタミン剤の多くは、推奨量をはるかに超える数種類のビタミンを含む一方で、その他のビタミン類を省いている。ビタミンは、もともとそのビタミンを含む食べ物と組み合わせて摂取されないと、それほど効果的に吸収されないことがある。

24種類の成分の入った錠剤

ビタミンA、ビタミンB_1、ビタミンB_2、ビタミンB_3、ビタミンB_5、ビタミンB_6、ビタミンB_7
ビタミンB_9、ビタミンB_{12}、ビタミンC、ビタミンD、ビタミンE、ビタミンK、11のミネラル類

サプリメントか他の代替療法を利用する患者の70%は主治医に伝えていない

葉酸

葉酸（ビタミンB_9）は豆類や濃緑色の葉物野菜、柑橘類などに含まれる。葉酸は二分脊椎（脊髄と脊柱の欠損）のリスクを減らすのに役立つため、妊娠中の女性は葉酸を多く摂るようすすめられる。とはいえ、健康によい食生活を心がけていても、十分摂取できていないことがあるので、妊娠初期の女性全員と、妊娠を望む女性にもサプリメントがすすめられる。

NO

多くの専門家が、サプリメントは誰にとってもよい考えというわけではないと確信している。専門家は、ほとんどの人に効果があるという根拠がないこと、大量摂取による弊害の可能性と、費用がかかる点を指摘する。

一般の人には無益
健康な人を対象にした大規模な研究からは、総合ビタミン剤が効果あるとの根拠が常に示されているわけではない。特に、一般の人の虚血性心疾患や高齢者の記憶力には効果がないことがわかっている。

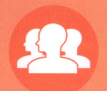

有害である
いくつかの総合ビタミン剤には、害をもたらす可能性があるほど大量の各種ビタミンが含まれている。たとえば、過剰な鉄、セレン、ビタミンAは有害なことがあるので、子どもの目と手の届く範囲にどんなサプリメントも置いてはいけない。

摂りすぎると処理されない
大量のビタミンかミネラルを摂取した場合、それが無害であったとしても、その量が体の必要な量を越えていれば、体はそれをゴミとみなし、排泄する。後で使う分として水溶性ビタミンを体内にためておくことはできない。

厳しく規制されていない
多くのビタミン剤は薬ではなく食品かサプリメントとして規制される。安全性は立証されても、成分と品質は製品により大きく異なる。ラベルの記載どおりの成分が摂取できている保証はない。

高価である
総合ビタミン剤は高価なことがあるので、多くの場合その費用を、体によい繊維も含む新鮮な果物と野菜の豊富な食事で補うことに使った方がよいかもしれない。

食事のパターン

世界のほとんどの地域では1日3食という食事パターンが一般的だが、そうした食習慣を推奨する科学的根拠はない。科学者たちは、他の食事パターンの方が健康によいかどうか解明しようと試みている。

夜間勤務は栄養に影響をおよぼすか？

交代勤務労働者は肥満、2型糖尿病、その他の病気にかかるリスクが高い。これはカロリーの摂取量を増やす睡眠不足か、体の1日のリズムに直接影響をおよぼす活動時間の変化が原因であるかもしれない。

王様のような朝食？

朝食は1日でもっとも重要な食事と言われることが多いが、本当にそうなのだろうか？ 朝食を摂る人々はBMI値が低い（すなわち、体脂肪が少ない——190頁参照）傾向があり、朝食を抜く人々は肥満、心疾患、その他の関連疾患にかかるリスクが高い傾向にある。もしかすると午前の半ばに空腹を感じた時、健康によくない余分なおやつを摂るからかもしれない。しかし最近の研究はこれを否定し、朝食を抜く人は全体的にカロリー摂取量が少ないので、悪影響をこうむらないことを示している。さらに朝食を抜くと断食時間を延ばすので、体にはよい可能性がある（200-201頁参照）。

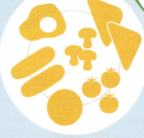

朝食

たっぷりの朝食
たっぷりの朝食は昼食の前におやつを食べる誘惑に抵抗するのに役立つかもしれないが、総カロリー摂取量を少なくするのに役立つかどうか明らかでない。

6.00　**8.00**　**10.00**　**12.**

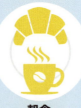

朝食

軽い朝食
朝食を少しだけ、あるいは完全に抜くと、夜通しの断食を延長し、体によいかもしれない。とはいえ、実際に食べる場合、あまり健康的とは言えない食物の選択につながる可能性もある。

間食

間食
たくさんの不健康な食品を間食に食べて体重を増やすのは簡単だが、分量を抑えた健康によい間食が体に悪いという根拠はない。

間食

少ない量で回数を多く食べる方が、食事を決まった時間に限定するよりも健康によいかどうか立証するのは難しい。確かなのは、スナック菓子はカロリーが高く、微量栄養素が少ないことが多い。とはいえ間食におすすめのものがある——果物とナッツは食事内容の改善に貢献する。

冷蔵庫をあさる

多くの国で伝統社会の食習慣が 般的でなくなるにつれ、真夜中の冷蔵庫あさりや間食の習慣が増えている。

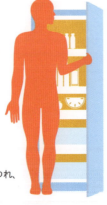

スペイン式のリズム

スペインと南北アメリカのスペイン語圏では、1日3食とは著しく異なるパターンで食事が摂られている。昼食の量が一番多いが、夕食にあたるセナを摂るのが夜遅い（時には真夜中）ため、人々はメリエンダなどの軽い食事をその合い間に摂っている。夕食の前の時間にはタパスも食べられている。

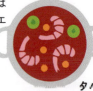

タパス

第5章 食事
食事のパターン

貧民のように質素な夕食？

古い言い習わしによれば、朝食は王のように、昼食は王子のように、夕食は貧民のように食べるべきである。確かに食事は体内時計——24時間ごとに体全体に起こる一連の作用——に影響をおよぼす。肝臓と脂肪細胞内の体内時計の作用が、遅い時間に食べることで阻害され、体の主要なリズムを乱すことがある。昼寝とともに夜食が血圧と血糖値の調節に影響をおよぼす理由は、これによって説明できるかもしれない。

アメリカ人の**53%**以上が少なくとも週に1度は**朝食を抜き**、**12%**は朝食を摂らない

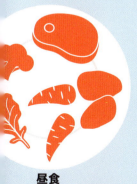

昼食

たっぷりの昼食
日の早い時間にカロリーの大半を使い果たせば、空腹感を減らし、体重を楽に減らすのを促進するという根拠がある。

夕食

軽い夕食
マウスでの研究により、マウスの血糖の調節は1日を通して変化することがわかった。このことはあまり活動的ではない遅い時間は、軽い食事の方がよいことを意味するかもしれない。

14.00　16.00　18.00　20.00　22.00

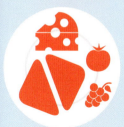

昼食

軽いランチ
デスクランチのように、気もそぞろで食べると体重の増加につながるかもしれない。食べている時に注意を払わないと、つい食べ過ぎたり、後でおやつをつまむことになりそうだ。

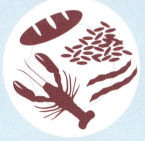

夕食

たっぷりの夕食
労働と生活のパターンが変化するにつれ、夕食時間は遅くなっている。これにより体の本来のリズムが混乱し、健康をそこなっているかもしれない。

体重を増やす厳しい訓練

私たちのほとんどが体脂肪を減らそうと努力する一方で、相撲の力士は勝負に勝つために低い重心に頼るので、力士の毎日の食事と行動の管理は何よりもまず体を大きく頑丈にすることに向けられる。力士の1日は、お腹を空かせたままおこなわれる稽古で始まり、大量の食事の後はたっぷり昼寝をする。科学者は理由を立証できないが、相撲部屋の生活規則は実際に力士の体重を増やすことに成功している。

午前8時 食事の準備

午前11時 山盛りの食事

午前5時 稽古

正午 たっぷりの昼寝

相撲の決まり
相撲力士は、食事のパターンが厳密に管理される「部屋」に所属する。力士は自分たちで栄養とタンパク質の豊富なちゃんこ鍋を調理し、大量のごはんとともに食べる。昼食の後の長い昼寝が、カロリーを脂肪として体に蓄えるのを促進する。

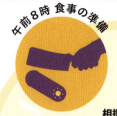
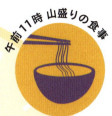
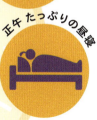

西洋の食生活

「西洋風の」食事というと、現在では、世界中で一般的な加工食品だらけの食事を意味するようになっているが、合衆国とヨーロッパに起源を持つ。

西洋の食習慣
ほとんどの西洋料理では、1人分の食べ物がそれぞれの皿に盛って出されて、食べ物を残さず食べるのが当然とされる。料理はタンパク質（通常は肉）を中心に、野菜と炭水化物をつけ合わせたものが基本である。メインの料理の後は甘いデザートが出ることが多く、たいてい砂糖の入った飲み物が飲まれる。近年は家族と一緒に食べる共食から、テレビを見たりなにか別のことをしながら、軽食や調理済み食品で済ませたりするのが一般的な傾向である。

西洋型食生活
現代の西洋の食事は飽和脂肪酸、塩、砂糖、オメガ6脂肪酸（136頁参照）が多く、オメガ3脂肪酸と食物繊維が少ない。これは肥満、心疾患、2型糖尿病、大腸がんにかかる割合が増えているのと関係がある。さらにいくつかの研究が、その他のがんや、喘息やアレルギーなどの炎症性の疾患、自己免疫疾患の原因である可能性を示唆している

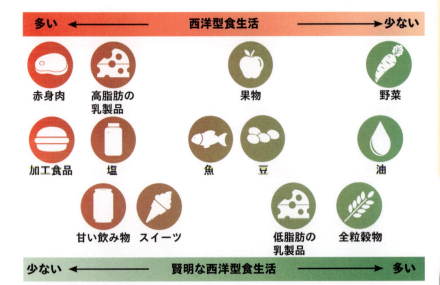

健康な食生活 vs 不健康な食生活
西洋人全員がひどい食生活を送っているわけではない。「賢明な」食生活の人は赤身肉や加工食品、砂糖、塩を少量にし、全粒粉や野菜、果物、油を中心にしている。地中海式食事（次頁参照）やキリスト教の安息日再臨派の菜食などがその代表例で、健康によい効果をもたらしている。

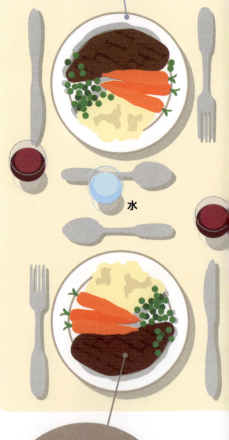

各自に1皿
食事が始まる時に人数分盛りつけられ、皿に食べ物を残すのは無作法とされる。そのために食事がすすむにつれて、体の満腹サインに応じるのが困難になる可能性がある。

水

タンパク質がもっとも重要な要素
食事の主役はタンパク質である。通常は肉で、魚のこともある。つけ合わせはその風味を引き立てるものが選ばれる。

第5章 食事
西洋の食生活

つけ合わせとしての野菜
野菜は、必要だがうんざりさせる、タンパク質の添えものとみなされることが多く、たいていはゆでるか蒸すだけで、別々に調理されるのが普通である。

地中海地域の食事構成
地中海地域の食事は全粒粉、豆類、野菜、オリーブ油を中心に築かれている。果物、魚、乳製品、ワインが適度に摂取され、肉と甘い食べ物は特別な機会に食べるごちそうとされている。

ピラミッド:
- 肉
- チーズ／ヨーグルト／ワイン／魚／果物
- 全粒穀物／豆類と野菜／オリーブ油

地中海式食事法
地中海地域に住む一部の人々によって守られていた伝統的な食事が、専門家によって「地中海式」と表現され、世界でもっとも健康によい食事のひとつとみなされている。研究から、2型糖尿病、高血圧、心疾患、心臓発作、アルツハイマー病のリスクを下げることが示唆されている。オリーブ油の摂取が炎症反応を抑え、血中コレステロール濃度を下げ、知力を保つのに欠かせない。

食卓のラベル: パン、フォーク、スプーン、ワイングラス、ナイフ

主食はパンかジャガイモ
米とパスタも普及しているが、パンとジャガイモがもっとも伝統的な炭水化物で、食事の重要な部分を占める。

冷たい飲み物
食事に出される飲み物は冷たいのが普通である――ワイン、水、炭酸飲料、ジュースはどれも冷たい。甘い飲み物が隠れたカロリーを食事に加えることがある。

イヌイットの食事
イヌイットなどの北極圏の民族の食生活は魚と海生ほ乳類が豊富である。とはいえ、植物性食品で食事の栄養価を高める機会はほとんどなかったので、世界でもっとも限定された食事のひとつであった。住民は内臓肉を食べクジラの皮を噛むことでどうにかビタミン類を得られたので、極地で生き延びることができた。

アザラシ
イッカク

世界の**2型糖尿病**患者は **2030年までに倍増**すると予想される

東洋の食生活

東洋の食事は、日本の寿司からインドのカレーまで多様性に富んでいる。しかし大半の西洋料理に比べ、スパイス（薬味）と強い風味への嗜好と、肉をそれほど重視しない点は共通している。

野菜の皿
野菜は慎重に調理と味つけがされて、野菜だけでお皿に盛りつけられ、魚や肉料理と同じ価値のある一品として尊重される。単なるタンパク質の添えものではない。

東洋の食習慣

アジアの料理はその多様性にもかかわらず、明らかに西洋の料理とは異なる類似点がある。ひとつが、つけ合わせとしてではなく、料理の主な構成部分として野菜を重視していることである。もうひとつが、主要な穀物として米に依存している点である。味と材料は、西洋の料理より、甘味と酸味、塩味と辛味などの異なる味を組み合わせて、バランスを取るように選ばれることが多い。

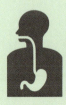

スープは消化を促進すると**中国**では考えられているので、他の文化と異なり**食事の最後**に出される

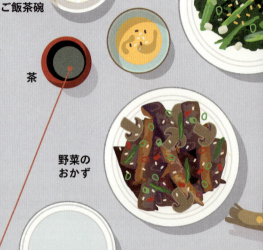

箸
ご飯茶碗
茶
野菜のおかず
汁物

緑茶は本当に体にいいのか？
緑茶に含まれる活性成分は、きわめて高用量で抗酸化、抗炎症、抗菌作用がある。また体重の管理や脂肪燃焼、血糖値の管理に役立つと考えられる。

温かい飲み物か汁物
液体は、出し汁、スープ、ソース、茶として食事で重要な要素を占める。冷たい飲み物はあまり一般的ではない。冷たい飲み物は消化液の分泌を遅らせ薄くするという、インドのアーユルベーダの教えによるのかもしれない。

第5章 食事
東洋の食生活

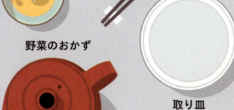

米か麺
アジアの大半の国々では稲が簡単に育つので、食事は一般的に米か麺を中心に構成される。栄養面では玄米の方がすぐれているにもかかわらず、精製された白米の方が好まれている。

野菜のおかず

取り皿

急須

魚のおかず

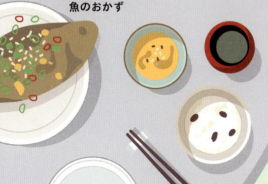

おかわり
食事の間中、共有の皿にのった食べ物を好きなだけ何回も自分のお皿に入れるのが一般的である。多くの文化で、腹いっぱい食べ、家の主人が必要を満たしてくれたことを示すため、食べ物を一部残すのが礼儀とされている。

沖縄の伝統食

長年沖縄では、多くの人が100歳以上に年を重ねてもほっそりとした健康な体を維持していた。果物と野菜（主要産物の紫イモなど）が豊富で、精製穀物や飽和脂肪酸、塩、砂糖の少ない低カロリーの伝統食が、地域社会を基盤とした活動的なライフスタイルとあわせて、長寿の秘訣と考えられている。

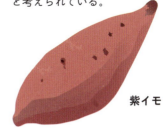

紫イモ

よりリスクの高いグループ
アジアの民族の中には、南アジアの民族のように、喫煙や食事などのリスク要因を考慮に入れたとしても、他の民族よりも虚血性心疾患にかかりやすい民族がいる。西洋型食生活が東洋で一般的になり、より多くのアジア人が北アメリカやヨーロッパへ移住するにつれ、肥満とそれに関連した疾患がこれらハイリスクの住民の間に増えている。

遺伝的体質
南アジア出身者は西洋型食生活の危険性に対する感受性が強いことが心疾患の発症率から示唆されている。専門家は彼らのDNA暗号の何かが、高脂肪低繊維の食事へどう反応するかに影響をおよぼしているのではないかと推測する。

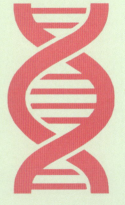

宗教と倫理的信念にのっとった食事

世界のあらゆる地域で多くの人が、味と健康のためだけでなく、倫理観や宗教的信念にもとづいて食事の選択をしている。教義で定められた食物規定、あるいは自らに課した2、3の指針にしたがっているにせよ、またそうでないにせよ、いずれにしても私たちは、摂取する食べ物と飲み物の種類を通してそれぞれが独自の信念を表明している。

キリスト教徒は何を食べてもかまわないのか？

食物規程にしたがう信者もいる。1宗派であるモルモン教はアルコールとカフェインを禁じている。また受難節の40日間、敬虔なキリスト教徒はぜいたくな食べ物や飲み物を罪の償いとして控える。

宗教の戒律にもとづいた食事

ほとんどの宗教において食べ物と食事にまつわる慣習は、信仰心と信徒集団の独自性の表現として重要な役割を演じている。いくつかの宗教が似たような慣習を共有する一方で、ほとんどの宗教に、どんな種類の食べ物と飲み物が認められ、また認められないかを定める独自の決まりがある。屠畜を含めた食べ物の調理のガイドラインも守られている。いくつかの宗教においては、1年のうち特定の週と時期は、特別重要な意味が食事に与えられている。

ジャイナ教

ジャイナ教徒は、非暴力が教義の中心にある古代インドの宗教にしたがう。彼らはいかなる生き物も傷つけないよう努力し、厳格な乳類摂取菜食主義（卵は摂らない）の食事を摂る。またタマネギやニンニク、収穫の際に不必要に土中の生物を殺す可能性のある根菜類を避ける人もいる。

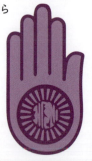

宗教		許可されている
イスラム教	イスラム法にしたがっている食品は「許された」を意味する「ハラール」と呼ばれる。動物はイスラム教徒によって、尖鋭なナイフで喉への素早い一撃で殺されなければならない。ラマダン月の間、信者は日中食べたり飲んだりしない。	ひれとうろこのある魚。エビ類——認証機関により異なる　ニワトリとその他の鳥（猛禽類以外）
ユダヤ教	ユダヤ教の食事規定「カシュルート」にしたがった「コシェル」食品。コシェルな動物は、鋭利なナイフで喉への素早い一撃で殺されなければならない。過越祭の期間、ユダヤ教徒は発酵した（酵母の入った）パンを食べてはならない。	ひれとうろこのある魚　ニワトリとその他の鳥（猛禽類以外）
仏教	文化によりさまざまに異なるとはいえ、非暴力への信念により、仏教徒は菜食主義者かビーガンであることが多い。仏教の僧侶の中には食物の施しを求めたり、肉を与えられた場合、自分のために殺された肉でない限り、食べることがある。	乳製品
ヒンドゥー教	ヒンドゥー教はすべての生き物への非暴力という概念と密接な関係にあるので、ヒンドゥー教の食事はほとんど菜食主義である。とはいえ多くのヒンドゥー教徒が肉と動物製品を食べ、食事に地域差が存在する。	乳製品

第5章 食事
宗教と倫理的信念にのっとった食事

倫理的な食事

私たちの倫理的信念が、どんな食べ物を選んで食べるか、また食べ物をどう調達するかに影響をおよぼすことがある。ほとんどの菜食主義者は、動物を食べるために殺すのは道義に反すると考えるので、肉を食べない。同様に、食べ物の選択によって、食料生産を取り巻く問題に関する倫理的懸念を表明する人も多い。

動物福祉
工場飼育の肉や卵、あるいは、残酷な方法で生産されているとみなされている肉や動物性製品を避ける。

環境
環境に一番悪影響を与える赤身肉を避けることで、土地の利用と地球温暖化に関する問題に対処する。

持続可能性
いくつかの種の魚など、特定の食品を避けることで、その資源の枯渇を遅らせ、個体群を回復させることができる。

残り物
廃棄された食品で食事をする、いわゆる「フリーガン」を含め、食品廃棄物に倫理的な懸念を抱く人々。

許可されている	禁じられている
ひづめが割れ、食べ物を反芻する動物（牛、山羊、羊、鹿） ハラールの規定にしたがって畜殺された、許された動物	ハラールの規定にしたがって畜殺されていない動物 豚、貝、うろこのない魚 血 アルコール
ひづめが割れ、食べ物を反芻する動物（牛、山羊、羊、鹿） コシェルの規定にしたがって畜殺された、許された動物	コシェルの規定にしたがって畜殺されていない動物 豚、貝、うろこのない魚 血 非ユダヤ教徒が製造したワインとブドウ製品 肉と乳製品をいっしょに摂ること
野菜、果物、植物を主原料とする食品	ほとんどの動物 ニンニクなど辛味や臭気のある野菜 アルコール
野菜、果物、植物を主原料とする食品	ほとんどの動物 卵 牛肉（肉を食べる人に対する追加の禁制さえある） 豚肉（肉を食べる人に対する追加の禁制さえある）

菜食主義者とビーガン

菜食主義者と菜食主義関連の食事は一般に、動物福祉や、肉食が環境へおよぼす影響に関する懸念、あるいは菜食による健康効果のために選択される。菜食主義者の中でそれほど厳格でないのが、魚を食べる魚菜主義者と、時折食事に肉か魚を入れる「フレキシタリアン（準菜食主義者）」である。

栄養素

自然食品だけの菜食でも、すべての必要な栄養素を得るのは可能だが、卵と乳製品を含め動物性食品をいっさい摂らないビーガンが体の要求するものをすべて得るためには、加工され栄養強化された製品を摂取する必要がある。たとえば、唯一信頼できるビタミンB_{12}の天然供給源は肉類や畜産物である。また栄養強化されたもの以外、ビーガン製品の中にビタミンDはほとんど含まれない。

多様な菜食主義

菜食主義者は肉も魚も食べないが、卵や乳製品などの動物性食品を摂る人は多い。インドでは卵を食べる人は菜食主義者とみなされないが、乳製品は推奨されている。ビーガンはハチミツを含め、動物由来の食品をすべて摂取しない選択をしている。

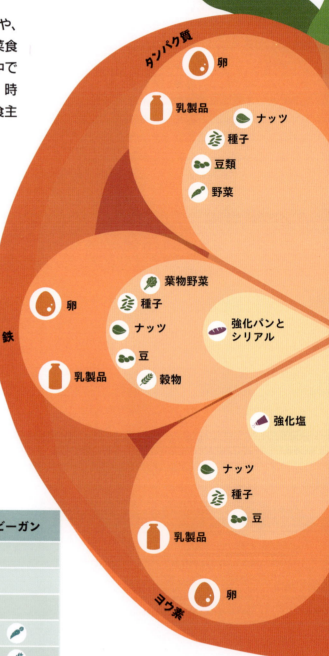

食べ物の種類	菜食主義者（西洋）	菜食主義者（インド）	ビーガン
卵	●		
乳製品	●	●	
ハチミツ	●	●	
野菜	●	●	●
穀物	●	●	●
果物	●	●	●
ナッツと種子	●	●	●
豆類	●	●	●

栄養素を摂りそこなう

菜食主義者の食事では少数の栄養素が特別の注意を要する。植物に含まれる鉄と亜鉛の種類は肉に含まれるものよりも吸収されにくいので、もっと多くの量を摂取する必要がある。また魚を食べないと、必要なオメガ3脂肪酸を十分に得るのが難しい。

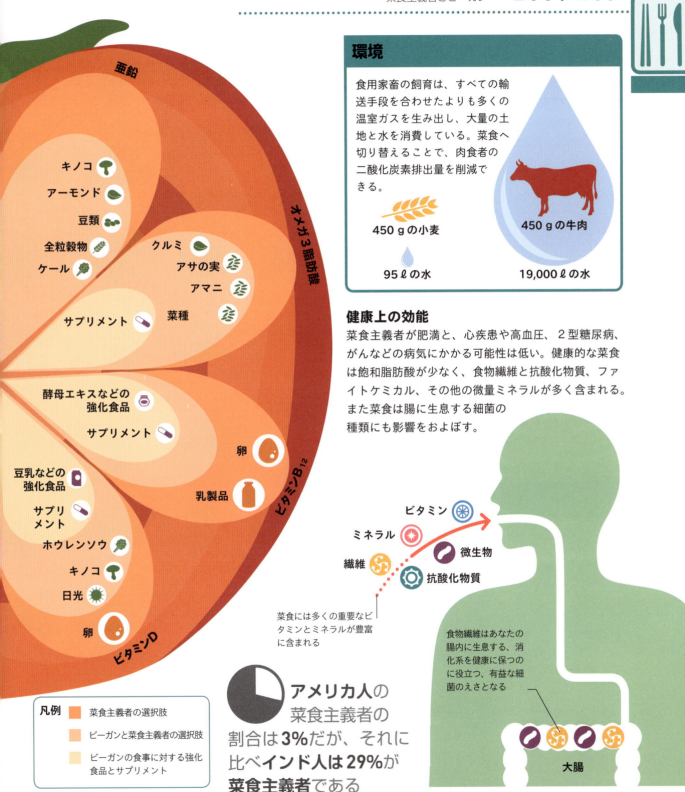

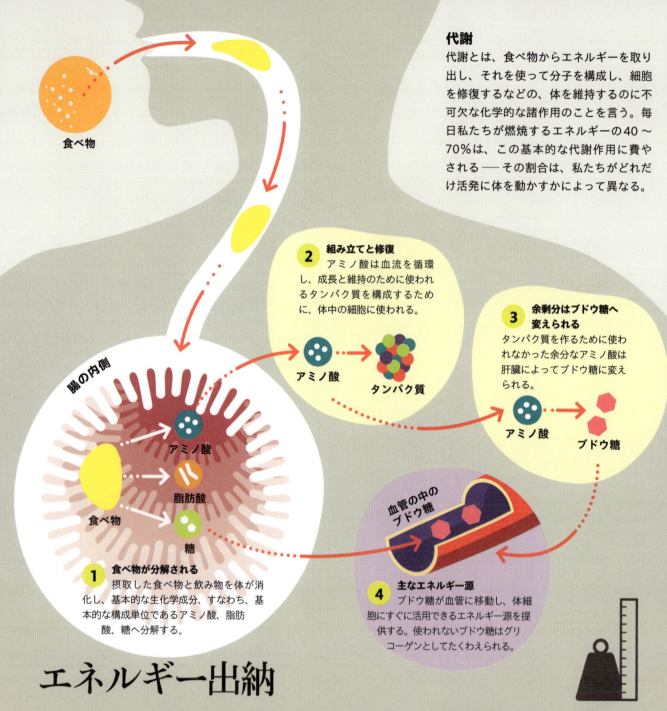

第5章 食事
エネルギー出納
190/191

体を温めるために脂肪を燃やす

近年、成人の中にも、燃焼して体を温め続ける褐色脂肪細胞を蓄えている人がいることが発見された。それまでは新生児だけが褐色脂肪細胞を持つと考えられていた。さらに、気温の低下などの環境の変化に応じて、エネルギー燃焼の状態を変えられる、ベージュ脂肪も発見された。長期間この燃焼性の脂肪を維持する方法を見つければ、肥満の治療につながるかもしれない。

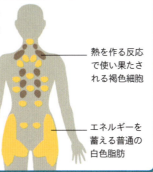

熱を作る反応で使い果たされる褐色細胞

エネルギーを蓄える普通の白色脂肪

代謝が低いから体重が増えやすいのか？

太り過ぎの人と痩せている人で代謝に違いは見られない。たとえあるにしても、体のサイズが増すにつれ、代謝は高まる。

体重の減少

食べ物を断つと、体は貯蔵しているエネルギーを利用する。まず血液中の利用可能なブドウ糖を使う。肝臓が蓄えているグリコーゲンを分解するので、ブドウ糖は補充される。グリコーゲンが尽きると、体は貯蔵脂肪を使う。そのため体重を減らす唯一の方法は、エネルギー不足の状態——摂取分よりも多くのカロリーを消費——を維持し続けることである。とはいえ長期間厳格に守り続けると筋肉が衰える。体が筋肉を分解してアミノ酸をエネルギーに使うからである。

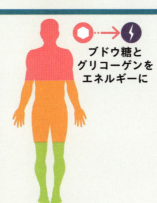

ブドウ糖とグリコーゲンをエネルギーに

ブドウ糖を燃やす
十分なブドウ糖があるなら、体はそれがなくなるまでエネルギー源として利用する。

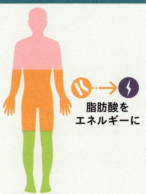

脂肪酸をエネルギーに

脂肪を燃やす
燃やすのに十分なブドウ糖が体の中になければ、エネルギーを貯蔵脂肪に頼る。

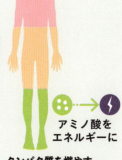

アミノ酸をエネルギーに

タンパク質を燃やす
飢えた状態だと、体はアミノ酸をエネルギーに使うという最終手段を講じる。

体重の増加

代謝と運動を通じて消費するよりも多くのカロリーを私たちが摂取すると、体は余分なエネルギーを、最初はブドウ糖、その後脂肪として蓄える。脂肪は皮膚の下（皮下脂肪）と、腹腔内の器官（内臓脂肪）に蓄えられる。肥満に関連した病気の原因となるのは内臓脂肪である。白色脂肪細胞もホルモンとホルモンに似た分子を分泌するが、それらが食物の摂取（14-15頁参照）とインスリンの分泌と感受性に影響をおよぼす。

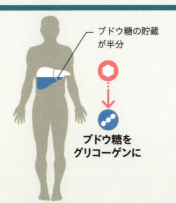

ブドウ糖の貯蔵が半分

ブドウ糖をグリコーゲンに

炭水化物をためる
体がエネルギーとして使わなかった余分なブドウ糖があれば、肝細胞によって吸収され、グリコーゲンという複合糖質として蓄えられる。

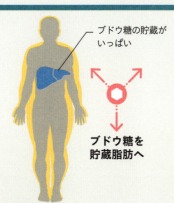

ブドウ糖の貯蔵がいっぱい

ブドウ糖を貯蔵脂肪へ

脂肪をためる
肝臓のグリコーゲンを貯蔵する容量が限界に達すると、摂取される余分なカロリーは脂肪に変えられて、体中に蓄積される。

食事と運動

運動すればほっそりした体を保つと一般に考えられているが、最近の研究はその考えに疑いを投げかけているようだ。運動は多くの点であなたに有益だが、ジムへわざわざ通っても、実際にはウエストラインにたいした効果はないのかもしれない。

運動の効果

運動は減量と、とりわけ体重の維持に役立つかもしれないが、期待されたほど大きな効果はない。短期的には、運動によって基礎代謝量（BMR——毎日安静時に使われるエネルギー量）を高めるかもしれない。筋肉は脂肪よりも安静時に多くのカロリーを燃焼するので、筋肉の量を増すことによってそうなる場合がある。とはいえ最近の研究は、一定の持続した運動強度に達するやいなや、私たちの体は、実際には基礎代謝量を下げることで埋め合わせている可能性があることを示唆する。

凡例
- カロリー
- 運動

強度の高い運動

高強度インターバルトレーニング（HIIT）は他の運動よりも体脂肪を減らすようだが、理由は明らかではない。ある研究によれば、同じカロリー消費で、HIITは通常の運動の9倍もの皮下脂肪を減らした。逆説的なことに、HIITは、有酸素運動（持続的で低強度）と無酸素運動（高強度）の両方への適合度を高める。

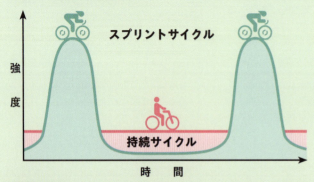

強度のピーク
HIITは短時間の全力での活動を必要とする——たとえば、10秒間だけ全速力で自転車をこぎ、一度休んだ後でまた一気に力を振り絞る動作を繰り返す。

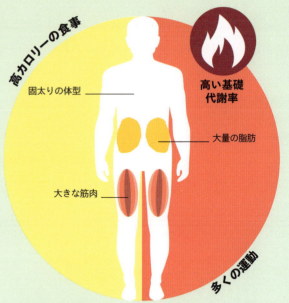

高カロリーの食事、多くの運動
あなたが適度に運動しているなら、体には頑丈な筋肉がついていて基礎代謝量は高いだろう。とはいえカロリーの高い食事も摂っているなら、脂肪も蓄えていて標準体重を超えているだろう。

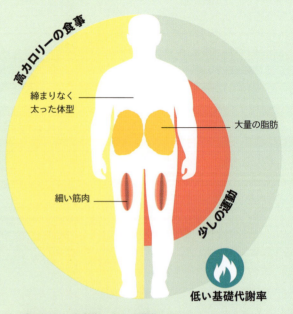

高カロリーの食事、少しの運動
燃焼するよりもはるかに多くのカロリーを摂取すると、すぐに体重は増え、脂肪が蓄積する。あまり運動をしないなら、筋肉は発達せず、基礎代謝量も低いだろう。

第 5 章 食事
食事と運動

192 / 193

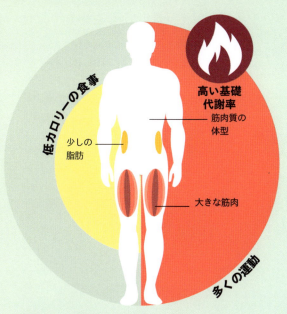

低カロリーの食事、多くの運動
運動量を増やすとともに総カロリー摂取量を減らすのが、もっとも効果的な減量法である。筋肉の維持と、貯蔵脂肪を使い果たすことによる体型の変化を促進する。

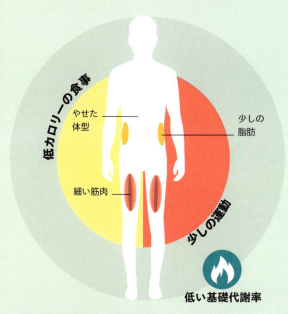

低カロリーの食事、少しの運動
比較的活動量の少ない人は低カロリーの食事を摂取することで健康的な体重を維持できる。しかし運動がもたらす多くの健康効果を逃しているだろう。

燃焼カロリー

わずか数カロリーでも、燃焼するためには運動をたくさんしなくてはならない。適度な速度で15分間歩いたとしても、小さなリンゴ1個分のカロリーしか燃焼しない。そのために、運動量を増やすことでカロリーの不足をもたらすのは本当に難しい。

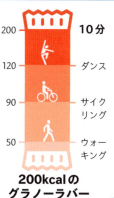

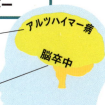

- 適度な運動は気分を改善し、アルツハイマー病を予防するようだ
- 適度に活動する人々は脳卒中にかかりにくい
- 定期的な運動は引き締まった筋肉の維持に役立つ
- 運動によって心臓がより強靭に効率よく動く
- 定期的な運動は肝臓に脂肪が蓄積するのを防ぐのに役立つ可能性がある
- 荷重負荷運動は、子どもと成人の骨密度を高め、骨密度の減少を防ぐ

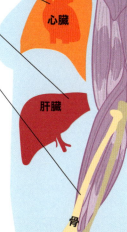

広範囲にわたる健康効果
以前に考えられていたほど減量には役立たなくても、定期的な運動は健康にさまざまなよい効果をもたらす。体重の減少とは関係なく、2型糖尿病、脳卒中、心臓発作にかかるリスクと血圧を下げ、コレステロール値を改善する。

カロリーの計算

食べ物のカロリーを計算するのは基本的な体重管理法である。「カロリーを抑えた」食事は摂取量をチェックするのに便利な方法かもしれないが、カロリー含有量だけで食べ物の選択をするべきではない。ベストな健康状態を保つためにはすべての食品群を含むバランスの取れた食事を摂るべきである。

低脂肪は低カロリーを意味するのか？

低脂肪の食事は全体的にカロリーを減らすことになるため、体重を減らすのに効果がある。しかし低脂肪製品の多くに砂糖と塩が余分に添加されているので、常に健康によい選択とは限らない。

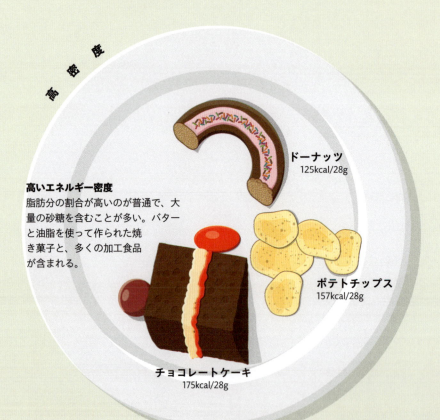

高いエネルギー密度
脂肪分の割合が高いのが普通で、大量の砂糖を含むことが多い。バターと油脂を使って作られた焼き菓子と、多くの加工食品が含まれる。

ドーナッツ 125kcal/28g
ポテトチップス 157kcal/28g
チョコレートケーキ 175kcal/28g

中くらいのエネルギー密度
これらの食品の方が脂肪、炭水化物、タンパク質のバランスがとれている。果物と、デンプンを多く含む野菜もここに含まれる。

ペパロニ・ピザ 74kcal/28g

エネルギー密度

食べ物のエネルギー密度とは、食べ物が単位重量あたり持つエネルギー量である——通常はグラムあたりのカロリー(kcal/g)で表される。エネルギー密度の高い食品はエネルギー密度の低い食品よりもグラムあたりのカロリーを多くもたらす。食品のエネルギー密度は脂質、炭水化物、タンパク質の割合で決まる。脂質は9kcal/g、炭水化物とタンパク質はどちらも4kcal/g、アルコールは7kcal/gである。食物繊維と水はエネルギーをもたらさない——食べ物の量を増やすだけである。

節制

長寿の人々が実践している習慣に「腹八分」がある。長年沖縄は100歳以上の人々の割合が世界一高いことで有名であったが、このような伝統的な食習慣が役割を演じていた可能性がある。腹八分は、皿が空になるまで食べるという西洋の伝統的な食習慣とは対照的である。

カロリーとは何か？

食物のカロリーとは、食物に含まれるエネルギーを測るために使われる単位である。食物に関してはキロカロリー（kcal）が広く使われているが、エネルギー単位としてキロジュール（kj）を用いる場合もある。食物1kcalは4.184kjに換算される。食品成分表示は国によってどちらかの単位か、両方を併記している。

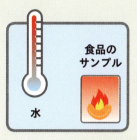

カロリーの測定
ある食品のカロリーは凍結乾燥した食品サンプルを酸素の中で燃焼させることで測定される。発熱量は、食品のまわりにある水の温度がどれだけ上昇したかで測定される。

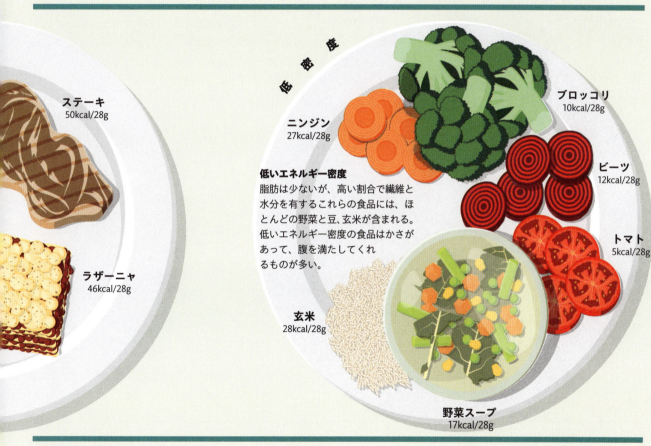

低いエネルギー密度
脂肪は少ないが、高い割合で繊維と水分を有するこれらの食品には、ほとんどの野菜と豆、玄米が含まれる。低いエネルギー密度の食品はかさがあって、腹を満たしてくれるものが多い。

カロリーの吸収

私たちの体はすべての食べ物を同様に処理するわけではない。消化するのが難しい食べ物もあるので、食べ物のカロリーをすべて引き出すことはない。しかも私たちは全員が同じではない。同じ食事から、他の人より多くのカロリーを引き出す消化系の持ち主もいるかもしれない。

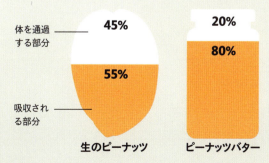

さまざまな吸収作用
ナッツを構成する植物細胞の多くは腸を通過する時に分解されないので、栄養素は消化されにくい細胞壁の内側にしまい込まれたままである。しかしピーナッツバターの場合、加工処理によって消化されやすくなっているので、より多くのカロリーが吸収される。

低糖質食

「低糖質（糖質制限／ロカボ）」食の提唱者たちは、炭水化物の摂取を制限することで体重を減らし、血糖値の不規則な変動という副作用を避けることができると主張する。

しくみ

低糖質食では、カロリーとエネルギーの主要な供給源である炭水化物のかわりに、脂肪とタンパク質がその役目を果たす。血糖とインスリンの値を低く保つことで、体が貯蔵脂肪を燃やすようになるとされている。さらに低糖質食はタンパク質が豊富に含まれていて、タンパク質は満腹感を長く保つので、1食の分量と間食を減らし、ひいてはカロリー摂取量を全体的に削減することができる。

脂肪燃焼

血中のブドウ糖の量を減らすことで体が別のエネルギー源を使わざるをえないようにすることができる。持続的にブドウ糖が不足すると、体が非常に高い割合で貯蔵脂肪を燃焼する状態、ケトン症になる。

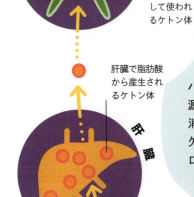

何を食べるべきか？

主要な食品群のひとつを大幅に減らすのであれば、その分を埋め合わせる食事計画が必要である。炭水化物にかわり、タンパク質の豊富な食品と天然の油脂がエネルギー源となるが、そうした高タンパク食品は健全な消化と善玉コレステロールを維持するのに不可欠な食物繊維が不足することが多い。食事にブロッコリやカリフラワー、レタスなどの野菜をたっぷり加えることで食物繊維の摂取量を増やして微量栄養素を補い、料理の容量を増すことができる。

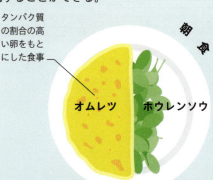

朝食 — タンパク質の割合の高い卵をもとにした食事（オムレツ、ホウレンソウ）

日常の食事
かさのある低糖質の野菜と高タンパク食品を組み合わせることで、比較的簡単に毎日の食事からパスタ、パン、米、甘い食べ物などの炭水化物を多く含む食品を除くことができる。

2 ケトン症の状態
他の組織と異なり、脳は脂肪酸をエネルギー源として使うことができない。そのため血糖が低いと、肝臓は脂肪酸を、脳細胞へエネルギーを供給する分子であるケトン体へ変える。

1 脂肪酸を放出
血糖値が健康的な値で維持されると、インスリン値は低いままである。これによって脂肪細胞から血流へ脂肪酸が放出され、それが今度はほとんどの細胞内でエネルギーとして使われる。

低糖質食は糖尿病患者が血糖値を短期間管理するのに役立つ

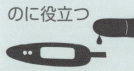

低糖質食に関する統一見解とは何か？

ほとんどの医療関係機関は低糖質食に体重を減らす効果があることを認めているが、長期の健康対策としてすすめる機関は、あるとしてもごくわずかである。

制限される食品

低糖質食の中には制限が多いものもあり、パスタやパンなどの明らかに炭水化物の多い食品を除外するだけでなく、少なくとも最初のうち他の多くの食品の摂取を制限する。除外される食品には、すべての果物と、エンドウ豆やトウモロコシなど甘みのある野菜も含まれる。ジャガイモやカボチャ、ニンジン、パースニップ、ビーツ、レンズ豆などのデンプン質を多く含む野菜も、キヌアとオート麦を含む全粒穀物同様に制限される。しかしこれらの食品の多くは、健康的な食事に不可欠な食物繊維とビタミン、ミネラルの重要な供給源である。

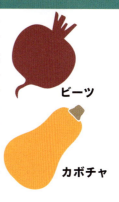

ビーツ

カボチャ

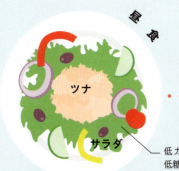

昼食

ツナ

サラダ

― 低カロリー、低糖質のサラダが食事の大半を占める

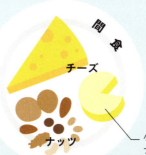

間食

チーズ

ナッツ

― 小麦が主成分のスナックのかわりに高タンパク、高脂肪の間食を摂る

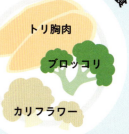

夕食

パスタやジャガイモなど炭水化物の多い食品はない

トリ胸肉

ブロッコリ

カリフラワー

高タンパク食

低糖質食はそもそも高タンパク食であることが多い。適度な高タンパク食は、一般に推奨される割合（総カロリーの15％）よりもタンパク質の摂取量を増やすが、炭水化物を含め、他の食品群の摂取も認められている。もっと極端な高タンパク食だと炭水化物の摂取量を大幅に制限する。多くの脂肪摂取をすすめる方法もある。

	利点	欠点
適度な高タンパク食	・タンパク質は長く満腹感を保ってくれるので、あまり間食せずにすむかもしれない ・減量中の高タンパク食は筋肉よりも脂肪を減らすのに役立つ ・タンパク質は消化に多くのエネルギーを費やすので、カロリーの一部は消費される	・これらの食事法が減量の役に立つかどうかに関しては相反する結果が出ている ・肉などのタンパク質を含む食品は高価であることが多い ・多くの動物性タンパク質を摂取しすぎると、心疾患とがんにかかるリスクを増すかもしれない
極端な高タンパク食	・タンパク質は長い時間満腹感を保つので、空腹になることはなさそうである ・肉、チーズ、バターを含め、多くの人気食品が制限されない ・多くの極端な食事法はカロリーを計算する必要がない	・あまりに制限の多い食事法は、特につき合いの場では守るのが難しい ・食品群を省くと必須ビタミンとミネラルの不足につながる可能性がある ・繊維の不足は便秘の原因になる ・動物性タンパク質に依存すると心疾患とがんを含む病気のリスクにさらされる場合がある ・コレステロール値が上昇することがある ・腎臓が多くのタンパク質を処理しなければならないので、腎臓疾患が悪化する可能性がある ・カロリーが制限されないと効果がない場合がある

高繊維食

Fプランダイエットなどの繊維質を多く摂る食事法は、英国の医師デニス・バーキット博士が、アフリカ農村地域の伝統的な食事の効能を高い繊維摂取量と関連づけた後の1980年代に広まった。その考えは、関心の中心が炭水化物を減らす方へ移った時にすたれたが、今再び人気を集めている。

高繊維食の効果

減量法としての高繊維食は、繊維を増やすと同時にカロリーを減らす。多くの野菜と全粒穀物の摂取を中心とした食事法は、健康的な食生活に関する政府の指針に合うので、多くの栄養士によって勧められている。食品の制限はなく、摂取される食べ物は肥満、糖尿病、その他のインスリン感受性関連疾患のリスクを減らす可能性がある。水分の摂取量を増やさなければ、一時的に便秘になることがある。

繊維が添加された食品は天然の高繊維食品と同じくらい体によいのか？

食品メーカーがシリアル、パン、ヨーグルトなどの製品に繊維を添加することがある。天然の繊維より多様性は少ないが、健康上の効果はほとんど変わらない。

何を食べるべきか

高繊維食にはたくさんの果物と野菜（できるだけ皮も含める）、全粒穀物、ナッツ、種子、豆、豆類が含まれる。全粒粉パンや高繊維の朝食用シリアルのような品に交換することで、繊維の摂取量を簡単に増やすことができる。

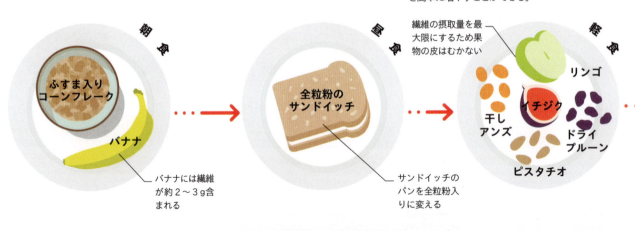

朝食 ふすま入りコーンフレーク／バナナ — バナナには繊維が約2〜3g含まれる

昼食 全粒粉のサンドイッチ — サンドイッチのパンを全粒粉入りに変える

軽食 リンゴ／イチジク／干しアンズ／ドライプルーン／ピスタチオ — 繊維の摂取量を最大限にするため果物の皮はむかない

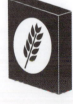

ある研究によれば、**他に何も変えなくても、**食事に繊維を加えるだけで**体重を落とす**ことができる！

高繊維食品

繊維を多く含むことで有名な食品の比重は5％（ブロッコリ）から15％（レンズ豆）までさまざまで、しかも全粒粉のパスタ、アボカド、エンドウ豆も含まれる。しかしながら、それらすべてをしのぐのがチアシードで、37％の繊維のうち4分の1は水溶性である。そのためチアシードは水に浸けると溶けてどろっとしたゼリー状の物質になり、デザートにちょうどいい。

水に浸けたチアシードはゼリー状になる

第5章 食事
高繊維食

どのような効き目があるのか？

食物繊維はさまざまな方法で体重減少に役立つ。簡単に消化されないので、多くのカロリーをもたらさないが、かさがあるのですぐに満腹になる。また繊維質の食品は何回も噛む必要があるので、ゆっくりと食べることになり、食べ過ぎる前に満腹になったことを体が知らせてくれる。さらに繊維の豊富な食品はゆっくりと胃を通過して、長い時間満腹の状態を保つので、不健康なスナック菓子に簡単に屈しなくなる。水溶性繊維（24頁参照）には食後の血糖値の急上昇を抑える作用もあるので、インスリン抵抗性（216-17頁参照）を避けるのに役立つ。

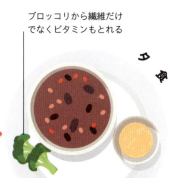

ブロッコリから繊維だけでなくビタミンもとれる

夕食

ブルガー小麦とブロッコリを添えた5種の豆入りチリコンカルネ

規則正しい便通

食物繊維は便の量を増やして柔らかくし、腸の通過にかかる時間を減らすことにより、腸を健康に保ち、便秘を減らすのに役立つ。また有益な腸内細菌を増やしてくれるプレバイオティクスでもある。そうした腸内細菌は結腸細胞を健康に保つうえ、結腸を酸性にすることで、私たちを病気にする細菌から守るのに役立つ副産物を産生する。またビタミンBとビタミンKも産生しするが、それを今度は私たちが吸収する。

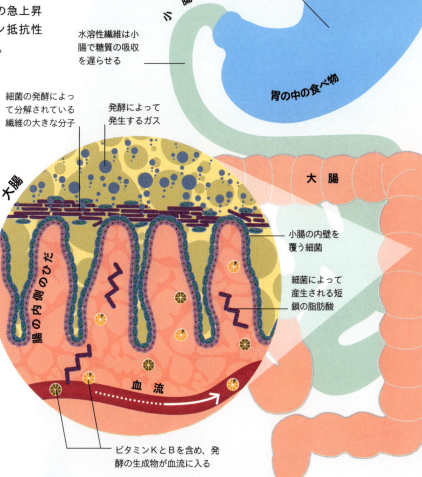

胃
水溶性食物繊維はコレステロールの排出を促進するので、心疾患にかかるリスクを減らす。水溶性繊維は胃の中の液体と混ざると、ゼリー状になる。これが糖質の血流への放出を遅らせるのに役立ち、繊維の少ない炭水化物を摂取した後でよく起こる血糖の急激な増加を抑える。

食べ物は胃の中で数時間かきまわされる

水溶性繊維は小腸で糖質の吸収を遅らせる

細菌の発酵によって分解されている繊維の大きな分子

発酵によって発生するガス

小腸の内壁を覆う細菌

細菌によって産生される短鎖の脂肪酸

ビタミンKとBを含め、発酵の生成物が血流に入る

結腸
繊維は比較的もとの状態を保ったまま胃と小腸を通過するが、結腸で細菌によって発酵する種類がある。これによって驚くほど多くのガスが発生するが、ビタミンや短鎖の脂肪酸など有益な生成物をもたらしてくれる。腸は徐々に繊維の多い食事に慣れ、腹の張りは減っていく。

断続的断食法

断食は昔から多くの宗教でおこなわれているが、最近は研究者の間でも関心が高まりつつある。断続的な断食は体重減少に役立つだけでなく、他の健康効果ももたらす可能性があると考えられている。

人気のある断食ダイエット

断続的（間欠的）な断食法では、断食日と非断食日が一定の順序でくり返される。5：2式断食法では、通常1週間に5日（ごちそう日）は普通に食べるが、連続しない2日間（断食日）は大幅にカロリーの摂取量を減らす。隔日式断食法は、1日好きな物を何でも食べたら、その翌日は断食する。食物を摂取する時間帯を制限する断食法は、毎日決まった時間帯の中でのみ食べることを認める——通常は8〜12時間である。

断食日に運動すべきか？

断食している間に運動をすると体がより多くの脂肪を燃焼してくれることを示唆する根拠がある。とはいえ、断食日には適度な運動にとどめておく方がいい。

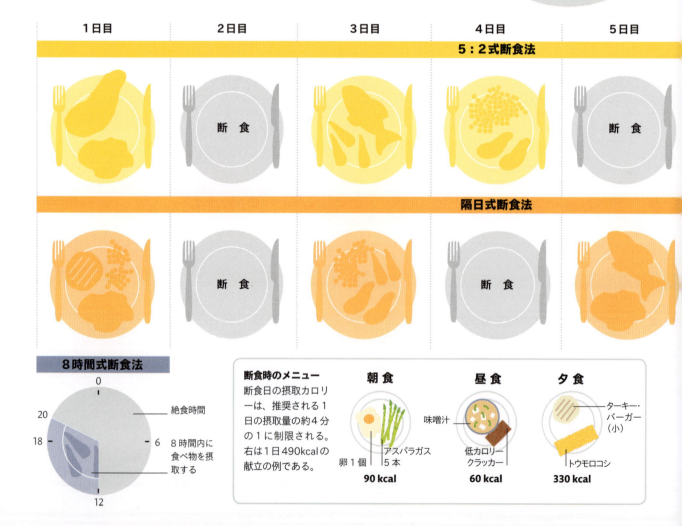

よい効果があるのか？

断続的断食法が体重を落とすのに有効であることを示す根拠は、主に動物での研究から得られている（下記参照）。これらの結果がヒトにもあてはまるのであれば、断食ダイエットは肥満対策に効果があるかもしれない —— そのことによる健康上の利点は広く知られている。とはいえ、断食に関するヒトでの研究の数は非常に少なく、結果にばらつきがあるので、断食によって起こりうる悪影響について私たちはまだわかっていない。

利 点	欠 点
ルールが簡単なので続けやすい	断食日に強烈な空腹や頭痛、疲労を感じる可能性
特別な食べ物もサプリメントも必要としない	気分の急激な変動と怒りっぽくなるリスク
健康上の効果が見込まれる	長期的な影響についてはまだわかっていない
柔軟性がある —— 毎週同じ曜日に断食する必要はない	断食日に低血圧になる恐れから運転が危険になるかもしれない
活力の増大を報告する人がいる	人によってはライフスタイルに合わない場合がある
食費が減る	長期にわたり続けるのは難しいかもしれない
断食日には、普段料理の準備に費やしていた時間を自由に過ごせる	断食によって食べ物に病的な執念を抱くようになると考える人もいる

ごちそうと飢餓

さまざまな断食法のうち、ここに紹介した3種類がもっとも人気がある。断食は相当な制約をともなうので、ライフスタイルに合わないこともあるが、断食の程度は人によりさまざまである。500kcalの断食法（左図参照）にしたがう人もいれば、1日300kcalの人、水以外何も口にしない人もいる。

6日目 / **7日目** / 断食

予想される健康効果

動物での研究により、断食の健康上の効果を裏づける根拠は増えている。血圧、インスリン感受性、いくつかの慢性疾患のリスクに対する明白な効果から、断食がヒトにも同様の健康効果をもたらす可能性があると考える科学者もいる

動物での研究結果

インスリン感受性を増す
インスリン感受性が増すと、体は炭水化物のブドウ糖をより効果的に処理でき、肥満と糖尿病のリスクを減らす。

抗がん作用
マウスでは、断食だけの場合と、化学療法と併用した場合の両方で、がん細胞の増殖と転移を遅らせることが認められている。

血圧を下げる
断食はマウスの血圧を下げ、高カロリーの餌を与えられても血圧の値を維持することが認められている。

脳の疾患に役立つ
断食は、アルツハイマー病とパーキンソン病を発症するよう遺伝子工学で作り変えられたマウスの認知力の減退を遅らせることが認められている。

脳の健康改善
マウスにカロリー制限食を与えると、脳のニューロンの再生を増進し、年取ったマウスの認知力を改善する。

がんのリスクを減らす
マウスを断食させると、がんのリスクの指標とみなされている細胞増殖の減少が顕著に認められる。

細胞の耐性を高める
断食中のマウスの心臓と脳の細胞は、心臓発作や脳卒中による損傷に対する耐性を高めた。

デトックス

最近の流行に、体を浄化して毒素を取り除く「デトックス」剤と称して販売される飲み物やサプリメント、シャンプーなどのさまざまな製品がある。もっとも、そうした主張を裏づける科学的根拠はない。

デトックス効果の主張

デトックスの支持者たちによれば、ある特別な食事法にしたがうか、特定の製品を使用することで、アルコールやカフェイン、タバコ、油脂、砂糖などの物質にさらされたために体に蓄積した毒素の排出を促進できる。ゆえにデトックスで健康状態を改善できる、というのが彼らの主張である。

デトックスの方法

あらゆる産業がおびただしい数のデトックス法と製品を売り込んでいる。その中には食事療法や断食、食品サプリメント、さらには腸洗浄といった、器具を体内に挿入する処置まで含まれる。

天然の生産物ならば解毒できるか？

動物を使った研究では、コリアンダーが重金属の排出を促進する可能性を示す、きわめて限定的な証拠があるとはいえ、重金属中毒は治療を必要とする深刻な症状である。

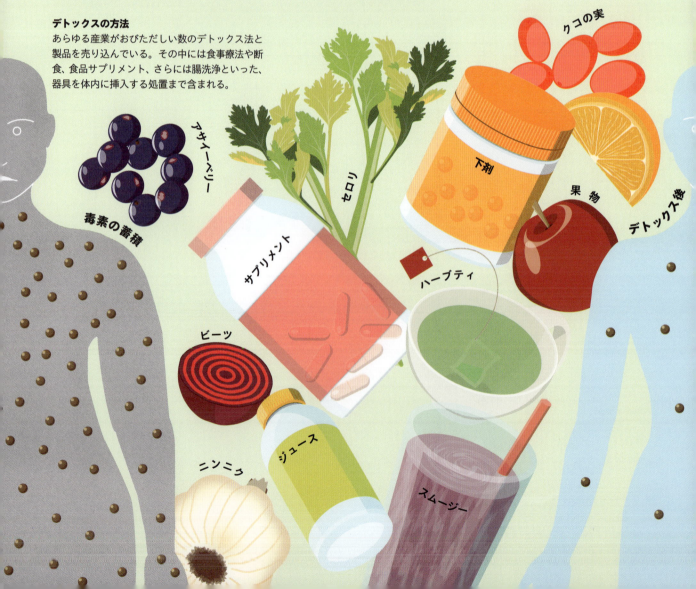

毒素とは何か？

大量に摂取すれば多くの物質は有害である——水でさえそうである。とはいえ、体には肝臓と腎臓をはじめとする有能な器官が備わっていて、毎日余分な有害化学物質を無毒化するか排出している。毒素はデトックスの唱道者が主張するほど体内に蓄積しない。とはいえ、いくつかの例外はある。脂肪に溶ける危険な化学物質が、体内の貯蔵脂肪に徐々に蓄積することはある。そうした物質にできるだけさらされないようにするべきである。

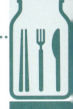

 POPs
残留性有機汚染物は塗料やインク、残留農薬から生じる。

 ヨウ素
検査でヨード造影剤を大量に摂取すると、特に腎機能に障害のある人には有害なことがある。

 毒性金属
魚には水銀などの重金属が含まれている可能性がある。食物連鎖で蓄積するので、捕食性の魚は危険性が高い。

普通の健康な人はデトックスの必要などない

デトックスの実際

体には、私たちが摂取した望ましくない物質の大半を除去するきわめて精巧な方法がある。したがって、「デトックス」という言葉に客観的妥当性があるかどうか疑わしい。一般的な医学的見解によれば、デトックスというのは市場での販売促進用の作り話にすぎず、時間と金の無駄である。

結腸洗浄

結腸洗浄とは、直腸から結腸に液体（多くはハーブを混ぜた液体だが、コーヒーの場合も）を挿入し、そこに一度ためてから排出するという、危険をともなうおそれのある処置である。支持者たちがなんと主張しようと、結腸を掃除する必要などなく、この処置で結腸の内壁に穴があき、重篤な合併症に至る可能性がある。結腸洗浄が原因の感染症で亡くなった人さえいる。

製品	主張	実際
ハーブティ	ハーブティは体内の組織から毒素を排出するのに役立つ	ハーブティには利尿作用があるので、尿の量を増やす——「洗い流す」ように見える
サプリメント	サプリメントは科学的に開発されたビタミンの調合により毒を除去する器官のはたらきを高める	欠乏症の場合には有益だが、解毒成分に関しては根拠がない
スーパーフード	ニンニクなどの食品は体内の毒素の蓄積を抑えるのに役立つ	私たちの健康に欠かせないビタミンとミネラルを大量に含む場合がある
デトックスパッチ	デトックスパッチは皮膚を通して毒素を出す	皮膚を通して毒素が排出されるという考えを裏付ける根拠はない
カロリー制限	断食、あるいは低カロリー食は、毒素の排出と体重の減少を促進する	体が機能するために必要な栄養素を体に与えないと、深刻な健康問題が生じる
下剤	下剤は結腸の浄化を促進する	定期的に使用すると依存症になることがある——下剤がないと老廃物を通過させるのに一苦労するかもしれない

人気のダイエット法

2014年の世界保健機関（WHO）の報告書が、世界の成人の39%は標準より太り過ぎか肥満としたように、かつてこれほどまでにダイエットが流行った時代も、また必要な時代もなかった。だがダイエット法はたくさんあるものの、どれが健康的で効果があると科学的に証明されているのだろうか？　あるダイエット法に関しては統一的見解が明らかだが、その他の方法に関して結論はまだ出ていない。

ライフスタイルの選択

「ダイエット」という言葉は、一定期間内での食習慣の一時的な変更か、かなりの修正について述べるために使われることが多い。減量というのはたいていこうした方法で達成されるが、長期にわたりライフスタイルを改めなければ、成果を維持する可能性は低い。それどころか、ダイエットで食事制限していた人が以前の食習慣に戻るだけなら、落とした体重はほぼ確実にもとに戻る。持続的な減量と維持のためには、健康によい選択が生涯続く行動に変わる必要がある。

2025年までに世界の**肥満率は男性で18%**と**女性で21%**に達するかもしれない

急激なダイエットはうまくいくのか？

超低カロリーの食事で急激に体重を落とすことはできるが、たとえ何も食べないにしても、1週間で約1.5kg以上の体脂肪を減らすのは基本的に不可能である。

ダイエット法	ゴールは何か？　どういう効果があるとされるのか？
低カロリー	減量のための基本的な方程式とは、カロリーの摂取量を消費量よりも少なくすることである——カロリー計算はこれを確実におこなうのに役立つ。
低脂肪	脂肪はカロリーが高いので、その摂取量を減らすことで総摂取カロリーを削減し、減量を促進する。以前はコレステロールと心疾患のリスクを減らすのにも役立つと考えられていた。
超低カロリー	超低カロリーダイエットは、カロリー摂取量を徹底的に減らすことで、短期間の急速な減量を促進する。
低糖質	その主張によれば、炭水化物は脂肪よりも蓄積されやすい。炭水化物を減らせば、体はケトーシス（ケトン症）の状態になり、脂肪の蓄えを燃やし始めるので体重が減少する。
低GI（グリセミック指数）	グリセミック指数は食品がどれだけ血糖値をすばやく上昇させるかを測る。低GI食品はより長い時間満腹感を保って、体があまり多くインスリン（脂肪の貯蔵を促進する）を産生しないようにする。
高繊維	繊維はお腹を満たし、長時間満腹感を保つので、食べる必要があると感じる量を減らす。繊維の多くは消化されないので、多くのカロリーをもたらさない。
地中海式	地中海地域の人々は長生きで健康的な生活を送っている。同じ恩恵を受けることを期待して、多くの人々が彼らの食事を見習おうとしている。
旧石器時代	支持者は、私たちは旧石器時代から進化していないので、農業によって作り出された食品を体は処理できないと主張する。祖先の食事に切り替えることでより健康になれる、と断言する。
断続的断食	カロリーの摂取を1日の特定の時間か、決まった曜日に制限することで、総摂取カロリーを減らし、脂肪燃焼と減量を促進することを目指す。
クリーンイーティング	「自然食」のアプローチにもとづくクリーンイーティングは、できるだけ質の高い食品を摂取して満腹感をより長く持続し、摂取する食物への意識を高めるため、いかなる「加工」食品も避けるよう助言する。
アルカリ性	主張によれば、酸を産生する作用のある食品を食べると、体はpH値を調整するために懸命にはたらかなくてはならない。アルカリを産生する食品を食べることでこの圧力をやわらげ、健康状態を改善する。
マクロビオティック	この方法は、季節に合わせて、地元で生産されるバランスの取れた食品を摂取することに重点を置く。厳格なガイドラインではなく、摂取される食品は人により異なる。
血液型	提唱者の主張によれば、血液型によって食物の消化方法は異なる。健康状態を最適にするために、血液型に合わせた適切な食品を食べるべきである。

第5章 食事
人気のダイエット法

失敗するダイエット法

英国で常に人気のダイエット法、キャベツスープダイエットは、主に低カロリーのスープを1週間食べ続ける方法だが、多くの専門家が、減るのは水分だけで、急場しのぎの対処法にすぎないと批判する。カロリーの摂取量が減少すると、体はグリコーゲンを燃焼するが、この時グリコーゲンが保持していた水も放出される。「水の重さ」の分減っただけで、またすぐに戻る。

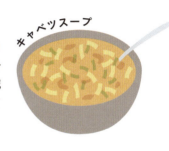
キャベツスープ

何で構成されているのか？ 何を食べ、何を避けるのか？	効果があるという根拠はあるのか？
食べ物の制限はないが、分量は管理され、低エネルギー密度の食品が好まれる。	ある——カロリー摂取量を少なくするのは絶対に確実な減量法だが、食べたものをすべて突きとめる必要があるので、続けるのは難しいかもしれない。
実践者はチーズやヨーグルトなどを低脂肪製品に換え、肉は脂肪分の少ない部位を食べる。油やスプレッドなどの高脂肪食品の摂取は制限される。	低脂肪製品は糖分が多いことが多く、満腹感も長くもたないかもしれない。カロリーを削減する方法であるが、多少の脂肪（オリーブ油や脂の多い魚に含まれている不飽和脂肪酸など）は体の健康に必要である。
1日の何食か、あるいは3食すべてが既成の「栄養バランスの取れた」低カロリー飲料かスープ、あるいはバーになる。それ以外に摂取するのはすべて、ヘルシーで、低脂肪の食品でなくてならない。製品が高額な場合もある。	最初はすぐに体重が減少するかもしれないが、製品には通常の食品の利点の多くが欠けている。長期間続けるのは不可能なうえ、食習慣は変わらないままなので、ダイエットをやめるともとの体重に戻ることが多い。
パン、パスタ、穀物、デンプン質の野菜が禁止される。極端な場合、ダイエットの始めたばかりは果物と野菜の多くが禁じられる。タンパク質と脂肪は制限がない。	精製された炭水化物はエネルギー密度が高いうえ、つい食べ過ぎてしまうので、制限は理にかなっているが、果物と野菜まで除外するのは賢明ではない。短期の減量には役立つかもしれないが、長期にわたる影響については明らかではない。
全粒粉（未精白）製品は一般にGIが低いため、精白製品よりも推奨される。炭水化物だけがGIの評価の対象なので、脂肪とタンパク質は制限されない。	低GI食品が常に健康によいわけではない——たとえば、ポテトフライはゆでたジャガイモよりもGI値が低い。しかし肥満と、2型糖尿病など肥満に関連した病気の予防と治療には有効かもしれない。
全粒シリアル、果物、野菜（特に皮つき）が繊維のすぐれた供給源である。大部分の加工食品は該当せず、脂肪とタンパク質には繊維が含まれない。	高繊維食は減量に役立つうえ、ある種のがんのリスクの軽減、コレステロール値の減少、有益な腸内細菌の増加など、他にも多くの健康効果がある。
伝統的な地中海地域の食事は新鮮な野菜、全粒穀物、オリーブ油、ニンニク、それに魚、果物、ワインを中心にしている。砂糖、赤身肉、加工食品は制限される。	オリーブ油が加齢に関連したさまざまな病気から守るという根拠はいくつかある。植物を主材料とした、繊維の豊富な食事法もオリーブ油をよい選択にする。
ほとんどの穀物と乳製品は禁止されているが、たくさんの肉と葉物野菜、ナッツは摂取される。加工食品、塩、砂糖も避ける。	加工食品を少なく、野菜を多く摂るのはよいが、私たちの大半が穀物の消化に問題を抱えるという主張に根拠はない。私たちの先祖は決まった食事をしていたわけではなく、もっと多様な食事に適応してきた。
支持者は、期間中の一部は普通に食べ、特定の日か特定の時間内は徹底的にカロリーを制限する。きわめて限定的な断食法では、500kcalの摂取だけ認められる。	断食が健康に有益な効果をもたらす可能性を示す最近の研究結果がある。非断食日に制限がないのが、現代の忙しいライフスタイルに合っているので、多くの人々がこの方法で体重を減らしている。
チアシード、クコの実、オーガニックケールなど、高価な「スーパーフード」に主眼がある。普通の砂糖は禁じられているが、ハチミツ、メープルシロップ、ココナツシュガーは、自宅で加工される食品同様、大丈夫である。	まともな方針もある（果物と野菜はより多く、精製された炭水化物、砂糖、塩はより少なく）が、非論理的なアドバイスもある——ハチミツに含まれる糖も精製された砂糖と同じ程度に体に悪い。
体をもっとアルカリ性にするためにレモン水が推奨される。果物と野菜は推奨されるが、乳製品とほとんどの穀物は禁止されている。	血液のpHが厳しく管理される。酸性の血液は重い病のしるしであろうから、レモン水を飲んでも役に立たないだろう。とはいえ、新鮮な果物と野菜を中心に据えているのはよい。
全粒穀物、野菜、豆が推奨される。乳製品、卵、肉、トロピカルフルーツ、ナス科の野菜（トマトとナスを含む）は避けられる。	フードマイレージと肉の消費量の削減にはよいが、信奉者は健康によい食品を摂りそこねることになる。脂肪と砂糖を制限し、野菜と全粒穀物を中心にしているので、体重の減少には役立つかもしれない。
いつ血液型が進化したか、またその当時祖先が何を食べていたかにもとづいている。O型は肉が豊富な「旧石器」式の食事を摂るべきだが、A型は菜食、B型は乳製品を多く摂るべきとされる。	血液型が食べ物の処理の仕方に影響を与える、あるいはこのダイエット法が健康を改善するという根拠はない。血液型が進化した時期に関する説は、遺伝学の研究成果によって誤りが立証されている。

アレルギー

アレルギーとは、通常は無害なはずの物質に対する体の過敏な免疫反応である。食物アレルギーは、軽い不快感から命にかかわる反応まで、さまざまな症状を引き起こす。

アレルギーのしくみ

食物アレルギーのある人の場合、特定の種類の食物に含まれる特定のタンパク質にさらされると、体の免疫系が不適切な反応を引き起こす。免疫系が、体のさまざまな部位を悪化させるか炎症を起こさせる化学物質を血流に放出させる。食物アレルギーは、かゆみや湿疹などの皮膚の問題と、吐き気と下痢などの消化の問題をもたらす場合がある。重篤なアレルギーは喘息の症状、あるいは、命にもかかわる全身反応、アナフィラキシーさえも引き起こす。

 英国では**大人の1〜2%**と**子どもの8%**に**食物アレルギー**がある

 ピーナッツ

増加しているアレルギー

食物アレルギーは先進諸国で増加しているが、まだその理由は科学的に解明されていない。「衛生仮説」として一般に流布している見解は、子どもたちが昔ほど細菌などの病原体に遭遇しなくなっていることが免疫系の自然な発達に影響をおよぼしているとする。他の説によれば、食事や抗生物質、衛生状態を含めた現代の生活様式が腸内細菌叢に干渉しているとされる。腸内微生物が私たちの免疫系を抑えることはわかっているので、免疫細胞がどの程度刺激に誘発されてアレルギーを引き起こすかは、こうした干渉が影響をおよぼしているのかもしれない。

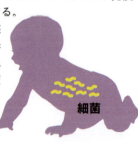 細菌

最初の曝露

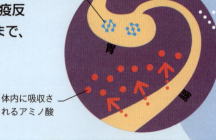

ピーナッツに含まれるタンパク質が摂取される

体内に吸収されるアミノ酸

1 吸収されるタンパク質
引き金となる食品——この場合はピーナッツ——が摂取されると、中に含まれるタンパク質がアミノ酸に分解され、腸を通じて吸収される。曝露は皮膚の接触や吸入による場合もある。

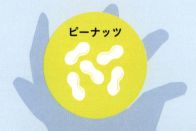

免疫細胞

免疫細胞によって放出される抗体

2 抗体が産生される
ピーナッツに対してアレルギーがある場合、免疫細胞が特定のアレルゲンに特有の抗体を産生する。抗体は血液内を移動する。

肥満細胞に結びついた抗体

肥満細胞

3 肥満細胞
抗体は肥満細胞と呼ばれる白血球の表面に結合すると、感作する。この段階ではアレルギーの症状は起こらないが、細胞は2回目の曝露への準備ができている。

症状が起きない

第5章 食事アレルギー

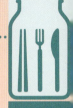

アレルギーの診断法
問診（詳細な病歴）と、食べ物に特有な抗体を調べるプリックテストか血液検査の組み合わせが食物アレルギーの診断に使われている。食物の除去と、ブラインド法プラセボ対照経口負荷試験も有効だが、医師の監視下で注意深く実施される必要がある。

皮膚プリックテスト
医師がごく少量の疑わしいアレルゲンで患者の皮膚を刺すと、腫れや赤みという形で局所的なアレルギー反応が生じる。

治療の選択肢
アレルギーの主な治療は引き金となる食品を避けることだが、これはかならずしも容易ではない。深刻な症例では、アレルゲンがごくわずかでも反応を引き起こす。アレルギー反応の症状を予防と緩和するために薬が用いられている。花粉症などの軽いアレルギーに対しては、抗ヒスタミン剤が、受容体がヒスタミンと結びつくのを阻止することで役に立つかもしれない。

自己注射器

緊急処置
重いアレルギー症状のある人は緊急処置用にアドレナリンの自己注射器（ばねが装填してあり、自分で打てる注射器）を2本持ち歩く必要がある。アドレナリンは血管を狭めて血圧を上昇させ、腫れを抑える。

次の曝露

腫れた唇

腫れた喉

肥満細胞

抗体に結びつくタンパク質

4 タンパク質が抗体に結びつく
次の曝露で、脂肪細胞がタンパク質アレルゲンを識別すると、アレルゲンはその後脂肪細胞の抗体と結びつく。これによって顆粒消失と呼ばれる過程が活性化する。

症状が起きる

腫れた手

ピーナッツ

肥満細胞

ヒスタミンなどの化学物質が放出される

腹痛

極端な場合のみ

全身に広がるアレルギー反応

体全体に放出される化学物質

5 肥満細胞が化学物質を放出する
肥満細胞は顆粒構造を失うので、ヒスタミンと他の化学物質を血液中に放出する。さまざまなアレルギー症状をもたらすのは、体に対するこれら化学物質の作用である。

6 アナフィラキシー（過敏症）
アナフィラキシーとして知られる深刻な症例では、全身がきわめて短時間のうちに影響を受け、喉の腫れ、激しい喘息、血圧の急降下などのきわめて危険な症状が組み合わさることがある。救急処置が必要となる。

不耐症

体が食べ物の成分を消化できない時、不耐症が起きる。不耐症は免疫系を悪化させない点でアレルギーとは異なる。さまざまな食品に対する不耐症があるうえ、生まれつき不耐症の場合もあれば、年をとってから過敏になる場合もある。

乳糖不耐症
このタイプの不耐症がもっとも多い。乳糖を分解する酵素であるラクターゼの欠損により起こる。この酵素がないと、乳糖は結腸で細菌によって発酵される。

何が不耐症の原因か？
不耐症は、栄養の分解を促進する特定の消化酵素を持っていない場合に起こる。食品に含まれる人工添加物や天然の化学物質、毒素といった成分が不耐症を引き起こすこともある。症状は食後に現れることが多く、何日間も続く。症例により異なるが、一般的に吐き気、鼓脹、腹痛、下痢をともなう。まれに胃腸炎や抗生物質の処方後に一時的な不耐症が現れることがある。

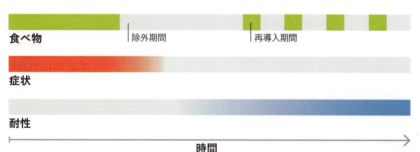

ガラクトース

ブドウ糖

診断
不耐症は症状が後から現れるうえ、複数の不耐症が共存していることがあるので、診断が難しい。除去食では問題を起こすと考えられる食品を数週間食事から取り除き、患者の症状が改善されているか観察する。その食品が再開されたとたんに症状が起きれば不耐症の診断がくだされる。

食べ物 ｜ 除外期間 ｜ 再導入期間

症状

耐性

時間

耐性を生み出す
不快な症状をもたらす食品を長期にわたり除去すると、耐性を増やすことがある。その食品を再び少量摂り入れた時に耐性を示して、症状が時とともにやわらぐことがある。

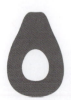 **アボカド**などの食品に含まれる、**チラミン**という**アミノ酸**に対する**耐性のない**人もいる

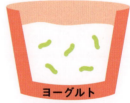
ヨーグルト
生きた培養菌
生きた培養菌（細菌）入りのヨーグルトが乳糖不耐症の症状をやわらげることがある。細菌があなたにかわって乳糖を分解してくれるからである。

第5章 食事不耐症 208/209

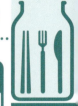

小腸

ラクターゼ（乳糖分解酵素）
乳糖

1 小腸の中の乳糖
小腸の壁の内部を覆う細胞が乳糖に遭遇すると、乳糖消化酵素のラクターゼを産生し始める。

2 ラクターゼによって消化される乳糖
ラクターゼが乳糖を2種類の糖——ガラクトースとブドウ糖に分解する。

3 ガラクトースとブドウ糖が吸収される
2種類の細かくなった糖はその後小腸によって血液に吸収される。

1 未消化の乳糖
乳糖不耐症の人はラクターゼがないので、乳糖は小腸で吸収されずに大腸へ移動する。

どうして年をとってから乳糖不耐症が発現することがあるのか？
ラクターゼの産生は年とともに徐々に減るため、年を取るにつれ、乳製品を消化する力も弱まるのかもしれない。

カンジダ菌とは何か？

カンジダ菌はもともと体内に生息する酵母の一種で、主に口と膣の中にいる。正常な腸内細菌叢の一部として腸内に生息していることもある。腸内でのカンジダ菌の異常繁殖が過敏性腸症候群を引き起こすと一般に考えられているが、逆の可能性を示す研究がある。すなわち過敏性腸症候群の発症により腸内バランスが崩れ、カンジダ菌が繁殖した結果、過敏性腸症候群や食物不耐性によく似た吐き気、ガス、下痢といった症状を起こしている可能性がある。カンジダ菌は誤ってこうした症状の「原因」にされているのかもしれない。

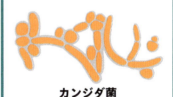

カンジダ菌

細菌が乳糖を発酵させる

2 細菌による発酵
大腸で細菌が乳糖を発酵し、その過程でガスと酸を産生する。

3 腸の中で分裂状態
酸が水分を腸に引き寄せるために下痢を引き起こすと同時に、発酵によって発生したガスが鼓脹と不快感をもたらす。

細菌によって放出されるガスと酸

大腸

未消化の乳糖が大腸に入る

アレルゲン除去食

食物アレルギー、あるいは不耐症に苦しむ人にとって、唯一の治療法は原因となる食品を避けることである。残念ながら、注意しないと特定の栄養素が不足することになる。

アレルギーと過敏症

特定の食べ物に含まれるタンパク質に対する体の有害な免疫反応が、かゆみと発疹から吐き気とアナフィラキシーショックまで、さまざまなアレルギー症状をもたらす。食物アレルギーにかかっている子どもは20人に1人よりも多いが、大人の数はもっと少ない。食物不耐症の場合、その症状は、特定の消化酵素の不足（乳糖不耐症の場合）か、食品内の化学物質の直接の作用によって起こる。

食物アレルギーは地域により異なる。アジアでは米アレルギーがよくあるアレルギーのひとつである

原因となる食品（アレルゲン）

英国とヨーロッパで販売される包装済みの飲食物は、右に示した成分を含む場合、ラベルにはっきりと表示しなければならない。とはいえ世界の他の地域では別の食品の方が一般的な場合もある。

乳の栄養素	かわりの供給源
カルシウム	葉物野菜、栄養強化した代替ミルク製品
亜鉛	赤身肉、全粒穀物
ビタミンB_2	牛レバー、ラム肉、アーモンド
ビタミンD	日光、脂の多い魚、栄養強化した代替ミルク製品、栄養強化したシリアル

乳製品抜きの食事

乳製品を除外すると貴重な栄養源を失うことになるが、牛乳製品を大豆、米、ナッツ乳を原料とする代替品と交換するのは割合たやすい。乳製品に含まれるカルシウム、亜鉛、ビタミンのかわりとなる代替品も豊富にある。

ナッツ（木堅果）類

カシューナッツ、ブラジルナッツ、ヘーゼルナッツ、クルミ、アーモンドが含まれるが、マメ科植物のピーナッツはここに含まれない。ナッツアレルギーのある人は、通常大半のナッツ類に過敏である。

卵

卵は、特に幼い子どもたちの間でもっとも一般的な食品アレルギーである。幸い、ほとんどの子どもたちは10歳になるまでに卵アレルギーがなくなる。

カラシ

きわめてまれだが、カラシアレルギーは、フランスのようにカラシ――カラシの種を含む――が食事で大きな役割を演じる国ではそれほどめずらしくないものとされる。

ルピナスの種子

ルピナスはピーナッツと同じ種に属すマメ科植物で、ピーナッツのようにアナフィラキシーを誘発する。ルピナスの粉と種子はパンとパスタの材料に使われることがある。

軟体動物

軟体動物にはホタテ、ムール貝、ハマグリ、カキ、タコ、イカが含まれる。これらはごく最近になって、アレルゲン表示が義務づけられるEUの食品リストに加えられた。

乳

牛乳（か他の動物の乳）はもっとも一般的なアレルギー誘発食品のひとつで、特に子どもに多い。非アレルギー性の乳糖不耐症とは区別される。

大豆

大豆は加工食品やアジアの調味料に広く用いられている。大豆に対するアレルギーはきわめて一般的で、特に幼い子どもによく見られるが、症状は普通軽い。

第5章 食事
アレルゲン除去食

ピーナッツ

もっとも一般的な食物アレルギーであるピーナッツアレルギーはここ数年子どもたちの間に増えている。たとえ微量でもさらされると、死の危険もあるアナフィラキシーを起こす可能性がある。

グルテン

小麦、ライ麦、大麦に含まれるグルテンへの不耐症が、おそらくは食生活の西洋化と、米から小麦製品への切り替えのため、世界中に広まっている。

グルテンの豊富な食品の栄養素	かわりの供給源
食物繊維	豆類、果物、野菜、ナッツ
ビタミンB群	玄米やキヌアなどのグルテンを含まない全粒穀物
ビタミンD	日光、脂の多い魚、強化乳製品
葉酸	葉物野菜、豆
鉄	肉、葉物野菜
カルシウム	乳製品
亜鉛	赤身肉、乳製品
マグネシウム	葉物野菜、ナッツ、種子

魚

マグロ、サケ、オヒョウ（カレイの一種）などの魚で重いアレルギー反応を引き起こす人々がいる。ビブリオ属の細菌が放出するヒスタミンへの反応である食中毒と混同してはならない。

甲殻類

重いアレルギー反応を一番多く起こすとされている、カニ、ロブスター、エビへの甲殻アレルギーは、通常大人になって現れる。

グルテン抜きの食事（グルテンフリー食）

さまざまなグルテンフリー食品を利用できるが、グルテンを抜いた食事は栄養が不足することがある。繊維、ビタミン、ミネラルの不足を改善するのに役立つ未加工の自然食品は数多くある。

ゴマ

ゴマの種子は粉、油、ペーストの形でも食べられている。比較的めずらしいが、ゴマアレルギーは他の食品へのアレルギーがある人々にはよく見られる。

亜硫酸塩

亜硫酸塩は酢漬け食品や乾燥食品、アルコール飲料などの保存料として用いられている。めずらしいが、不耐症は喘息のような症状をもたらすことがある。

セロリ

セルリアックとセロリに対する曝露がアナフィラキシーショックを含む重い症状を引き起こすことがある。ヨーロッパ諸国でもっとも多い。

除去食の危険性

除去食を続けると、子どもの場合は特に栄養失調にかかる危険性がある。子どもが食事からタンパク質と炭水化物、脂肪、および必須ビタミンとミネラルをバランスよく摂取することができなければ、成長と発達に悪い影響をおよぼし、さまざまな病気にかかる恐れがある。アレルギーのある子どもを持つ親が、子どもの食事に欠けている栄養をどのようにして補うか理解することが重要である。

成長が妨げられる

複数の食物アレルギーのある子どもたちは、同じ年齢の平均よりも背が低い傾向が見られるため、食事が原因の発達障害と考えられる。

正常　発育不全

くる病

乳アレルギーが原因でカルシウムとビタミンDの不足によるくる病（骨軟化症）にかかる子どももいる。

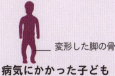
変形した脚の骨
病気にかかった子ども

食事と血圧

何を食べたり飲んだりしているかが、その他のライフスタイルの選択とともに、私たちの血圧に直接影響をおよぼす。高血圧（症）は循環器系疾患を引き起こしかねない長期的な内科疾患である。とはいえ、この「サイレントキラー（音もたてずに忍び寄る殺し屋）」は予防も治療も可能である。

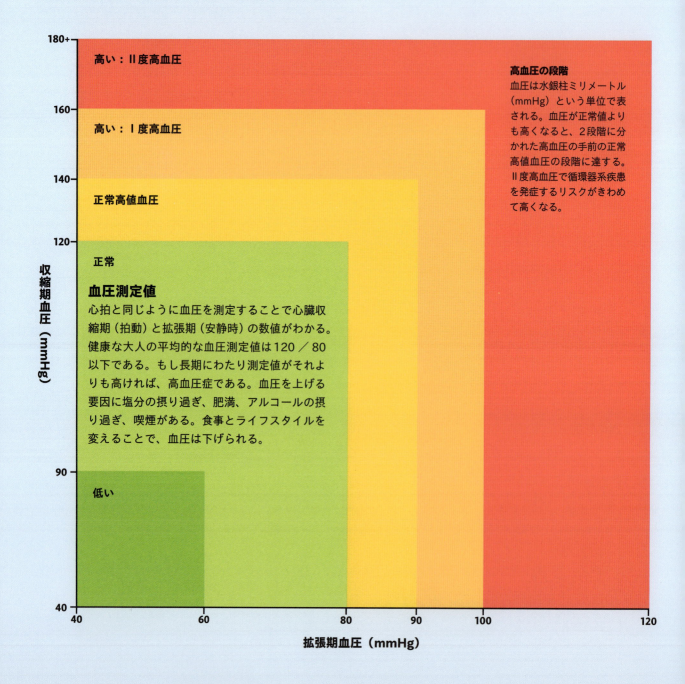

高血圧の段階
血圧は水銀柱ミリメートル（mmHg）という単位で表される。血圧が正常値よりも高くなると、2段階に分かれた高血圧の手前の正常高値血圧の段階に達する。Ⅱ度高血圧で循環器系疾患を発症するリスクがきわめて高くなる。

血圧測定値
心拍と同じように血圧を測定することで心臓収縮期（拍動）と拡張期（安静時）の数値がわかる。健康な大人の平均的な血圧測定値は120／80以下である。もし長期にわたり測定値がそれよりも高ければ、高血圧症である。血圧を上げる要因に塩分の摂り過ぎ、肥満、アルコールの摂り過ぎ、喫煙がある。食事とライフスタイルを変えることで、血圧は下げられる。

どうして高血圧は危険なのか？

高血圧には症状がほとんどないが、治療されなければ心臓は次第に肥大し、効率的に動かなくなる。徐々に血管、腎臓、目、その他の部分がそこなわれていく。血圧が上がるにつれ、動脈の壁は厚みと強度を増すので、動脈は狭くなり、血液の流れを遅くしたり、止めたりする恐れさえある。これが心臓発作、心不全、脳卒中のリスクを高める

塩を断つことができなければ？

普通の塩のかわりに減塩しおが利用可能である。通常ナトリウムでなくカリウムが入っている。だが、カリウムの摂り過ぎは腎臓に問題のある人には危険な場合がある。

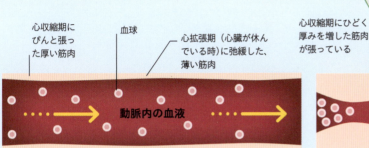

正常な動脈
正常な血圧は、心臓が鼓動すると高くなり、弛緩すると低くなる。動脈壁の筋肉は、拍動に合わせて緊張と弛緩を繰り返すことで、これらの変動に対応する。

狭くなっている動脈
血圧が高ければ、あなたの動脈は圧力に耐えるために一生懸命はたらかなくてはならないので、動脈の壁は強く厚くなる。動脈が狭くなるにつれ、血圧はさらに上昇する。

食事による解決策

血圧を下げる一番の方法は、塩分の摂取量を減らして健康的な体重を維持することである。ナトリウムが塩の中の危険な成分なので、低ナトリウム塩に変えれば改善するかもしれない。合衆国で提唱されたダッシュダイエット（DASH──高血圧予防治療のための食事療法）は、塩や飽和脂肪酸、アルコールを減らすのはもちろん、果物や野菜、全粒粉をより多く摂ることに重点を置く。この食事療法は体重の減少を目標にしているわけではないが、分量を減らせば簡単に応用できる。ダッシュダイエットによって血圧が下がり、コレステロールが減り、インスリン感受性が改善することは証明されている。

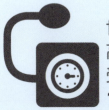
世界中で、高血圧の治療を受けていない人の数は**10億人を超える**

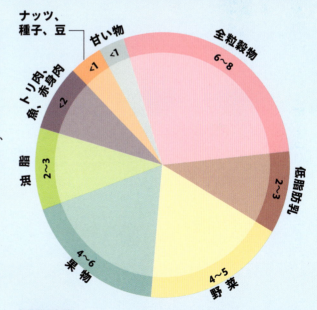

食品群の割合
ダッシュダイエットが提案する各食品群の1日の量と割合。ナッツ、種子、豆は週に4、5皿、甘い物は週5皿以下の摂取が推奨される。

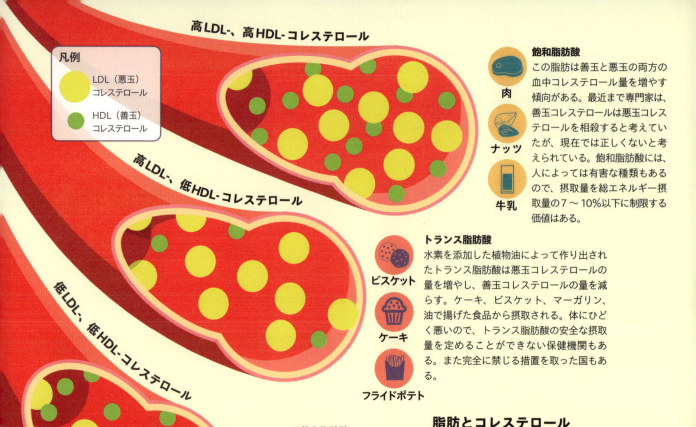

心疾患と脳卒中

先進国の主な死因である心疾患の発症において食事は重要な役割を演じる。ある食品を減らし、別の食品を多く食べることで、高コレステロール値、高血圧、肥満など、心疾患と脳卒中の原因となる基本的な症状の進行を阻止することができる。

心疾患にかかっても回復は可能か？

食事とライフスタイルを抜本的に見直すことで、病気の進行を止め、心臓への血液の流れを改善した人々もいる。

第5章 食事
心疾患と脳卒中　214/215

コレステロールと心疾患

抗酸化物質にとぼしい食事をしている人々の場合、血中コレステロールの量が多すぎると、動脈の壁に脂肪堆積物（アテローム）の蓄積をもたらす。体は動脈壁を膨張させ厚くする炎症反応で応じる。これが血液の流れを制限し、その箇所から先の組織は酸素が欠乏する。このことが冠状動脈で起きると、心臓組織の死につながる可能性がある。たくさんの組織が死滅すると、心臓発作か心不全が起きる可能性がある。

610,000

毎年**心疾患**が原因で亡くなる**アメリカ人**の数

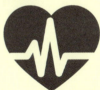

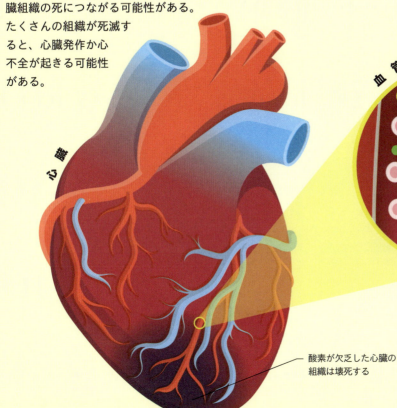

心臓

血管

血球

LDL（悪玉）コレステロールが血管の壁に脂肪を運ぶ

厚みを増す動脈壁

脂肪堆積物の蓄積（アテローム）

HDL（善玉）コレステロール

狭まった動脈

酸素が欠乏した心臓の組織は壊死する

制限される血液の流れ

悪玉コレステロールは脂肪を動脈の壁まで運んで脂肪堆積物を形成し、動脈を狭める。脂肪堆積物はやがて破裂して、完全に血管をふさぐ血栓の原因となる。脳の動脈にこの種類の閉塞が生じたら、脳卒中になる。

心臓と脳によい食べ物

ある種の食品は血液をさらさらにすることで心臓によい効果をもたらす。オメガ3脂肪酸の摂取は血液の「粘り」を薄めて、凝固のリスクを減らす。ニンニクも同じ効果があると考えられる。他の食品は血管を広げて（膨張させて）、より多くの血液を通過させる。一酸化窒素の産生を促す葉物野菜は、このようにして血管を弛緩させることで知られる。また適度なアルコール摂取が、心疾患と脳卒中のリスクを下げる可能性がある（165頁参照）のも、そうしたしくみかもしれない。

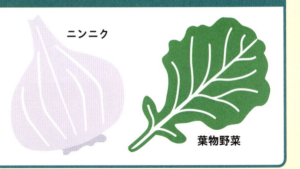

ニンニク

葉物野菜

糖尿病

インスリンは筋肉と脂肪細胞がブドウ糖を吸収するのを促進するホルモンである。糖尿病は膵臓がインスリンを産生できないか、細胞のインスリンの感受性が悪くなると発症する。細胞がブドウ糖を吸収できなければ、血糖値は危険なまでに高くなることがある。

1型と2型

1型の場合、膵臓のインスリン産生細胞が損傷しているため、わずかしかインスリンを産生しないか、まったく産生しない。2型の場合、膵臓はインスリンを分泌するが、筋肉と脂肪細胞がインスリンに反応せずブドウ糖を吸収しないので、血糖値が高くなる。1型は通常若いうちに発症するが、2型は年取ってから発症しやすく、肥満と関係がある。患者の90%を占める2型が世界中で増えている。

長期のリスク

時が経つにつれ、高血糖は全身に組織を供給している血管を傷つける可能性がある。その結果、目と腎臓をそこない、さまざまな循環器系疾患のリスクを増す可能性がある。

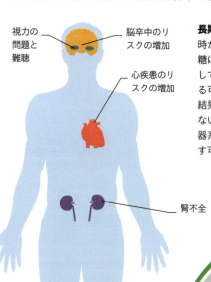

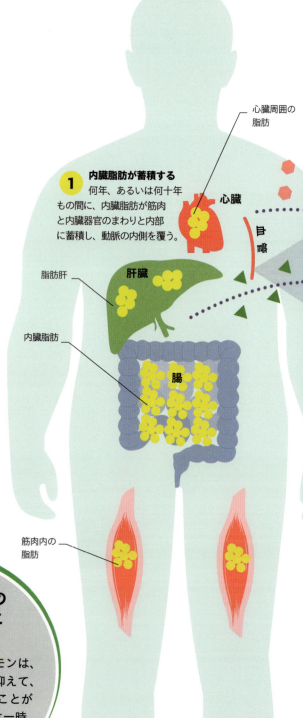

どうして妊娠期の女性が糖尿病にかかるのか？

妊娠期に産生されるホルモンは、時にインスリンの作用を抑えて、妊娠糖尿病を引き起こすことがある。ほとんどの場合は一時的な症状である。

第5章 食事
糖尿病   216/217

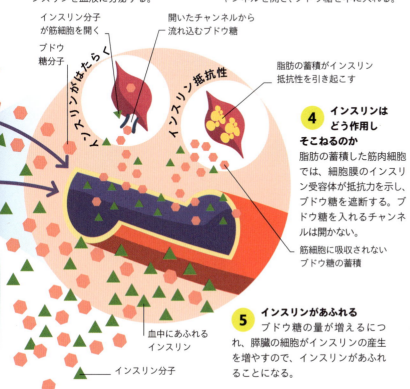

2 ブドウ糖が組織に入る 食物の炭水化物が消化され、ブドウ糖が血液に入る。これが引き金となって膵臓の細胞がインスリンを血液に分泌する。

3 インスリンはどう作用すべきか 血糖値が上がると、膵臓はインスリンを産生する。インスリンが筋肉と脂肪細胞の受容体を刺激し、細胞膜のチャンネルを開き、ブドウ糖を中に入れる。

インスリン分子が筋細胞を開く
開いたチャンネルから流れ込むブドウ糖
ブドウ糖分子
インスリンがはたらく
インスリン抵抗性
脂肪の蓄積がインスリン抵抗性を引き起こす

4 インスリンはどう作用しそこねるのか 脂肪の蓄積した筋肉細胞では、細胞膜のインスリン受容体が抵抗力を示し、ブドウ糖を遮断する。ブドウ糖を入れるチャンネルは開かない。

筋細胞に吸収されないブドウ糖の蓄積
血中にあふれるインスリン
インスリン分子

5 インスリンがあふれる ブドウ糖の量が増えるにつれ、膵臓の細胞がインスリンの産生を増やすので、インスリンがあふれることになる。

予防と管理

体重を落とすのが2型糖尿病を予防と管理するためにできる、何よりも最善なことである。地中海式食事法が血糖値を安定させるのに役立つという研究結果があり、いくつかの研究から、低糖質食、低GI食、高タンパク食も有益であることが示唆されている。

好ましい	好ましくない
毎日たくさんの非デンプン質の果物と野菜を食べる	糖質とカロリーを含む加工食品をたくさん食べる
食事計画をたて、グリセミック指数に詳しくなる	食べ過ぎ──血糖値を急激に上昇させる原因となる
血を薄めるのに役立つ水をたくさん飲む	不規則な食事の時間と回数──血糖値を急激に低下させる
特に果実飲料に含まれる、隠れた炭水化物に気をつける	大量のアルコール摂取──血糖値を上げたままにする可能性
健康によい脂肪と低糖質の代替食品を選ぶ	塩分の摂り過ぎ──高血圧が糖尿病ではよくある

肥満とインスリン抵抗性

肥満は2型糖尿病の予兆となる有益な指標である。どちらの世界的な割合もほとんど疫病並みに増えている。太り過ぎている人の大部分は、外見から明らかな皮下脂肪に脂肪があるだけではなく、体中に隠れた脂肪がある。この脂肪が筋肉と脂肪細胞のインスリンへの耐性を増すので、細胞が反応しなくなり、どんなにインスリン量が増えてもブドウ糖を吸収しない。すると糖分が血液に蓄積する──あまりに多いので、血液をシロップのようにどろどろにし、感染しやすくする。

糖質の計算

1型糖尿病にかかっている人と、2型糖尿病の薬を服用している人は、口にするすべての食事や間食に含まれる糖質の量を計算することにすれば、後でどれだけインスリンを注射すればいいかわかる。過剰に薬を摂取すると「低血糖症」──重症になるときわめて危険な低血糖症状の発現──を起こす可能性がある。

世界保健機関は**次の10年間**で糖尿病による**死者の総数**は**50％以上増える**と予想する

がん、骨粗しょう症、貧血

何を食べ、何を飲むかの選択が、私たちの健康と、ひいては寿命に直接影響をおよぼす。ある食物を多く摂取し、他は制限することで、がん、骨粗しょう症、貧血などの病気にかかるリスクを減らすことができる。

がん

がんの原因となる、あるいはがんを治す食品として評判になる食品は、見たところ常に入れ替わっているようだ。けれども、科学的な発見の解釈が主観的な場合もあり、「根拠」の主張が誤解を招くことも多い。がんは実にさまざまな領域にまたがる病気なので、あるがんの原因と治療は他のがんとはまったく異なる可能性がある。それでも、がんの発症のリスクを減らし、健康状態全般を向上させるとほとんどの専門家が考える、私たちに実行可能な食品の選択はある。

がんの症例の10件中1件は健康によい食事で予防できたと専門家は考える

こうした調査結果はどこから得られたのか？

この調査結果の大半は、1990年代半ば以降ヨーロッパ全体で50万人以上の人を対象に、食事と健康状態を追跡しているＥＰＩＣ調査による。

魚の脂とオメガ3脂肪

オメガ3脂肪酸の豊富な脂の多い魚をたくさん食べると、女性の乳がんのリスクが減ることを示唆する証拠が、いくつかの研究からもたらされている。

果物と野菜

果物の摂取量が多いと上部消化管がんの発症のリスクを下げ、果物と野菜の両方だと大腸がんの発症のリスクを減らす。

食物繊維

食物繊維の摂取量の増加は大腸と肝臓を含むがんの発症を低減させる可能性があるとされている。食物繊維は腸を動かし続けるので、発がん物質の蓄積を防ぐかもしれない。

食べ物のおよぼす影響

バランスの取れた健康的な食事で、がんの発症リスクを減らせると期待するのは当然かもしれない。もっとも、ある種の食品が特定のがんの原因となる、あるいは予防するのに役立つことを示す有力な科学的根拠は次第に増えている。

口・食道・肝臓・腸・小腸

第5章 食事
がん、骨粗しょう症、貧血

飽和脂肪酸
女性の場合、飽和脂肪酸の摂取量が増加すると、ある種の乳がんのリスクが増大することを示唆する根拠がある。

アルコール
適量であっても、アルコールは数種類のがんのリスクを高める。その中には口腔、喉頭、食道、肝臓、乳、大腸の各がんが含まれる。

がん細胞
乳房
胃

塩
塩の摂取量は胃がんと関連づけられている。これは、塩により胃の粘膜がダメージを受けるから、またそのせいで、他の発がん物質に対して過敏になるからであろう。

赤身肉と加工肉
長らく大腸がんと胃がんの原因とされていたが、赤身肉ががんに果たす役割については新たな研究結果が疑問をなげかけている。加工肉に含まれる亜硝酸塩は今もリスク因子とみなされている。

骨粗しょう症
骨が十分なカルシウムを吸収できないか、保持できないと、骨はもろくなり、骨折の危険が増す――骨粗しょう症の状態になる。高齢の人々の間で多い症状だが、もっと若い年齢で始まる可能性もある。ホルモンの量が大きな役割を演じているとはいえ、栄養の乏しい食事が要因のこともある。

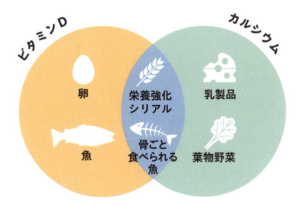

骨の健康によい食品
骨粗しょう症はビタミンDとカルシウムの豊富な食品を含む健康的な食事を摂ることで予防できる。そうした食品に乳製品と葉物野菜がある。

貧血
鉄欠乏性貧血は、健全な血液循環のために十分な赤血球を産生するだけの鉄を、体が十分に得られない時に起こる。ビタミンB_{12}やB_9（葉酸）の不足の場合は大赤血球性貧血症――赤血球が大きすぎて適切に作用しないまれなタイプの貧血――を引き起こす。

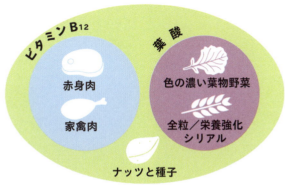

貧血を予防する
食事に鉄分の豊富な食品と、ビタミンB_{12}と葉酸の豊富な食品もつけ加えることで、貧血の発症を予防できる。

妊娠中に摂取すべきもの

妊娠中は食事が母親と赤ん坊の健康に重要な役割を果たす。十分に食べることが胎児の健全な発育を促し、母体が出産のために最高の健康状態にあることを保証する。

味わうべき食品

さまざまな食品をバランスよく食べることが妊娠期間を健康に過ごすためにもっとも重要である。エネルギー量を高く維持するため、妊婦は、全粒穀物などの精製されていないデンプン食品を多く摂ってもよい。脂肪の少ない赤身肉と乳製品を含め、タンパク質とカルシウムが豊富に含まれる食物が、赤ん坊の成長と発達を支えるために不可欠である。少なくとも1日5皿の果物と野菜を摂れば、母親と成長中の赤ん坊を最高の健康状態に保つのに十分なビタミンとミネラルを得ることができる。さらにバランスの取れた食事は、妊娠中の体重増加を健康的な範囲にとどめておくのに役立つだろう。

母子によいもの

さまざまな食品に含まれる特定の微量栄養素は、母親と胎児にとって特別な健康効果がある。ほとんどの場合、そうした栄養素は一定の食べ物を十分な量摂取することにより自然に得られるが、いくつかのビタミンとミネラルに対しては——葉酸（ビタミンB9）のように——食品サプリメントが推奨される。

マンガン
さまざまな食品に含まれるミネラルのマンガンは、成長している胎児の骨、軟骨、結合組織の形成を促進する。

マグネシウム
マグネシウムは胎児の骨と筋肉の発達を促進し、早産を招かないよう子宮を保護するのに役立つ。

葉酸
葉酸（ビタミンB9）は胎児の発達に不可欠である。母親が欠乏すると、赤ん坊の脊髄がきちんと形成されず、脊椎破裂を起こすリスクを増す。

銅
銅は赤ん坊の心臓、血管、血球、骨格系と神経系の形成に重要な役割を演じる。

ヨウ素
ヨウ素は脳と神経系の成長と発達に重要である。欠乏すると、知力・精神機能と発育に問題が生じる可能性がある。

胎盤 / 骨 / 脊椎 / 脊髄 / 血管

凡例

卵	葉物野菜	カシューナッツ	ピーナッツ
パン	バナナ	アボカド	乳
豆	キノコ	チーズ	大豆
ブロッコリ	米	全粒穀物	果物

第5章　食事
妊娠中に摂取すべきもの　220 / 221

避けるべき食品
通常は健康によい食生活の一部として食べられている食品の中には、妊娠期に危険を引き起こすものがある。平均よりも高い食中毒のリスクがあるか、あるいは、母親から胎内の赤ん坊に移されると発達に影響をおよぼすおそれのある特定の有機体か毒素を含むからである。

カルシウム
カルシウムは骨と歯の形成に不可欠なミネラルなので、妊娠中は確実に食事で十分なカルシウムを摂るようにすることが欠かせない。

鉄
子宮と成長している胎児の両方が母親からの鉄の供給に大きく依存する。鉄の摂取量は、子宮へ供給し、胎児の新しい血球を作り出すために増やす必要がある。

脳

コリン
最近になって必須栄養素として分類されたばかりのコリンは脳と脊髄の発達に重要である。葉酸と同じく、神経系の欠損のリスクを減らすとされる。

カフェイン
カフェインの大量摂取は低出生体重児と流産と関連づけられているため、摂取量を制限すべきである。

アルコール
アルコールは発達途上の赤ん坊には危険と考えられているので、妊婦は完全に避けるべきである。

軟質チーズとブルーチーズ
加熱殺菌処理されていない乳製品からリステリア菌のような病原菌にさらされると流産と死産を起こす可能性がある。

狩猟肉
鉛の弾で殺された狩猟肉は、鉛によってもたらされる健康リスクがあるので、避けるべきである。

レバー
レバー、一部のソーセージとパテには大量のビタミンAが含まれるが、これは先天的欠損症を引き起こすことがある。

魚
高濃度の汚染物質が含まれることから、大型の捕食魚を避け、脂の多い魚の摂取量を制限すべきである。

非加熱の肉
加熱されていない肉を食べると、細菌か寄生虫の感染症にかかり、胎児に重い障害をもたらす可能性がある。

総合ビタミン剤
胎児に有害なことがあるので、大量のビタミンAを含有する総合ビタミン剤を避けるのが一番である。

妊娠糖尿病
ホルモンの変化、あるいは単純に妊娠期の身体的な要求が原因の妊娠糖尿病は、インスリンの作用が妨害されて血糖値が高くなった時に発症する。治療しないでおくと、赤ん坊が大きく成長しすぎたり、早産、異常分娩のリスクが増す。治療には血糖の記録と食事の改善が含まれる。

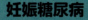

異常な食欲は何が原因か？
多くの女性が妊娠中に特定の食品への渇望と嫌悪感を経験する。これは、母親の味覚と嗅覚に影響をおよぼすほど大きなホルモン変化が原因と考えられている。

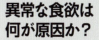

妊娠中の女性はきわめて**感染症**にかかりやすい

赤ん坊と幼児

人生の最初の1年間、健全な発達のためには栄養が欠かせない。乳児の食事は、骨のためのビタミンDと眼の発達のためのビタミンAを含めたビタミンとミネラルと合わせて、適度なバランスの取れたタンパク質、脂肪、炭水化物を提供しなければならない。

赤ん坊

最初の6ヶ月間、母乳育ちの赤ん坊は追加のビタミンDを必要とすることもあるが、新生児は必要なものをほとんどすべて母乳か調合乳から得る。その後、ミルクの一部は徐々に固形食に切り替わることになる。最初は裏ごしされた果物と野菜から始めるのがよく、トリ肉その他のタンパク源が続く。

食事は偏りなく

ビーガン食や制限食で育てられる赤ん坊は、必須栄養素を全部摂れているか注意深く観察される必要がある。カロリーが十分でも、ビーガンや菜食の場合、肉と魚が含まれる食事よりもエネルギー密度が低いため、すべての栄養素を摂るのは難しいだろう。食事には十分なタンパク源と適度なビタミンB_{12}、鉄、ビタミンDが含まれなければならない。サプリメントが必要な場合もある。

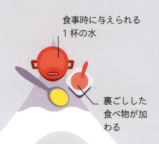

食事時に与えられる1杯の水

裏ごしした食べ物が加わる

まだ母乳か調合乳が食事の大半を占める

凡例

○ ミルクと乳製品
● 他の食べ物

最初の固形物

赤ん坊は、初めて口にした食べ物を嫌がることが多いため、新しい食品を1回にひとつずつ加え、嫌がる反応を示しても、毎回それを繰り返すのがよい。つかみやすい食べ物を与えると、赤ん坊は自分で食べるようになる。

6〜9ヶ月

母親は、出産後数日間は初乳、その後成乳を出す

流動食

母乳には新生児にとって適度なバランスの栄養素が含まれるので、免疫系を高め、腸内細菌（25頁参照）を定着させるのに役立つ。調合乳は通常牛の乳からできているが、母乳の成分に近づけて消化しやすくするために、ホエイの量が多く、カゼインプロテインの量は少なくしてある。

誕生〜6ヶ月

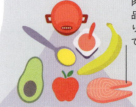

この時期には肉、魚、乳製品を食事に取り入れるべきである

腸内細菌を変化させる

最初の年が終わるまでには赤ん坊の腸内の細菌の種類は成人のと似てくる。この時期までの赤ん坊の細菌は育つ環境により大きく異なる。

9〜12ヶ月

第5章 食事
赤ん坊と幼児 222/223

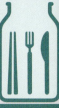

幼児

ミルクから摂るカロリーの割合が減るにしたがって、幼児にさまざまな食べ物を試すことが奨励される。しかし幼児の食事はいくつかの点で大人の食事とは異なるべきである。たとえば、繊維が多すぎると、子どもたちの小さな胃はただちにいっぱいになってしまうので、十分なカロリーを摂ることができない。タンパク質（乳製品を含む）は重要である。

朝食のシリアルは食事に穀物と乳製品を組み合わせるよい方法である

1日に1度、果物ジュースが食事とともに与えられる

子どもたちにサプリメントは必要か？

赤ん坊と幼児は、ミルクや食べ物からは必要とするすべてのビタミン類を得られないことが多い。ビタミンAとCとDは、通常6ヶ月から5歳までの子どもにすすめられる。

増していく必要な食品

2～5歳児向けの健康によい食事は、デンプンの多い食品が3、4皿と、同量の野菜と果物、それとタンパク質2皿が含まれるべきである。全乳のかわりに半脱脂乳か乳製品（ヨーグルトやチーズなど）でもよい。成長する骨に必要なタンパク質とカルシウムが豊富に含まれている。

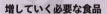

2～5歳

カボチャや穀物などデンプンの豊富な食品を加えるべきである

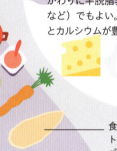

食事には引き続きトリ肉などのタンパク質が含まれる

全脂肪乳を飲み始めることができる

半脱脂乳のかわりに低脂肪乳（1％）を取り入れてもよい

大人とほぼ同じ食品

5歳までには、子どもの食事が大人と同じくらい多様になり、ほぼ同じなのが理想的である。塩は腎臓に有害な作用をおよぼす可能性があるため、加えてはならない。子どもたちは食べ物から十分カロリーを得ているだろうから、低脂肪乳や脱脂乳はもう大丈夫である。

5歳以上

ミルクの代替品

1歳から、赤ん坊の腸は全脂肪乳（普通乳）のカゼイン成分を消化できるようになる。豆乳などの栄養強化された代替乳がかわりに使われることもあるが、牛乳よりカロリーが少ないので、発育状態を注意深く見守るべきである。

1～2歳

 ライスミルクは無機ヒ素の含有量がきわめて多いので5歳未満の子どもに与えてはいけない

1皿の分量

子どもの肥満が増えているため、分量は重要である。3～4歳以下の子どもに対してはトースト1枚か15gのオート麦、リンゴ半分、卵1個が1皿の量にあたるかもしれないが、活動量にもよる。

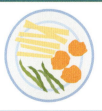

摂食障害

摂食障害とは、食べ物と異常な食習慣との病的な関わり合いをともなう心の病である。非常に多くの人々の日常生活に甚大な影響をおよぼしていて、いろいろと深刻な病気を引き起こす可能性がある。

主な3つのタイプ

拒食症の人は自分のことを太っていると思い込み、体重をできるだけ少なく保つために節食や絶食をする。過食症は拒食症と共通点があるが、大食と吐き出し行為──吐くか下剤を使う──を交互に繰り返す。大食は、たいていは空腹を感じないのに、衝動的に莫大な量の食べ物を食べる。

先進国では100人に1人の女性が拒食症にかかっている

原因

摂食障害は一般に、自身を否定的にゆがんだ姿でとらえる醜形恐怖症と関わりがある。この原因となる複数の要因が組み合わさっているのかもしれない。

低い自尊心
自尊心の低い人は否定的なボディイメージを抱いていることが多い。その結果、自分の体を大切にして気をつかうのを困難に感じたり、体を変える必要性を強く感じる。

遺伝
摂食障害は家族内で見られるため、遺伝か、学習によって受け継がれている可能性がある。摂食障害をわずらう近親者のいる人は自身も発症する可能性が高い。

文化
マスメディアに示される美のステレオタイプで細さが強調されていることが、理想とする体型のイメージをゆがめ、人々が外見に価値を置くよう仕向けている。

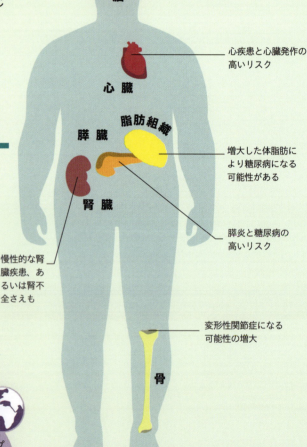

摂食障害は通常どのくらい続くのか？
オーストラリアでおこなわれた調査は、拒食症と過食症の平均的な期間がそれぞれ8年間と5年間におよぶことを示している。

- 脳 ─ 羞恥心や罪悪感の混じった不安
- 心臓 ─ 心疾患と心臓発作の高いリスク
- 脂肪組織 ─ 増大した体脂肪により糖尿病になる可能性がある
- 膵臓 ─ 膵炎と糖尿病の高いリスク
- 腎臓 ─ 慢性的な腎臓疾患、あるいは腎不全さえも
- 骨 ─ 変形性関節症になる可能性の増大

大食
大量の食品を短時間で食べると、体の消化系にかなりの負荷がかかる。ほとんどの患者は太り過ぎか肥満なので、循環器系疾患と糖尿病を含め、肥満に関連した健康問題を抱えている。

第 5 章　食事
摂食障害

女性に対する先入観

摂食障害は男性よりも女性にはるかに多く見られる。これは女性の方が、摂食障害の原因となる文化的抑圧に対してより感受性が強いことを反映しているかもしれない。大食の症例では男性の割合が拒食症の2倍以上も高い。

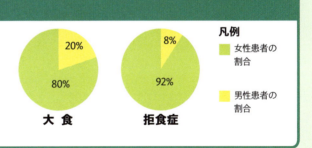

凡例
- 女性患者の割合
- 男性患者の割合

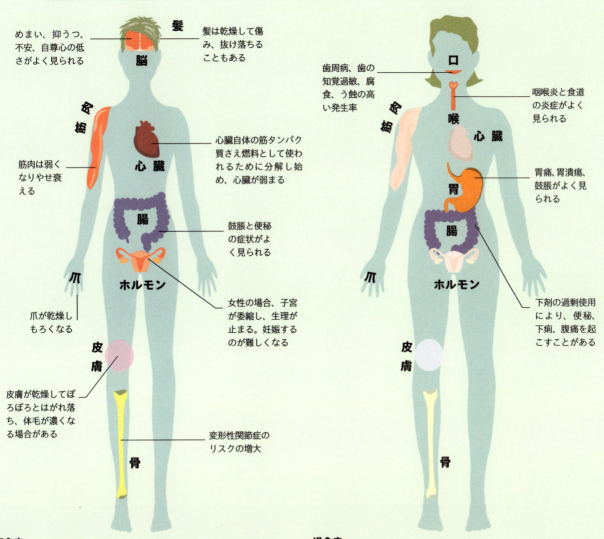

拒食症
極端なカロリー制限と食物からの必須栄養素の不足は体に著しい影響をおよぼし、深刻な健康問題を引き起こす可能性がある。回復不能なほど体をそこなうことが多く、長期にわたり続けば、命にかかわる。

過食症
中には標準体重を維持している過食症の人もいるが、全員が拒食症と関連のあるすべての健康問題に苦しむ可能性がある。その他にも、頻繁な嘔吐と下剤の使用が原因の体の不調を抱えているかもしれない。

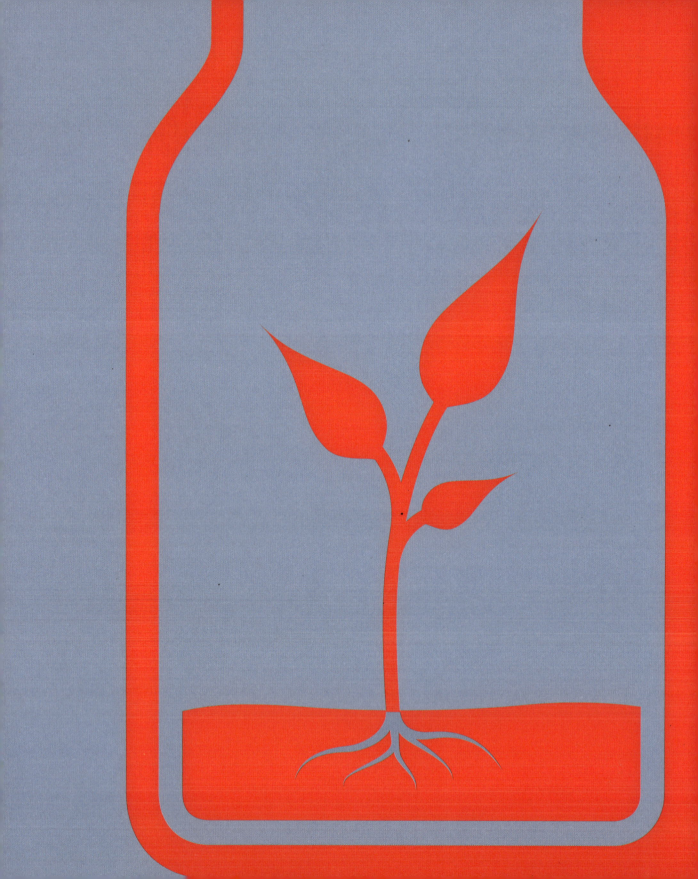

第**6**章

食べ物と環境

世界に食料を供給する

過去60年以上にわたり、技術の進歩のおかげと、増え続ける人口に応じて、食料生産の規模と効率は向上してきた。それでもなお飢えている人々は存在する。世界で増大する人口のうち裕福な人々はますます肉を好むようになるので、飢餓の問題は今後も私たちにつきまとうだろう。肉食が不均衡なまでに巨大な分量の地球資源を占有している。

バイオテクノロジー
多収穫で干ばつに強い品種と、肥料、殺虫剤、除草剤他の生化学薬品が大幅に収穫を増やした。

緑の革命

1960年代と70年代、急増する世界の人口に直面して、世界的規模での食料の供給と需要の不均衡に関する懸念が広まっていた。スタンフォード大学教授ポール・アーリックの1968年のベストセラー『人口爆発』のような本が次々と出版され、迫りくる飢餓の危機を予言した。その後、緑の革命の成功により農業生産力は大幅に増加した。農業機械の改良とバイオテクノロジーが生み出した化学物質、さらに国際社会の協力によってさしあたり危機は回避された。

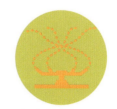

機械の改良
大規模な農業の機械化（灌漑機械など）が広大な規模での集約農業を可能にし、収穫を増やした。

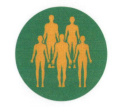

社会計画
小さな農場を巨大な農場へ、また小規模な産業を多国籍の農業関連産業へ統合することで世界規模の経済を作り出し、収穫を向上させた。

肉食の増加

緑の革命にもかかわらず、私たちはなおも食料の持続可能性の難題に直面している——そのひとつが肉食である。世界の肉の需要は過去50年間で5倍に増えている。欧米では食事に占める肉の割合は約30％で安定しているが、開発途上国の中には肉の消費の割合が急上昇している国もある。家畜の飼育は水、土地、飼料、肥料、燃料が利用できることと、廃棄物処理能力に大きく依存する——しかもこれらの資源への圧力は高まる一方である。

世界的な肉と穀物の消費量
このグラフは、今日までと2020年までに予想される、肉と穀物の消費量全体の世界的な増加を示している。

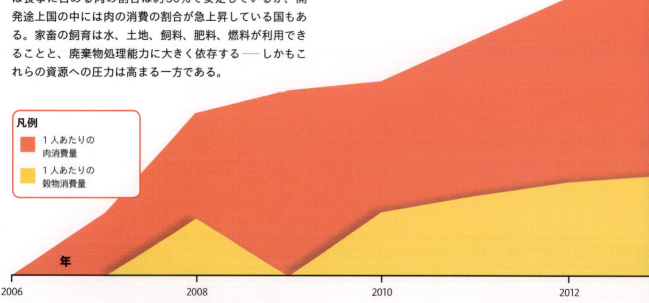

凡例
- 1人あたりの肉消費量
- 1人あたりの穀物消費量

年

2006　　　　2008　　　　2010　　　　2012

第6章 食べ物と環境
世界に食料を供給する

228 / 229

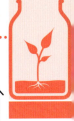

🍽 **8億**
世界で**十分な食料を得られず**
飢餓に苦しむ人々の数

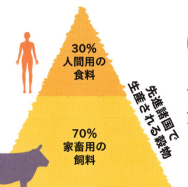

先進諸国で生産される穀物
30% 人間用の食料
70% 家畜用の飼料

動物の飼料
世界中で動物（主に牛）は人間の穀物生産量の推定3分の1以上を消費する。先進国ではその割合がさらに高く、穀物の約70%が家畜の餌にされている。

もっとも持続可能な食品の種類は何か？

おそらくは豆だろう——窒素を土壌に還元してくれるので、化石燃料が主成分の肥料を減らすか除去し、二酸化炭素排出量を減らすことになる。

2006年以降の割合の変化

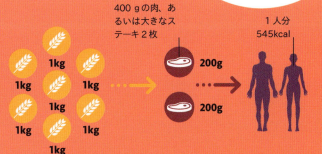

7kgの穀物 → ビーフステーキ（400gの肉、あるいは大きなステーキ2枚、200g + 200g）→ 2人（1人分 545kcal）

動物を食べる効率
合衆国では牛は家畜飼料（穀物）を食べる。牛の体重を1kg増やすために7kg以上の穀物を必要とする。しかも牛1kgのうち肉として食べられる部分は約400gである。牛を草で飼育した方がまだ効率がよい——だが私たちが植物を食べる方がはるかに効率がよい。

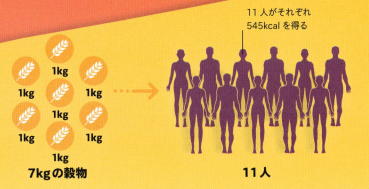

7kgの穀物 → 11人（11人がそれぞれ545kcalを得る）

植物を食べる効率
比較すると、7kgの穀物で大体11人分の食事をまかなうことができる。穀物の栽培は動物の飼育より場所、エネルギー、労力が少なくすむ。

2014　2016　2018　2020

集約農業か、有機農法か？

工業規模での集約農業は、急激に増える人口に対応して食料を増産していくのに役立ったが、自然環境に犠牲を強いた。それに対して、有機食品の登場が私たちの食欲、良心、健康に訴えるようになった。

集約農業

1960年代、緑の革命が農業における生化学の進歩（228頁参照）をもたらし、たとえば作物の成長を速める肥料と害虫から作物を守る農薬は、どちらも収穫量を増すのに役立った。とはいえ、集約的な農業は周囲の生態系に深刻な影響を与えた――肥料と殺虫剤は水中と地中に漏れ、野生の動植物に悪影響をおよぼした。そればかりでなく、残留農薬（作物に散布した有毒な化学物質の残渣）が食べ物に含まれているのではないかという懸念もある。

集約農業

大規模農業とは、対象作物から確実に十分な利益を得られるよう、農場経営者が農場全体に大量に肥料と殺虫剤を用いることを意味する。

凡例
- 殺虫剤
- 肥料

日光

作物

ハチ
殺虫剤はハチに害を与える可能性がある

1 殺虫剤の流出
殺虫剤は私たちがいずれ口にする植物に残存する。この化学物質は多くの作物に授粉するハチを殺す可能性がある。雨によって流れ出た殺虫剤が湖に運ばれると、そこに生息する無脊椎動物（地虫など）によって摂取される。

1 肥料の流出
工業型農場に散布された過剰な肥料が雨で周囲の土地、さらには河川や湖沼に流れ出る。このために野生植物が繁茂する。

繁茂する湖畔の植物

2 アオコの発生
肥料の流出は異常なほど藻類を増殖させ、アオコを形成する。これが密生すると湖の表面に集まる。アオコは湖の酸素をすべて利用することで水中の生態系を破壊させ、さらに湖の底に日光が届かないようにする。

肥料の流出

アオコ

殺虫剤の流出

虫

日光が差し込まないので湖底の植物が枯れる

日光がさえぎられている

第6章　食べ物と環境
集約農業か、有機農法か？

230 / 231

世界の人口の**40%**は**窒素肥料**を用いて**育てられた作物**に依存している

有機農産物とは何か？
有機農産物とは、化学肥料や農薬を用いずに栽培され、燻蒸剤を用いずに加工と貯蔵された作物である。そうした化学物質を使わず、天然の代替品が用いられる——肥料は自然肥料、作物をそこなうアブラムシなど害虫の管理にはオナガガモなどの天然の捕食者が利用される。有機農産物とみなされる基準はさまざまである。有機農産物は残留農薬の量がはるかに少ないことが多いので、健康に関心を持つ人々を引きつける。

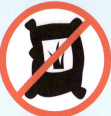
化学肥料不使用

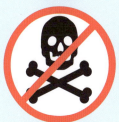
合成殺虫剤不使用

オーガニックの肉もありうるのか？
ありうる。有機農法で栽培された飼料で、屋外で放牧され、成長ホルモン剤は投与されず、病気の時以外抗生物質も投与されていない家畜の肉はオーガニックと認定される。

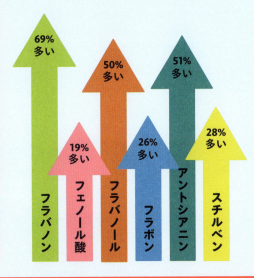

フラバノン 69%多い
フェノール酸 19%多い
フラバノール 50%多い
フラボン 26%多い
アントシアニン 51%多い
スチルベン 28%多い

栄養上の違い
有機農産物が実際に非有機農産物よりも栄養の上ですぐれているかどうかの論争があり、数件の研究がその主張に疑問を投げかけている。2014年の報告で、有機農産物の方が平均して、6種類の抗酸化物質（110-11頁参照）の量が多く、残留農薬の量は少ないことが示された。

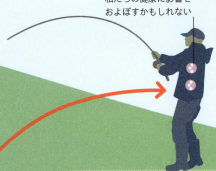

食物に残留する農薬が私たちの健康に影響をおよぼすかもしれない

2　食物連鎖の上位へ
摂取された殺虫剤は食物連鎖で蓄積される。地虫には少量しか含まれないかもしれないが、魚が虫をたくさん食べれば、その魚にはもっと多くの殺虫剤が含まれる。食物連鎖の上位にたつ動物と人間には大量に蓄積することになる。

有機農産物の値段
有機農産物は一般に収穫量が少なく間接費がかさむため、値段が高い。たとえば、有機乳製品の収量は普通の乳製品より3分の1少ない——そのため利益を上げるために値段が高く設定される。特別な費用には農場主の訓練、化学的な燻蒸剤を利用せずに加工と貯蔵する際の余分な費用、通常より短い作物の品質保持期間、結果として通常より多い損傷例に関連した費用が含まれる。

訓練

流通

加工

包装

保管経費

工場飼育か、平飼いか？

集約的な家畜飼育法によって肉は安くなり、より多くの人々が入手できるようになったが、考慮すべき倫理的な問題がある。集約飼育は動物の福祉に深刻な問題があり、さらに食べ物の栄養にも影響をおよぼしている可能性がある。

集約飼育の倫理

大規模な集約的畜産農業は、集中家畜飼養施設（CAFO）の爆発的な増加によるかもしれない。この工場式農場は非常に多くの動物を狭い空間に高密度に閉じ込めて、抗生物質やホルモン剤などの大量の増強剤と添加物の入った穀物を給餌している。集中家畜飼養施設は大量の肉を短期間に生産することで経済を活気づけたが、動物の福祉、栄養価（71頁参照）、環境に大きな負担をかけている。集約的に動物を飼育することは、生きている大半の期間動物をストレスで苦しませることになるため、この倫理的問題は家畜をより幸せに、またより健康的に飼うための飼育法の変化に影響をおよぼしている。

生息空間

メンドリはさまざまな管理形態のもとに飼育（次頁参照）されていて、生きている間に生息する空間の広さは国により異なる。ここに示したのはテキサス州オースティンの農場の平均的な広さである。

平飼いのメンドリには平均1㎡の歩き回れる空間と外に出る選択の自由がある

放し飼いのメンドリには平均10㎡の歩き回る空間がある

幸せな動物は肉質もよいのか？

外を歩き回ることが許可されている牛や豚などの家畜は一般にストレスが少ない――だが家畜の肉の栄養を増すのは、外で食べる草や木の実などの天然の飼料である。

天然飼料

草と木の実の天然飼料で飼育された豚は一般に、健康によいオメガ3脂肪酸（136頁参照）を食餌から摂取するので、その肉もオメガ3を多く含むことになる。

オメガ3脂肪酸

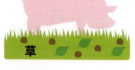
草

工場用の飼料

工場飼育の豚は主として、不健康な多価不飽和のオメガ6脂肪酸（136頁参照）が大量に含まれるトウモロコシが餌として与えられる――この脂肪酸は豚肉にも大量に含まれているかもしれない。

オメガ6脂肪酸

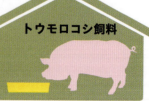
トウモロコシ飼料

第6章 食べ物と環境
工場飼育か、平飼いか？ 232/233

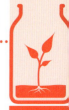

牧草地で放し飼い

平飼い

ケージ飼い

ケージ飼いのメンドリには450㎠の広さしかなく、外を歩き回る自由はない

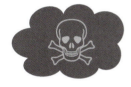

CAFOの廃棄物では**168種類以上のガス**が放出されるが、その中には**危険な化学物質**も含まれる

抗生物質の濫用

畜産農家の中には、過密な環境で飼養している動物に、病気の予防として抗生物質を投与する農家もある。また抗生物質には成長促進と飼料を減らす効果もあるので、肉の生産効率を高める目的でも使われている。しかし、このような見境のない過剰な抗生物質の使用は、抗生物質に耐性のある細菌を家畜と人間の両方に広める結果になった。こうした細菌は有益な細菌を駆逐して、どんな薬剤も効かない「多剤耐性菌（スーパーバグ）」になる可能性がある。

動物飼育の種類

英国では店で売られる食肉のラベルに飼育方法を表す用語が記されているが、混乱するほど数が多く、しかもその実態は消費者が想像するのと異なる。同一区分の中でも大きく異なることがある。平飼いのニワトリと聞くと牧歌的な感じがするが、一生の大半を密集したケージの中で過ごすニワトリもいる。というのも、ニワトリには毎日短時間外に出る機会が与えられるだけで、農場主の中には一度もニワトリを牧草地へ連れて行ったことのない者もいるからだ。自発的に心地よい健康的な条件で動物を飼っている農場もあるが、生産者はその農場の製品に動物の福祉を保証するラベルをつけるために、当局によって認定・検査された認証組織に参加しているに違いない。下の表は牛肉やトリ肉でよく目にする表示の基準である。

用語	定義
平飼い	平飼いの基準とは（たとえどれだけ隔離されていても）単に戸外へのアクセスがある点かもしれないが、動物が一度も屋外に出られない可能性もある。ニワトリは上くちばしの先端が取り除かれて密集状態で飼われ、牛もやはり密集状態で飼われている可能性がある。
小屋飼い	ゲージに入れられていないが、屋内だけで、密集状態で飼われ、（ニワトリの場合）くちばしの先端が取り除かれているのが普通で、牧草を食べることは認められていない。
有機飼育	この用語は第一に有機飼料、そして抗生物質とホルモン剤の禁止を表している。有機の畜産品は通常、屋外で過ごす時間や、ニワトリのくちばしの切除をおこなわないなど、比較的高い福祉基準を含む。
牧草飼育	離乳後、動物は草だけを食べさせられる。天然飼料か草だけを食べる牛は、より栄養価の高い肉と牛乳（89頁参照）を生産する。
放し飼い（放牧）	穀物飼料もいくらか与えられるが、牧草飼育とほぼ同じである。家畜は戸外で育てられ、精選した栄養に富む飼料作物を食べる。

フェアトレード

ごく少数の世界的巨大企業が食品を農場から食卓までもたらす複雑なネットワークの各段階を支配している。力のある企業は影響力を行使して自分たちの利益の分け前を最大限にするが、食物の生産者——たいてい開発途上国の生産者——は貧しいままである。フェアトレードなら農家と会社の双方に役立つかもしれない。

フェアトレードとは何か？

ビジネスでは常に公正な取引（フェアトレード）の原則が当てはまる。しかしフェアトレード商品という認証ラベルが貼られるのは、供給販売網が厳密な運用基準にしたがっていることを確認する認証システムに、商品を販売する会社が参加している場合のみである。運用基準には、農家と労働者への公正な支払いと、開発途上国の農民に対する国際市場における製品販売機会の提供も含まれる。フェアトレードの食品は、消費者に、供給販売網の反対側にいる農家を助ける機会を与える。フェアトレードを支持する組織が、世界中の多くの農家、特に果物や砂糖、カカオ、茶、コーヒーを生産する農家とともにはたらいている。

他に取りうる方法はあるか？

コーヒーの焙煎業者の中には、フェアトレードの代わりに、1対1で仕入れ業者と交渉（直接取引）する者もいる。フェアトレード認証料の支払いの回避など、多くの理由から彼らはそうしている。

農場
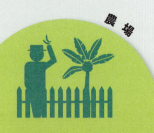
1 農家と労働者はフェアトレード認証を受けた農場（あるいはプランテーション）でバナナを栽培する。フェアトレード組織が彼らの必要な資材を供給する。

協同組合
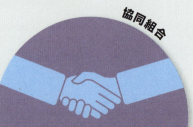
2 農場の利益は、農場が属す協同組合のメンバーである地域社会の住民の間で平等に分配される。

輸入業者

3 フェアトレードの輸入業者は、利益の分け前をもらう中間業者の数を最低限にする。生産者と倫理的な投資家が流通に影響をおよぼすかもしれない。

運搬
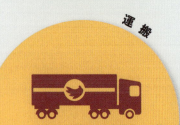
4 バナナの運搬は小売業者——特に大手のスーパーマーケット——の運送ネットワークと連携することで組織される

保管
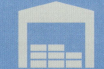
5 バナナは約14℃で保管されることで品質保持期間を延ばしてきた。このおかげで農家は、季節や環境、経済の変動にもかかわらず農産物を売ることができる。

スーパーマーケット
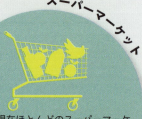
6 現在ほとんどのスーパーマーケットがフェアトレード製品を置いているが、公正に取引された食品を広める一番の推進力は消費者の選択と圧力である。

第6章 食べ物と環境
フェアトレード

エクアドルで生産されEU加盟国で売られるバナナ

世界的規模の生産者

世界の食料供給の多くが少数の比較的大きな企業によって支配されている。こうした企業は生産と流通を監視し、利益の大半を得ている。すなわち、消費者の好みと、ひいては需要に影響をおよぼしているので、この連鎖を断つのは難しい。

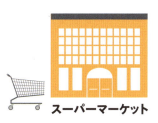

スーパーマーケット

価格 12ポンド

- 労働者 6.25% — フェアトレードのバナナの2倍の数の労働者で分配される
- プランテーションの所有者 25% — プランテーションの所有者への支払われる割合が大きい
- 輸送 33%
- EUの関税 12.5% — EUの関税として支払われる割合が高い
- 熟成加工業者 14.6%
- 小売業者 8.65%

通常のバナナ

通常の経路で生産されるバナナの価格のうち、農場労働者にわたる分はほとんどない。生産者と消費者の間に多数の中間段階（各段階で細分化）があるため、プランテーションから食卓まで数週間かかる。

価格 25ポンド

- 労働者 5.6% — 普通に取引されるバナナの半分の数の労働者に分配される
- 農家 14% — 農家へ支払われる割合が大きい
- 地域社会 2.4%
- 認証団体 4%
- 輸送 18% — 運搬と輸送に支払われる割合が比較的低い
- EUの関税 6% — EUの関税として支払われる割合は比較的低い
- 輸入業者 9% — 輸入業者へ支払われる割合は比較的低い
- 小売業者 41% — 小売業者へ支払われる割合が大きい

フェアトレードのバナナ

一部を地元社会へ分配し、フェアトレードの認証団体への手数料を取っておくとはいえ、バナナの価格のうちかなりの割合が農家と労働者に支払われる。小売業者はフェアトレードのバナナから財政的に恩恵を受けるので、フェアトレードを促進する励みになる。

通常のバナナ側注記: 運搬と輸送に支払われる割合が大きい

食品偽装

食料品は常に需要があるが、金のなるところには不正が起きやすい。食品偽装はほとんどの人の想像をはるかに超える規模でおこなわれており、ヒトの健康に深刻な影響をおよぼす危険がある。

食品偽装とは何か？

食品偽装は、原料のすり替え、希釈、産地偽装、人為的改良、誤った表示、盗品の転売、商標の偽造、汚染食品の意図的な流通など、さまざまな形で現れる。問題の規模は前例がないほど大きくなっているが、偽装行為自体は何世紀にもわたりおこなわれていた。

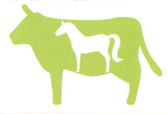

馬肉スキャンダル

2013年、DNA検査によって、ハンバーガーやラザーニャなどの加工食品に含まれていた、牛ひき肉と表示されていた肉のかなりの量が実際には馬肉であることが判明した。複雑な供給販売網が肉の出所の照合を困難にした。

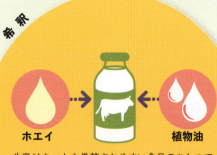

希釈

牛乳はもっとも偽装されやすい食品のひとつである。偽装業者は牛乳をホエイや植物油などの安い添加物で薄めてもうける。多くの農場から集められた牛乳を混ぜる、複雑な供給販売網が偽装行為を起こしやすくしている。

原料のすり替え

消費者だけでなく小売業者までもが高価な生産物を見分けるのが困難な場合、偽装業者が安い代替品にすり替えるのはたやすい。たとえば、マグロや和牛として提供されている食品が実際には別のものである割合は高い。

不当表示

不当表示のハチミツ

原産地によって高い価値がつけられる製品がある。ニュージーランド産のマヌカハニーは高額で取引されているため、別のハチミツを高価な本物として不当に表示した商品が多く出回ることになった。

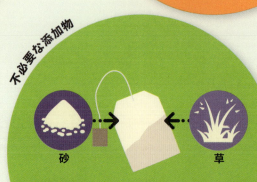

不必要な添加物

ひどく悪質なことに、不要な、しかも時には有害な添加物が食品のかさを増すためか、検査機関をだますため、あるいはもっと高価な成分の代用品として用いられている。たとえば茶には、出がらしの葉や草の断片、着色したおがくず、砂さえ混ぜられることがある。

第6章 食べ物と環境
食品偽装

170兆ドル
2015年に世界中で**食品業界**が**食品偽装**によってこうむった損失額

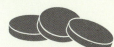

信用できない商売
2014～2015年度の調査では、イタリア人が消費したオリーブ油の大半は、国産であれ外国産であれ、一般に知られているオリーブ油の製品によっては説明がつかない。不足分は、人気のあるオリーブ油になりすました安物の油であった可能性が高い。

14,000トン 国内での消費量
イタリア人は正当に表示された国内産のオリーブ油を14,000トン消費した

100,000トン 輸入量
イタリアは正当に表示された外国産のオリーブ油を10万トン輸入した

40万7,000トンもの供給量の隔たりは既知のオリーブ油供給源によっては説明がつかない

オリーブ油の偽装品
数字の計算が合わない時は、偽装行為の状況証拠であるかもしれない。その適例がイタリアのオリーブ油である。イタリア人はオリーブ油を世界一消費するが、イタリア国内の生産量だけでは、その大部分が輸出されるだけになおさら、国内の需要をまかなえない。10万トン輸入したにしても、約50万トンの消費量の説明はつかない。2014～2015年の分析結果によれば、質の劣る油がエクストラバージンオリーブ油と不当に表示されていた。偽装業者は色と香りを添加することでこの不正行為をやってのけられるとわかっている。

407,000トン 供給量の隔たり

521,000トン 総消費量
イタリア人は52万1,000トンのオリーブ油を消費したと思っている

食品偽装をどうすれば避けられるのか？
購入する食品の供給販売網を調べることはできる——しかし供給網が遠方におよぶ場合は時間がかかるかもしれない。個人的によく知る、信頼できる納入業者から購入するのが解決策かもしれない。

にせの魚？
2013年、海洋環境保護団体オセアナが、ラベルの表示と魚の種類が一致するかどうか明らかにするため、DNA分析を用いて、合衆国周辺で販売されている魚のサンプルを調べた。約3分の1がラベルの表示と異なり、たとえば、28もの異なる種がフエダイとして売られていることが判明した。

合衆国では偽装がおこなわれていないか検査されるのは海産物の2%だけである

食品廃棄物

世界中で廃棄される食物の量は、おそらく現在地球上で飢えているすべての人々を養うことができるほどだろう。食品の廃棄はお金がかかるうえ、環境に悪い影響をおよぼす。しかも食料を生産する過程のどの段階でも起こりうる。

食品廃棄の影響

食品は生産と供給のどの段階でも捨てられていて、この問題は先進諸国と開発途上諸国の両方に影響をおよぼしている。食品を廃棄するのにはお金がかかり、食品の値段を上げる。しかも環境への影響は深刻である——毎年30億トンの温室ガスがゴミとなった食品から大気に放出されている。水とエネルギーと空間が、決して食べられることのない食品の生産と流通に無駄に使われている——世界の農地の28%が廃棄される食料のためにあてられていることになる。おまけに生ごみは腐ると、潜在的な温室ガスであるメタンを発生する。

世界中で、
人間の消費のために
生産された食料品のうち
3分の1は**廃棄**されている

食品ロスを減らす方法

個人でもゴミを最小限に抑えるためにできることはある。たとえば、計画的な調理、食品の下ごしらえ、食べ残しの冷凍か再利用、買い物は少量で回数を増やす、販売期限の近い食品から購入、お買い得パックでなくばらで購入、形の不揃いな果物や野菜の購入（そうすれば店は捨てない）など。

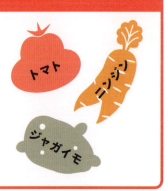
トマト / ニンジン / ジャガイモ

100%

食品が廃棄される時
この図は、土地で生産された食品が各段階でどれだけ廃棄されるかを示している。これは全世界の数字である。開発途上国では、冷蔵と貯蔵の能力の不足により、より多くの食品がいたむため、最初の段階での廃棄が多い。一方、先進国では、人々が多くの食品を購入して捨てる余裕があるため、ほとんどの廃棄物は最終段階で発生する。

67% — **−11.5%**

5 消費
特に先進国では、食品廃棄物の大半は消費の段階で生じる。購入した後、あるいは調理した後でさえ、食べ物が廃棄されている。

78.5% — **−4%**

4 流通と市場
小売業者は、買い物客が買わなかった食品と、見た目が消費者に好ましくない食品（形のいびつな野菜など）を廃棄する。

第6章 食べ物と環境
食品廃棄物

238 / 239

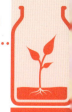

1 農業
特に開発途上国の場合、限られた農業資源、生産基盤、知識しか持たない農民がいる ── そのことが収穫物の品質の低下につながることがある。

92%

-8%

2 残留農薬と屠畜
不適切な貯蔵技術と貧弱な冷蔵設備が原因で、腐ったり、悪くなったりする食品もある。

-8%

84%

-1.5%

3 加工と包装
加工段階でのミスでさらに廃棄される可能性がある。たとえば、適切に殺菌処理がおこなわれなかった牛乳（84頁）は捨てられることがある。

82.5%

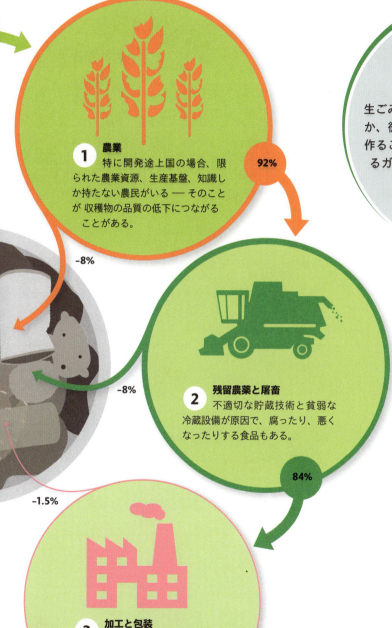

食品廃棄物はリサイクル可能か？
生ごみは堆肥にして土壌改良剤にするか、微生物を使って発酵させて肥料を作ることができる。発酵の間に発生するガスは集められ、電気を発生させるために使われる。

どんな食べ物が捨てられるのか？
廃棄の最大の原因は腐敗しやすいことである。貯蔵期間が一番短い食品か、いたみやすい食品がもっとも廃棄されやすい。つまり、すぐにいたみやすい果物と野菜、塊茎と根菜類が一番廃棄され、貯蔵期間の短い魚と海藻がそれに続く。無駄になる肉はそれより少ないが、肉の生産には多くの土地を必要とし、自然環境を破壊する ── したがって肉の廃棄による環境への影響はもっと大きい。

捨てられる割合

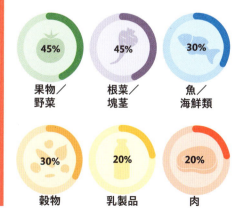

45% 果物／野菜　　45% 根菜／塊茎　　30% 魚／海鮮類

30% 穀物　　20% 乳製品　　20% 肉

フードマイレージ

近年まで、食生活は季節の変動と居住地域により限定されていたが、現代の輸送手段の速度であれば、西欧の買い物客はいつでもどんな食品でも買うことができる——しかし環境にどれだけの負荷がかかっているのだろうか？

地域vs全世界

地産地消運動は工業型農業による環境への影響を削減したいという動機に根ざしている。そのための一番理解しやすい目標は、食品を産地から市場までの長い距離運搬することでもたらされる環境汚染を減らすことである——ここからフードマイレージ（食料の輸送距離）の考えが生まれた。実際にはフードマイレージの本当の効果を分析するのは難しい。たとえば、地元の生産物を自宅の戸口まで地元の納入業者に運ばせると、海外から大量に輸送された食品を買うためにスーパーマーケットまで歩いていくよりも多くの二酸化炭素を排出するかもしれない。

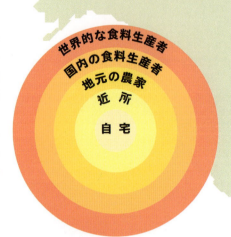

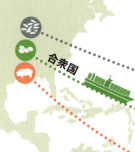

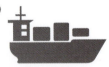

合衆国で消費される食料の15％以上が輸入されている

環境に望ましい食習慣

地産地消運動の提唱者たちは環境に与える負荷を減らすため、消費者が支援できる生産地帯について考えてもらおうとこの簡単なガイドを作った。中心となるのはあなたの庭か窓辺の植木箱で育てられる作物で、外側の環へ行くにつれて、次第にあなたの食事に寄与しなくなるのが望ましい。

季節性

現代の食料消費で増加したフードマイレージの主な原因は、旬かどうかを一切考慮することなく、1年のどの時期でも食物を求める需要である。たとえば果物はもともとどんな地域でも手に入る時期が限られていたが、納入業者はこの制限を、はるか遠くの産地から輸入するか、莫大な規模で果物を低温貯蔵する（「新鮮な」リンゴの多くは実際には何か月も前に収穫されている）ことでうまく回避する。

英国のイチゴ

英国のイチゴ栽培者は国産の出盛り時を見事に大幅に延長したが、納入業者は1年の残り5カ月間在庫を切らさないでおくために輸入品に頼る。

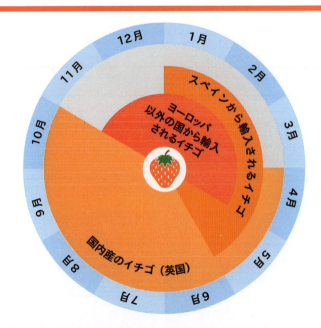

第6章 食べ物と環境
フードマイレージ

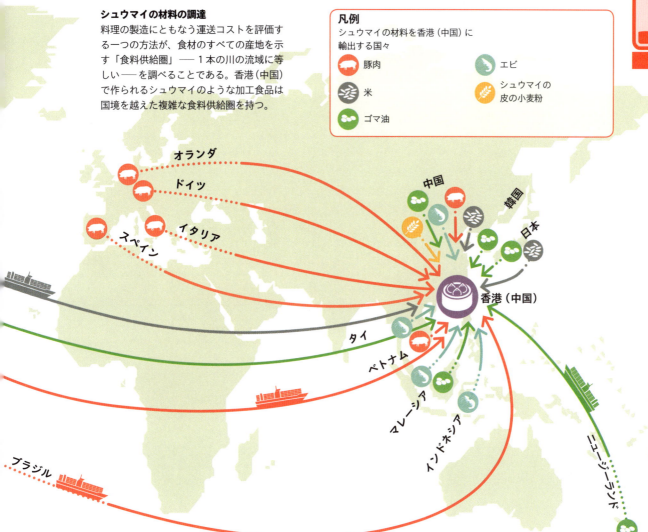

シュウマイの材料の調達
料理の製造にともなう運送コストを評価する一つの方法が、食材のすべての産地を示す「食料供給圏」——1本の川の流域に等しい——を調べることである。香港（中国）で作られるシュウマイのような加工食品は国境を越えた複雑な食料供給圏を持つ。

凡例
シュウマイの材料を香港（中国）に輸出する国々
- 豚肉
- 米
- ゴマ油
- エビ
- シュウマイの皮の小麦粉

フードマイレージは本当に問題なのか？
専門家の中には、フードマイレージは食料生産の中で特に重要な問題ではないと考える者もいる。ある推計によれば、輸送は食物関連のエネルギー消費に3.6％しか寄与しない。食物の種類の方が、どこの産地かよりもはるかに大きな影響をおよぼす。ビーガンは二酸化炭素排出量が肉食者よりもはるかに少ない。肉は生産するのに非常にたくさんのエネルギーを費やすからだ。実際、地産地消運動は単にフードマイレージを最小限にするよりも工業型農業を標的にしている。

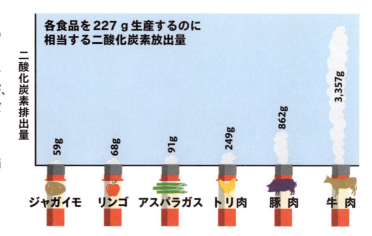

各食品を227g生産するのに相当する二酸化炭素放出量

食品	二酸化炭素排出量
ジャガイモ	59g
リンゴ	68g
アスパラガス	91g
トリ肉	249g
豚肉	862g
牛肉	3,357g

遺伝子組み換え食品

遺伝子組み換え食品（GM食品）に関する大げさな宣伝や意見の相違、意図的に誤解を与える情報が、食料生産と農業の分野におけるこの最先端技術のリスクと恩恵について理性的に議論することを遠ざけている。

遺伝子組み換え食品は表示されるべきか？

これが激しい議論を起こしやすい。支持者は、表示することで消費者はより注意深い管理と選択権が与えられるというが、批判者は、消費者は合理的な選択ができるほど十分に情報を与えられないと主張する。

遺伝子組み換え食品とは何か？

遺伝子組み換え食品とは、遺伝子工学技術を用いて、特定の遺伝子を改変あるいは操作した作物である。従来の品種改良は、交配によって何百、あるいは何千もの遺伝子を一度に混ぜる必要があり、品種改良に何世代も要する。新たな技術はひとつの遺伝子を標的にして、ある種から近縁でない別の生物、たとえば細菌から植物などへ移すことも可能にする。そうした改変は従来の品種改良では成しえない。

遺伝子組み換え食品
商業ベースで利用可能な遺伝子組み換え食品は次の8種類である——トウモロコシ、大豆、ワタ（油用）、セイヨウアブラナ（キャノーラ油の原料）、カボチャ、パパイヤ、テンサイ（砂糖用）、アルファルファ（飼料用）。

遺伝子の導入

ある生物種が持つ望ましい遺伝子を別の種に導入する。バチルス・チューリンゲンシス由来の殺虫成分産生遺伝子をトウモロコシのDNAに導入して、トウモロコシが殺虫成分を作るようにする。

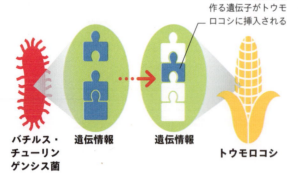

遺伝子の制御

別の手法では、遺伝子を切断することで、ある性質が発現しないように改変される。トマトなどの実は、長持ちするよう、柔らかくする遺伝子が消される。この手法はそれほど一般的ではない。

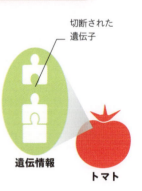

なぜGM食品が作られるのか？

GM食品は、作物が病害虫に耐性を持つことで高収量をもたらすために作られた。作物に除草剤に対する耐性を持たせると、農家は除草剤を使って雑草を取り除くことができる。また作物の栄養を増やすこともできる。

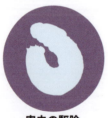
害虫の駆除

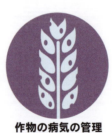
作物の病気の管理

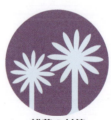
雑草の対策

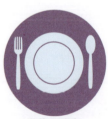
栄養の改変

第6章 食べ物と環境
遺伝子組み換え食品
242 / 243

遺伝子組み換え論争

遺伝子組み換え（GM）食品に反対の意見と運動が文化的な広がりを見せているにもかかわらず、GM食品が人間の健康に危険をもたらすという主張を裏づけるに足る、十分根拠のある研究もなければ、科学的に妥当な規模でおこなわれた研究もない。理にかなう反対意見は、GM食品は十分な説明にもとづく同意もなく、長期にわたり未知の結果をともなう、途方もなく大きな公衆衛生実験を成すというものだ。改変された新しい遺伝子が野生の生物に広まることも環境に未知の影響をおよぼす。だがその間も食品業界は議論の決着を待つことなくどんどん先へ進んでいる。GM食品は合衆国などの国ではどこにでも見られる。

遺伝子組み換えに賛成の理由

ビーガンへの選択肢
遺伝子組み換えにより、ビタミンB₁₂など肉や乳製品の成分を持つ植物が作られるかもしれない。そうなれば、ビーガンに新しい食品をもたらす可能性がある。

化学物質の利用の減少
害虫を寄せつけず、速く成長する遺伝子組み換え作物は、殺虫剤と肥料の必要性が減ることを意味するので、環境のためになる。

世界的な需要
変化していく困難な状況に適するよう、栄養の強化と合わせて、作物を改変することは、増大する人口の需要と移り変わる必要を満たすために避けがたい。

よいか悪いか？

賛成派は、GM食品の利点を潜在的可能性も含めて強く主張するが、生態や環境、経済面で考慮すべき重要な問題がある。ここに賛成派と反対派の主張のごく一部を挙げる。

遺伝子組み換えに反対の理由

病気のリスク
いくつかの遺伝子組み換え作物は単一培養物（遺伝的に同一）なので、この遺伝的相似により、全部が同じ感染症にもろいこともありうる。

化学物質の利用の増加
遺伝子組み換え作物が、草を枯らす化学物質（除草剤）に耐性をもつように改良されるなら、農民はもっと多くの殺虫剤を使うようになり、農場の周囲に生息する野生植物を絶滅させ、下流地域に広範囲な環境破壊を引き起こす可能性がある。

企業の権力
遺伝子組み換え作物は遺伝子組み換え生物（GMOs）を用いて作り出され、通常は特許権があるので、栽培者は毎シーズン新たに購入しなければならない。それらはひとにぎりの大手多国籍企業によって支配されている。

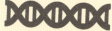

合衆国で売られている
大豆、トウモロコシ、ワタ、キャノーラ、テンサイの90%は遺伝子操作されている

魚の乱獲と
持続可能な漁業

魚は以前にも増して人気が高い。ひとつには人々が魚の健康上の利点に気づき始めたからだ。しかし世界の飽くことを知らない食欲は、かつては無尽蔵のように見えた海の資源をほとんど枯渇させた ── 多くは生態系の破壊という結果をともなって。養殖と持続可能な漁業がこれらの問題への解決策を提供するかもしれない。

世界的規模での魚食需要の増加

世界で約30億人が、十分なタンパク質を得るため、野生で捕獲されたか養殖された魚などの海産物に頼っている。現在は平均すると1人あたり、1950年度の4倍の量の海産物を食べている。この大きな需要を満たすために、世界の漁業はすでにその限界を超えるほどにまでなっている。漁業資源（個体数）は徐々に減っているにもかかわらず、乱獲され続けている ── そしてこの状態はこの先長く続かない。なぜなら魚は、遅かれ早かれ漁業を支えられないほど数が減少するからだ ── あるいはもっと悪いことに、完全に絶滅するからだ。国連の食糧農業機関（FAO）によると、現在の人口予測にもとづけば、今の消費量に対処するだけのために、2030年までに全世界で毎年新たに3,630万トンの海産物を必要とする。

漁業の拡大

1950年代以降、全世界の天然個体群の漁業（漁獲漁業）は水産養殖（養殖業）とともに急速に増え続けている。1990年代までに、漁業資源は激減したため、漁業は頭打ちになった。それに応じて養殖業がさらに急速に成長した ── 今なお成長し続けている。

マグロを食べても大丈夫か？

かつては豊かに生息していたクロマグロも現在はきわめて危険な状態で、他の多くのマグロの生息数も減少している。マグロの仲間は大型の捕食者なので、ネコ科の大型動物や猛禽類のように生息数がもともと少ない。したがって人間が大量に、あるいは急速に食べてはいけない。

凡例

- 養殖業
- 漁獲漁業

84% 完全に枯渇したか乱獲された漁業資源の割合

年

1950　　　　　　1960　　　　　　1970

第6章 食べ物と環境
魚の乱獲と持続可能な漁業

244 / 245

資源を維持しつつ魚を獲る方法

持続可能な漁業は魚の個体数を維持するので、魚は自然に増えることができる。そうした漁業には次のようなすぐれた慣習を取り混ぜたものが含まれる。たとえば、魚釣りが違法となる捕獲禁止海域の設定、浅瀬など脆弱な生態系をそこなわないための底引き網の禁止、漁師が漁獲高を偽って報告する不正の防止、稚魚その他の偶然捕まった種を逃がすことができる網を使うことで付随漁獲物を減らす、乱獲されていない他の種の魚を買う、群れ全体でなく個々の魚を標的にする釣り竿を使って魚を獲る、など。

捕獲禁止エリア

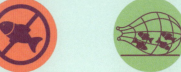
底引き網の禁止　　不正防止

付随漁獲物の削減

代用資源

一本釣り

魚の養殖は解決策となるか？
養殖業は、通常巨大な池か網で囲った生けすでの、捕獲した魚とその他の海産食物の飼養をともなう。養殖業が持続可能かどうかは、餌として与えられる魚粉の材料となる魚が持続的に獲れるかによる。

世界の漁獲高（単位100万トン）

大西洋のタラの漁獲高の減少

漁業の衰退例の中でもっとも劇的な例のひとつが、ニューファンドランド沖グランドバンクスのタラ漁である。タラはかつてこの地域に豊富に生息していて、カゴですくうことができるほどだった。1960年代の工船の導入により漁獲高は大幅に増えたが、その後急速に低下し、1990年代になると完全に衰退した。タラの稚魚は捕食者である魚にすぐに食べられてしまうので、回復には時間がかかる。タラの成魚は通常稚魚を捕食する魚を食べるが、この海域にタラの成魚がいないため、これまでに育ったタラの数はきわめて少ない。

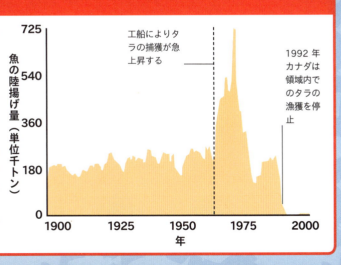

未来の食品

食料生産と農業を支える技術は進歩し続け、より効率のよい、資源や環境を保ちながら活用できる食料生産の方法をもたらしている──大規模かつ局地的規模で。

未来の農場

未来の農場は、もっと多くのおいしい食べ物を要求すると考えられる、急速に増え続ける人類に食料を供給しなければならない。さらに気候変動や土壌の荒廃、水不足、外来の害虫、新たな病気にも対処しなくてはならない。これらの問題を克服して需要を満たすため、古代の諸文化の農業知識を改良するか、完全に新しい管理システムを創造することによる革新的な解決策が研究され始めている。

海水を利用した温室

作物が育つことができない熱く乾燥した沿岸地域のために、海水を利用した温室が植物の生育に適した気候を作り出し、作物を灌漑する真水を生み出す。

2 太陽エネルギー
表層水はパイプを通して、太陽で熱せられている温室の屋根の端から端まで流れる。ソーラーパネルが日光を集めて、換気扇と海水を運ぶポンプを動かす電気を生み出す。

3 空気が加湿される
熱い海水が反対側の多孔性の壁を流れ落ちる。冷たく、湿った空気がこの壁を通して得られ、それが通り抜ける時に熱せられて、さらに多くの湿気を集める。

日光によって温められる海水

吸湿壁をしたたり落ちる海水

冷たく湿った空気が栽培に適した環境を作り出す

湿気

熱い海水がしたたり落ちる

湿気で飽和状態になった温かい空気

ほこり

熱くほこりっぽい空気

冷たく湿った空気

真水が作物をうるおす

作物

蒸気が凝縮した水滴

復水器

換気扇

1 海水の利用
ポンプで汲まれた表層水が、多孔性で吸水力のあるダンボールの壁を滝のように流れ落ちる。外の熱い空気が、換気扇によって作り出された気流によって壁を通って中に入る。湿った壁を通る時、熱い空気は冷やされて湿気で満たされる。

表層水

深層水

海水の排水

真水の貯蔵

海水が海へ戻される

5 灌漑
集められた真水は温室と周辺の土地を灌漑して作物に水を与えるために使われる。従来の温室と同じように、トマト、キュウリ、ピーマン、レタス、イチゴ、ハーブなどの農産物が生産可能となる。

4 水蒸気から真水を得る
深層の冷たい海水が復水器に送り込まれる。温室の熱く湿った空気が冷たいパイプに触れると、パイプの表面で冷却凝縮されて真水となり、貯蔵タンクに真水がたまる。海水から取れた塩は役に立つ副産物として集められる。

第6章　食べ物と環境
未来の食品

246 / 247

新たな肉供給源

世界中で増え続ける肉の需要──そして国によっては家畜を育てるのが非効率的になっていること（228-29頁参照）から、肉のかわりとなる食品の必要性は切迫している。昆虫はすでに多くの人々によって食用にされて（148頁参照）おり、持続可能な食料源となるだろう。牛の可食部は40％であるが、コオロギは体の80％が食べられるばかりでなく、実のところ牛肉よりもコオロギの方が100ｇあたりのタンパク質含有量が多い。

火星の温室

火星の土壌には植物を育てるのに必要な栄養の大半が含まれるが、火星上にはほとんど大気が存在せず、温度は凍るように低く、流れる水もなく、有害な放射線に満ちている。温室を作ることで、日光を集め、栽培条件を作り出す気体を逃がさないでおくことができるのではないかと考えられている。

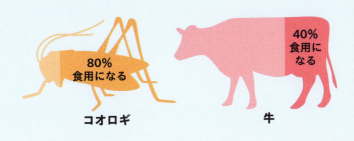

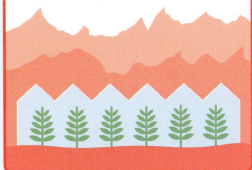

新たに描かれる計画

中世のアステカ人は湖の上に農作物を浮かばせ、土なしで作物を栽培していた。今日ではアクアポニックスが似たようなことをおこなっている。これは魚の養殖（アクアカルチャー）と水耕栽培（ハイドロポニックス）を組み合わせた農業法である。たがいに独立して機能するので、従来の魚の養殖と農作物栽培よりも持続可能な方法となるかもしれない。

日本の科学者は食品の上に調理法を映し出す台所の開発に取り組んでいる

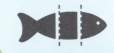

植物
自給肥料
魚の排泄物を、微生物と堆肥を作る虫が餌にし、水に浮かべた植物の自給肥料に変える

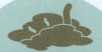

魚の排泄物
食料供給源
魚が出す排泄物は微生物と堆肥を作る虫の食料供給源となる。

魚
浄化
植物は魚と同じ水で育てられる。植物が水をろ過すると、魚を健康に保つのに役立つ

索引

注：太字は主な参照ページ

あ

アーモンド	108, 109, 126
アーリック、ポール	228
アイスクリーム	85, 105, 129
溶けにくい	143
アイスランドの食事	53
亜鉛	35, 80, 188, 210, 211
アオコ	230
赤身肉	**68-69**, 219
赤ワイン	170-71
赤ん坊	**222**
アクアポニックス	247
アクリルアミド	**95**
揚げる	57, 61, 137
あごの筋肉	8
アサイーベリー	109
味	**16-17**
アジア料理	184
亜硝酸塩	74, 75, 219
亜硫酸塩	211
アスパルテーム	16, 138
汗	12, 107, 157, 162
アセトアルデヒド	166, 167, 168
圧力鍋	63
アデノシン	163
アテローム	215
アドレナリン	27, 163, 207
アナフィラキシー	206, 207
アネトール	130
アフラトキシン	**125**
アブラナ類	55, **114-15**
脂の多い魚	**78**, 221
アブラムシ	231
アボカド	108, 109, **121**, 208
甘い果物	**122-23**
甘い物	9, 139, 142-43
アマニ	29, 109, 127
甘味	16, 19
アマランサス	92, 93, 109
アミノ酸	13, 26-27, 63, 69, 103, 162, 163, 190, 191
への不耐症	208
アミロース	90, 91, 93
アミロペクチン	90, 91, 104
新たな食料源	149, 247
アラビカ種コーヒー豆	154
アリイン	119

アリシン	118
アルカリ性ダイエット	204-205
アルカロイド	55, 111
アルコール	**164-65**
酵母と	125
宗教上の禁忌	186, 187
蒸留酒	**166-67**
と体	164, **168-69**, 212, 215
とがん	219
妊娠中	221
発酵	52, 94, 95
ビール	**172-73**
濫用	**167**, 169
ワイン	**170-71**
アルコール依存症	169
アルコール度数	166
アルツハイマー病	193
アルファリノレン酸	29, 78
アルファルファ	242
アレルギー	**206-207**, 210
アレルギー誘発食品	210
泡、ビールの	173
安息日再臨派	182
安定剤	58, 59
アントシアニン	106, 123, 170
アンモニア	76, 77, 100, 101

い

胃	
アルコールと	168
がん	219
空腹	14, 15
消化	20, 21
水溶性植物繊維	199
硫黄	34, 114, 118
息、臭い	22
生きた培養菌	**86-87**, 88, 208
異食症	15
イスラム教	186-87
イソチオシアン酸塩	115, 129
炒める	61
イチゴ	41, 240, 246
1日5皿の野菜と果物	**106**, 159, 220
1日の食事	180-81
計画	238
胃腸炎	208
一価不飽和脂肪酸	28, 121, 136
一本釣り	245
遺伝	
とアルコール	168
と摂食障害	224
遺伝子組み換え食品	**242-43**
イヌイットの食事	**183**

イヌリン	166
EPA（エイコサペンタエン酸）	78
色と味	16
インゲン豆	91, 100
インスタント食品	**38-39**
インスリン	14, 15, 140, 141, 191, 196, 216
感受性	191, 198, 199, 201, 213, 217
インドール	115
インドの食事	131, 139, 176

う

ウィスキー	167
ウイルス	64
ウーロン茶	156
ウォッカ	167
牛の家畜化	9
うま味	16, 19, 59
ウリ	120, 121
運動	
エネルギー出納と	190
空腹と	14
食事と	177, **192-93**
断食と	200
の効果	193

え

英国の食事	139, 176
衛生	
「衛生仮説」	206
台所	64-65
栄養過多	12
栄養失調	**12**, 13, 211
栄養素	
赤身肉	69
インスタント食品	38
オーガニック食品	231
加工と	56
加熱調理と	61, 62
果物と野菜	106-107, 110
欠乏症	15, 55
穀物	93
菜食とビーガン食	188
サプリメント	178-79
ジャガイモ	104
消化	**20-21**
除外食	210, 211
食品成分表示	**43**
鮮度と	46, 47
臓物	73
卵	82
添加物	58

ナッツと種子	126
生の食品	54
乳児と幼児	**222-23**
ハーブ	132, 133
豆	101
劣化	48
エストロゲン	107
エタノール	164, 167
枝豆	102
エチレンガス	123
エナメル質、歯の	161
エネルギー、栄養と	12, 13
エネルギー出納	**190-91**
エネルギー補給飲料	159, **162-63**
エネルギー補給ゼリー	162, **163**
エネルギー密度	**194-95**
エビ	80
ＥＰＩＣ調査	218
エフェドリン	163
Ｆプランダイエット	198
エールビール	173
塩化物	34, 152
炎症性の疾患	182, 183
エンテロリグナン	127
エンドウ豆	91, **100**, 126, 197, 198

お

オイゲノール	130
黄斑変性	115
オーガニック食品	40, 230, **231**, 233
沖縄	185, 194
オーストラリアの食事	139, 177
オート麦	92
オナガガモ	231
オメガ3脂肪酸	28, 29, 40, 71, 78, 127, 136, 182, 215, 218, 232
オメガ6脂肪酸	29, 71, 82, 127, 136, 182, 232
オリーブ油	28, 29, **136-37**, 183, 214, 237
オレイン酸	28, 29
温室ガス	189, 238
温泉	153

か

海塩	134, 135
塊茎類	90, 116, 117, 148
壊血病	52
海水利用の温室	246
海藻	149
貝中毒	81
解凍	51

解剖学的構造の変化、進化による　8
買い物　238
海洋汚染　79
貝類　**80-81**, 108
カカオ豆　52, 144
カキ　80
家禽肉　**70-71**
核果　122, 126
隔日式断食法　200-201
カクテル　167
加工食品
　隠れた成分　**57**
　食品偽装　236
　→　食品加工も参照
果菜類　**120-21**
過食症　**224-25**
カスタードプリン　146
風邪　71, 118
カゼイン　88, 129, 163
家畜飼育　**228-29**, 231, 232-33
合衆国の食事　139, 177
褐色脂肪　128, 191
活用されていない食物　148
カテキン　157
カード（凝乳）　88, 89
果糖　16, 23, 118, 138, 158, 159, 166
カトリック　187
加熱殺菌　49, 56, 83, **84**
加熱調理　**60-61**
　油を使った　137
　安全な　**64-65**
　卵　83
　調理法　**62-63**
　と栄養　54
　肉　72-73
　歴史　8
加熱調理時間　61
カビ　124, 125
　チーズ　89
過敏症
　インスリン感受性　191, 201, 213
　グルテン　99
　添加物への　58, 59
過敏性腸症候群　209
カフェイン
　エネルギー補給飲料　162, 163
　体への影響　155
　茶　155, 156, 157
　コーヒー　154, 155
　チョコレート　144
　とスポーツ　163
　妊娠中　221
　の禁止　186
カプサイシン　120, 128, 129

カボチャ　107, 120, 197, 242
噛む　20
辛い食べ物　**128-29**
カラシ　128, 129, 130, 210
体
　アルコールと　164, **168-69**, 212, 215
　栄養素　12-13
　体脂肪　29
　→　健康の項も参照
ガラナ　162, 163
辛味　17
カリウム　17, 34, 125, 152, 213
カリブ風料理のスパイス　131
カルシウム　34, 78, 84, 178, 219, 221
　不足　35, 210, 211
カロテノイド　48, 80, 106, 110, 113, 115
カロリー　**195**
　甘い物　19, 142
　アルコール　165
　1日の基準摂取量　177
　エネルギー出納　191
　エネルギー補給飲料　162
　加工食品　57
　加熱調理した食べ物　8
　空（栄養価のない）　22, 163
　吸収　**195**
　計算　**194-95**
　高繊維食　198, 199
　穀物　93
　子ども　223
　ジャガイモ　104
　炭酸飲料　161
　低糖質食　196
　と運動　192-93
　ナッツと種子　127
　葉物野菜　113
　ビール　165, 172
　油脂の　28, 136, 142
　ワイン　165, 171
がん　**218-19**
　アブラナ類と　115
　アルコールと　165, 166, 168
　カプサイシンと　128
　菜食主義と　189
　食物繊維と　25
　断食と　201
　トマトと　110
　リグナンと　127
　→　種類別の見出しも参照
肝炎　64
岩塩　134
灌漑　246

柑橘類　123, 158, 159
環境
　食べ物と　**226-47**
　への配慮　187, 188, 189, 232, 230, 243
環境汚染　79, 230
肝硬変　167
韓国の食生活　177
カンジダ菌　**209**
間食
　健康的な　180
　砂糖の多い　140, 141
　スナック菓子　57, 180
完全タンパク質　26
乾燥　48, 49, 133
肝臓
　アルコールと　165, 167, 168
　がん　125, 166, 218, 219
　コレステロールと　30, 31, 214
　脂肪の蓄積　193
　脂溶性ビタミン　32
　胆汁の産生　20, 25
　炭水化物と　23
　に蓄えられるグリコーゲン　15
　余分な栄養　42
缶詰　39, 48, 49
カンピロバクター　64, 65

き

黄色コウジ菌　125
気候変動　246
キサンタンガム　99
キサンチン誘導体　157
生地
　グルテン　98
　パン　94
　麺とパスタ　96
希釈　236
寄生虫　64, 78
季節性　**240**
偽装、食品　**236-37**, 245
基礎代謝率（BMR）　192-93
北アフリカ風料理のスパイス　131
黄茶　156
喫煙
　高血圧と　212
　心疾患と　185
機内食　19
キヌア　26, 92, 109, 197
機能性食品　12, 108
キノコ　**124-25**
キビ　92, 126, 173
気分の変動　22
基本栄養素　**12-13**

キャッサバ　116
キャノーラ　242, 243
キャベツ
　アブラナ類　**114**
　発酵　52-53
キャベツスープダイエット　205
急激なダイエット　204
旧石器時代ダイエット　204-05
牛肉　26, 65, 68, 72-73, 81, 101, 113, 189, 229, 247
牛乳　→　乳（ちち）
キュウリ　120, 246
　発酵　53
凝集　152
協同組合　234
魚菜主義者　188
拒食症　**224-25**
キリスト教　186
筋線維　62, 68, 70, 73
筋タンパク質　27
菌タンパク質　→　マイコプロテイン
筋肉
　運動と　192-93
　エネルギー　23
　活動量が多い　72
　消耗　191
　白い　70
　タンパク質と　69
筋肉幹細胞　148-49
菌類　76-77, **124-25**

く

空腹　14-15
クエン酸　161
ククルビタシン　121
クコの実　109
果物　**106-107**, 176-77
　甘い果物　**122-23**
　果菜類　**120-21**
　形の悪い　238
　皮　111, 122
　缶詰と冷凍　39
　がんと　218
　季節性　240
　熟成　123
　洗浄　64
　鮮度　46
　デンプン食品　91
　廃棄される割合　239
果物ジュース　56, 106, **158-59**
グラス
　ビール　173
　ワイン　171
グリアジン　98

グリコーゲン　15, 23, 69, 70, 140, 141, 163, 190, 191, 205
グリセミック指数（GI）　90, **91**, 96, 141, 159
　　高GI食品　91, 104
　　低GI食品　91, 117, 204-205
グリセミック負荷（GL）　122, 141
グリセロール　28
グリル　60
クリーンイーティング　41, 204-205
グルコシノレート　129
グルタミン酸　16, 59
グルタミン酸ソーダ　59
グルテニン　98
グルテン　94, 96, **98-99**, 142, 211
グルテンフリー食品　99, 143, 211
グルテンを主材料とする製品　76
くる病　211
クルミ　126, 127
グレープフルーツ　14, 107, 158
グレリン　14, 142, 159
クローブ　130
クロム　35
燻蒸剤　231
燻製　48, 49
燻製肉　74

け

ケイジャン風調味料　131
ケイ素　35
ケーキ　142-43
下剤　203, 224
ケチャップ　121
血圧
　　運動と　193
　　高血圧　31, 134, 135, 155, 163, **212-13**, 214
　　食事と　**212-13**
　　低血圧　36, 159, 196, 201
　　ニンニクと　118
血液
　　血中アルコール濃度　168, **169**
　　含まれる水分　36
血液型ダイエット　204-205
血管　118, 159, 168, 215, 216
結合組織　72, 73
血漿　36
血栓　31, 118, 215
結腸、食物繊維と　25, 199
結腸洗浄　202, **203**
血糖値　14, 23, 91, 101, **140-41**, 162, 216, 217, 221
ケトン体　22, 196
ケトン症　196

ケフィア　87
下痢　42, 81, 206, 208, 209
ケール　54, 107, 108, 109, 112, 114
幻覚作用　125
健康
　　赤身肉と　68
　　甘い食べ物と　9
　　アルコールと　165, 167, **168-69**
　　アレルギー　**206-207**
　　遺伝子組み換え食品と　243
　　インスタント食品と　38, 39
　　運動と　193
　　がん　**218-19**
　　基礎栄養素　12-13
　　現代の食事と　8
　　骨粗しょう症　**219**
　　菜食とビーガン食と　189
　　自然食品と　40
　　食物繊維と　25, 199
　　心疾患と脳卒中　**214-15**
　　スパイスと　130
　　スーパーフードと　109
　　西洋の食生活と　182, 183
　　摂食障害　**224-25**
　　炭酸飲料と　160
　　断続的断食法と　201
　　チョコレートと　145
　　糖尿病　**216-17**
　　東洋の食生活と　184, 185
　　妊娠中　**220-21**
　　ハーブと　132, 133
　　貧血　**219**
　　ファイトケミカルと　110
　　不耐症　**208-209**
　　ワインと　170, 171
減脂肪食品　43
倦怠　15

こ

ゴイトロゲン（甲状腺腫誘発物質）　55
交易の歴史　9
抗炎症剤　115, 133, 184
甲殻類　**80-81**, 211
高カロリー食　192
高強度インターバルトレーニング（HIIT）　192
抗菌物質　48, 74, 184
航空貨物便　46
口腔がん　166, 219
高血圧症　212-13
高血糖　217
光合成　112
抗酸化物質　32, 33, 35, 40, **111**

アルコール　165, 170, 171, 172
カカオ　145
果物と野菜　104, 106, 107, 108, 109, 112, 113, 115, 118, 121, 122, 123
燻製品　48, 74
菜食　189
醤油　103
卵　82
茶　157, 184
添加物　58, 160
　　と心疾患　215
　　生の食品　54
　　の不安定性　48
　　ハーブ　133
光子　112
工場飼育　**232-33**
合成植物タンパク質　149
合成添加物　58-59
抗生物質　87, 206, 208
　　家畜用　231, 232, **233**
合成保存料　48, 49
工船　245
高繊維食　**198-99**, 204-205
酵素
　　加熱調理した場合　54, 62, 64
　　消化　20-21, 25
　　植物　54, 113, 118, 119, 123
　　唾液　20, 173
　　タンパク質と　27
　　吊るし肉　69
　　と鮮度　46, 47, 50, 51
　　不耐症と　208-209
抗体　33, 99, 206-207
交代勤務労働者　180
高タンパク食　196, **197**
紅茶　156, 157
交通信号の成分表示　43
喉頭がん　219
更年期　107, 110, 133
抗ヒスタミン剤　207
興奮剤　144, 145, 157, 163
酵母　94, 95, 124, 125, 144, 170, 172
高密度リポタンパク質（HDL）　31, 214
コオロギ　247
コカイン　161
固化防止剤　59, 134
穀物　90, **92-93**, 176-77
　　加工　56
　　家畜飼料用　229, 232
　　栽培　9
　　蒸留酒　164, 167
　　全粒と精製　92

ビール　172, 173
国連食糧農業機関（FAO）　244
焦げる　63, 68, 95
ココナッツ油　29, 136
ココナッツミルク　55
コシェル食品の規定　186-87
鼓脹　208, 209
骨粗しょう症　127, 218, **219**
子どもの食事　**223**
粉ミルク　85
こねる　94, 98
コバルト　35
コーヒー　17, **154-55**, 156
　　インスタント　155
　　直接貿易　234
　　豆　111, 154
ゴマ　127, 211
小麦　26, 92
　　グルテンフリー　98
小麦粉　90, 94, 96
小麦若葉（ウィートグラス）　109
米　56, 90, 91, 92, **93**, 184, 185, 210
　　再加熱　65
小屋飼い　233
コーラ　161
コラーゲン　62, 63, 80
コリアンダー　130, 132, 133, 202
コリン　221
コレステロール　25, **30-31**, 69
　　悪玉　31, 118, 214
　　運動と　193
　　オリーブ油と　183
　　減少　213
　　食物性　30, 83
　　食物繊維と　199
　　心疾患と　215
　　善玉　31, 214
　　ニンニクと　118
コロンブス交換　9
根菜類　**116-17**
コンジナー　164, 166, 167, 169
コーンシロップ　57
昆虫　148, 247
コンデンスミルク　85
コーン油　136, 137
根粒菌　101

さ

細菌
　　加熱殺菌　56, 84
　　抗生物質への耐性　233
　　スターター培養菌　95
　　腸内　25, 189, 199
　　と加熱調理　64, 65

と鮮度 47
と免疫系 206
と冷凍 50
発酵 86-87, 144
ビタミン産生 25
菜食主義者 113, 124, 182, **188-89**, 222
細胞
　構成と維持 13, 26, 27, 190
　構成物 69
　損傷 111
細胞の耐性 201
細胞膜 27, 28, 30, 32, 111, 134, 217
催涙因子 119
ザウアークラウト 52-53
魚 **78-79**
　貝類 **80-81**, 108
　除外食 211
　食品偽装 236, 237
　廃棄される割合 239
　発酵させた 53
　養殖 244, 245, 247
　乱獲と持続可能な漁業 **244-45**
　冷凍 50
魚の乱獲 **244-45**
酢酸鉛 139
ザクロ 109, 158
さしみ 78
サッカリン 138
雑菌混入 48, 64, 65, 74, 83
殺虫剤（農薬） 40, 41, 203, 228, 230, 231, 242, 243
サツマイモ **105**, 185
砂糖 22, **138-39**
　依存症 140
　エネルギー補給飲料 159, 162
　加工食品 57
　菓子 **146-47**
　果物 122
　果物ジュースとスムージー 158, 159
　血糖の高低 **140-41**
　消費量 139
　食品成分表示 43
　代用 138
　炭酸飲料 159, 160
　調理 60, 63
　低脂肪食品 137
　天然 22
　無糖 22
砂糖菓子 **146-47**
サトウキビ 9, 138, 139, 167
サバ 55, 78, 79
サフラン 130

サプリメント **178-79**, 188, 189, 203, 222, 223
サポニン 110, 157
サラダバー 55
サラミ 75
サルモネラ菌 55, 64, 83
サワー種パン 95
酸化 46, 47, 48, 74
酸味 16
残留性有機汚染物質（POPs） 79, 203

し

シアン化物 116, 122
GM食品 → 遺伝子組み換え食品
ジェンダー、と摂食障害 225
塩 **134-35**
　加工食品 57, 135
　がんと 219
　血圧と 134, 135, 212, 213
　脱水状態と 37
塩味 17, 19
塩漬け
　肉 74
　防腐処置として 48, 49
塩水の注入 75
子宮がん 127
歯垢 31
自己注射器 207
自己評価の低さ 224
死産 221
視床下部 14, 15
自然食品 **40-41**
　難点 41
　加工 41
四川風料理のスパイス 131
持続可能性 187, 228, 229, 246, 247
　漁業 **244-45**
舌
　感覚 17
　味覚 16-17, 18, 19
七面鳥 70, 71
歯痛 130
湿疹 206
失明 32
シナモン 130
しびれ 17
シビレタケ属 125
渋味 17, 157
子房植物 122
脂肪酸 13, 25, 28, 29, 190, 191, 196, 215
脂肪組織 15
脂肪の味 16

地虫類 148
シャーベット 147
ジャイナ教 **186**
ジャガイモ 46, **104-105**
　グリセミック指数 91
　主食としての 9, 90-91, 117, 183
　ポテトチップス 57
　緑色の 55
ジャンクフード 38
シャンパン 169
収穫 46
宗教上の食物規定 **186-87**
重金属 79, 202, 203
醜形恐怖症 224
シュウ酸塩 159
十字花科野菜 → アブラナ類
重曹（ベーキングソーダ） 94, 135, 142, 147
集中家畜飼養施設（CAFO） 232, 233
十二指腸 21
シュウマイ 240-41
絨毛 21, 99
集約農業 228, **230-31**, 241
主根野菜 116
種子 **126-27**
主食 9, 90-97
主要栄養素 28, 120
受容細胞 18-19
狩猟採集民 9
循環器系
　アルコールと 168
　カフェインと 155
　ニンニクと 118
漿果 123
消化 **20-21**
　生きた培養菌と 87
　加熱調理と 8
　カロリー吸収 195
　食物繊維と 24, 189, 199
　水分と 37
　炭水化物と 23
　の問題 106
ショウガ 130
消化管
　食物繊維と 25, 199
　腸内細菌叢 25, 86, 87, 189, 199, 206, 209
　の進化 8
硝酸塩 48, 71, 76, 106, 112, 159, 219
硝酸カリウム 74
脂溶性ビタミン 32, 42
醸造 **172**, 173
小腸 21

消費期限 47
商標の偽造 236
賞味期限 47
醤油 103, 124
蒸留 164, 166, 167
蒸留酒（スピリッツ） 165, **166-67**
除去食 207, 208, **210-11**
食事 **174-225**
　赤ん坊と子ども **222-23**
　低糖質 22, **196-97**, 204-205, 217
　運動と 177, **192-93**
　カロリー計算 **194-95**
　血圧と 213
　高繊維食 **198-99**, 204-205
　高タンパク食 196, **197**
　菜食主義とビーガン **188-89**
　宗教と倫理 **186-87**
　除外食 207, 208, **210-11**
　西洋 **182-83**
　断続的断食法 **200-201**, 204-205
　地中海式 182, **183**, 204-205, 217
　低脂肪 194
　デトックス **202-203**
　東洋 **184-85**
　人気のダイエット法 **204-205**
　妊娠中 **220-21**
　バランスの取れた 12, 13, **176-77**, 194
　歴史 **8-9**
　ローフード **54-55**
食事パターン **180-81**
食習慣、現代の 39
食中毒 55, 56, 64, 81, 221
食道がん 219
食品加工 **56-57**
　と廃棄物 239
　→ 加工食品も参照
食品表示 **43**
　遺伝子組み換え食品 242
　偽装表示 236
　鮮度 46, 47
植物
　食用 90-123, 126-33, 149
　食べる効能 229
植物栄養素 107, 110, 133, 159
食物繊維 14, **24-25**
　加工食品 57
　がんと 218
　果物と野菜 40, 158
　高繊維食 **198-99**, 204-205
　根菜類 117
　菜食 189
　消化されない 20, 21

す

除外食	211
食品成分表示	43
水溶性	24, 100
スムージー	159
葉物野菜	113
豆	101
食物繊維の豊富な食品（機能表示）	
	43
食物連鎖	
残留毒素	79, 125, 203, 231
ミネラル	34
食欲	**14-15**
異常な	15, 221
女性、はたらく	39
除草剤	242
ショ糖	138
シリアル	39
白茶	156
白身魚	78, **79**
白身肉	**70-71**
白ワイン	171
仁	126
進化、ヒトの	8, 19
真菌毒	125
神経系	27, 33, 134, 220, 221
神経伝達物質	27
神経毒	129
人工甘味料	16, 58, **138**, 139
炭酸飲料	160
人口増加	230, 243, 244, 246
心疾患	**214-15**
加工肉と	74
血圧と	212-13
コレステロールと	30, 31, 215
菜食主義と	189
食物繊維と	25
民族と	185
リグナンと	127
ワインと	170
心臓	
アルコールと	165, 215
運動と	193
カフェインと	155
腎臓	
腎結石	155, 159
糖尿病	216
と高血圧	135, 213
水と	36, 37

す

酢	52
水銀	79, 203
推奨栄養所要量	
果物と野菜	106, 159, 220

食物繊維	24
水分	37, 176
政府のガイドライン	**176-77**
タンパク質	26, 176-77
糖分	176
ナトリウム	135
ビタミンとミネラル	42
膵臓	15, 21, 216, 217
水素添加油	29, 214
水道水	**152-53**
睡眠	
食事と	89
肥満と	180, 181
水溶性食物繊維	24, 100, 198, 199
水溶性ビタミン	33, 42, 179
水和作用	36-37
スカンク臭	172
スクラロース	138
スコビル値	128
スターター培養菌	87, 88, 95
スタウトビール	173
スタチン	31
頭痛	42, 59, 99, 130, 169
ズッキーニ	120, 121
酢漬け	48, 49, 52, 53
ステアリン酸	28, 29
ステーキ	
サーロイン	73
チャック	72
調理	62-63, 65
ステビア	138
ストリキニーネ	111
ストレス	14, 15
スパイス	**130-31**
保存料としての利用	48
スーパーフード	**108-109**, 112, 203
スーパーマーケット	234, 235
スープ	
消化と	184
調理済みの	39
腹持ち	159
スペイン、食事パターン	180
スポーツ、カフェインと	163
スポーツドリンク	162
スムージー	106, 158, **159**
相撲力士	181

せ

ゼアキサンチン	82, 107, 115
成型肉	75
青銅製パスタ打ち抜き型	97
生物学的利用能	**115**
政府の食生活ガイドライン	**176-77**,

	198
西洋の食生活	**182-83**
セイヨウワサビ	128, 129
世界保健機関（ＷＨＯ）	106, 204,
	217
セージ	132
赤血球	69, 219
摂食障害	**224-25**
ゼラチン	147
セリアック病	99
セルロース	24, 149
セレウス菌	65
セレン	35
セロリ	135, 159, 211
繊維、食品としての利用	149
戦地用サンド	58
喘息	182, 206
先天的欠損症	221
鮮度	19, **46-47**
旋毛虫症	64
前立腺がん	110, 115, 127

そ

総合ビタミン剤	178, **179**, 221
臓物	73
藻類	81, 149
底引き網漁	245
ソーセージ	75
ソラ豆	55, 101
ソルビトール	138

た

体格指数（ＢＭＩ）	68, 190
胎児	220-21
代謝	12, 13, **190**, 191
体重	
運動と	192
管理	194
健康的に維持	13
減少	128, 191, 196, 198, 199,
	200, 201
摂食障害	224-25
増加	181, 191
人気のダイエット	**204-205**
妊娠期	220
大食	**224**, 225
大豆	100, **102-103**, 210, 242, 243
発酵した	53, 77, 103
汎用性	76, 77
耐性を作る	208
大赤血球性貧血症	219
代替食品	**148-49**
大腸	21, 199

大腸がん	25, 68, 115, 166, 218, 219
大腸菌	55, 64
台所の衛生	64-65
大便	21, 199
代用	236, 245
タイ風調味料	131
タウリン	163
唾液	18, 20, 173
多価不飽和脂肪酸	28, 136
多国籍企業	234, 235, 243
多剤耐性菌	233
脱脂大豆	77, 103
ダッシュダイエット	213
脱水症状	36, 37, 169
脱水状態	37
多動性	140
ターナー、フランク・ニューマン	41
食べ残し	
再加熱	65
冷凍か再利用	238
卵	**82-83**, 210
タマネギ	117
仲間	**118-19**
ターメリック	130
タラ	245
多量ミネラル	34
タロイモ	53
単位、アルコール	165, 166
炭酸	160, 161
炭酸飲料	17, 159, **160-61**
断食	15, 180, 202, 203, 204
断続的断食法	**200-201**, 204-205
5：2式断食法	200-201
8時間式断食法	200
胆汁	20, 21, 25, 30, 31
炭水化物	12, **22-23**, 176-77,
加熱調理	62, 63
体の利用法	23
グリセミック指数	91
高繊維	22
穀物	92-93
食物繊維	24
精製	38
貯蔵	191
低糖質食	**196-97**
デンプン食品	90-91
と糖尿病	217
劣化	48
タンニン	170, 171
タンパク質	14, **26-27**, 176-77
貝類	80-81
加熱調理	62
体の成長と修復	3
筋肉の構成	69
グルテン	98

高タンパク食　196, **197**
真菌　124
西洋の食生活　182
大豆　102, 103
卵　82, 83
東洋の食生活　184
燃焼　191
豆　100-01
劣化　48

ち

チアシード　109, 198
地産　240, 241
地産地消の食生活　241
チーズ　52, **88-89**, 221
乳　**84-85**
　赤ん坊用ミルク　222
　加熱殺菌　56, 84
　希釈　236
　チーズ　**88-89**
　発酵　52, 86, 87
　不耐症　8, 210
　ヨーグルトと生きた培養菌　**86-87**
地中海式食事　182, **183**, 204-205, 217
窒素　100, 101, 229, 231
チトクローム　68, 70
茶　**156-57**
着色料
　スパイス　130
　炭酸飲料　160
　添加物　59
チューインガム　147
中国の食事　131, 139, 177
昼食　181
中東風料理のスパイス　131
腸
　がん　68, 115, 218, 219
　グルテン過敏症　99
　健康的な　25
　消化　20, 21
　食物繊維と　199
　水分と　37
　不耐症　209
長期保存可能な作物　9
調合　159
調合乳　222
朝食　180-81
調味料　57, 59, 130
調理済み食品　39, 135
チョコレート　17, 52, 57, **144-45**
貯蔵　48, 49, 234, 239
貯蔵脂肪　23, 29

運動と　192-93
エネルギー出納　190, 191
危険な化学物質　203
高／低カロリー食と　192-93
燃焼　191, 196, 200
肥満　217
チラミン　208
陳列期限　47

つ

漬物用塩水　52, 88
爪　118

て

テアニン　157
テアフラビン　157
DHA（ドコサヘキサエン酸）　78
DNA　27, 185, 236, 237, 243
低GIダイエット　204
低温貯蔵　240
低カロリー食　193, 194, 203, 204-205
テイクアウト食品　39
低脂肪食品　43, **137**, 194
低糖質食　22, **196-97**, 204-205
低密度リポタンパク質（LDL）　31, 214
テオフィリン　163
テオブロミン　144, 157, 163
テキーラ　166
デザート　**142-43**
鉄　35, 211, 219, 221
　赤身肉　68, 69
　植物由来の　113, 188
デトックス　**202-203**
デトックスパッチ　203
テルペン類　110, 130, 133
電解質　152, 162
添加物　**58-59**
　アルコール　169
　インスタント食品　39
　加工食品　57
　家畜飼料　232
　自然食品　40
　水道水　152
　炭酸飲料　160
　と不耐症　208
　不必要な　236
テンサイ　242, 243
電子レンジ　39, **61**
テンパリング（チョコレート）　145
デンプン　**90**
　味　16

根菜類　117
ジャガイモ　104, 105
精製　22
未精製　22
デンプンを多く含む食品　**90-91**, 176
テンペ　53
電力、食品廃棄物を利用した　239

と

銅　35, 220
トウガラシ　111, 120, **128-29**
豆乳　52, 77, 102, 103
糖尿病　**216-17**
　1型　216, 217
　2型　23, 25, 140, 159, 180, 216-17
　運動と　193
　血糖値　140, 196, 216
　菜食主義と　189
　妊娠中　216, 221
　予防と管理　217
　罹患率　183, 217
豆腐　76, 77, 102, 103
動物
　飼育状況　**232-33**
　断食　201
　福祉　187, 188, 233
糖蜜　138
動脈
　と血圧　213
　とコレステロール　31, 214, 215
トウモロコシ　9, 92, 93, 167, 197, 232, 242, 243
東洋の食生活　**184-85**
毒
　検知　19
毒素　**203**
　としてのアルコール　164
　アルコール　166, 167
　貝類　81
　加熱調理と　60, 64
　キャッサバ　116
　根菜類　116
　食物連鎖　79
　真菌　124, 125
　ズッキーニ　121
　デトックス　**202-03**
　と不耐症　208
　妊娠　221
　農薬　230
　豆　101
　水　152
　ローフード　55
土壌改良剤　239

土壌の荒廃　246
トナカイ乳　85
トニックウォーター　161
トマト　120, 246
　遺伝子組み換え　242
　加熱した　39, 41, 55
　ケチャップ　121
　がん　120, 246
　パスタ　57
　風味　17
トランス脂肪酸　29, 214
トリグリセリド　28
トリ肉
　飼育形態　71, 232-33
　洗浄　65
　チキンスープ　71
　ローストチキン　70
トリプトファン　71
豚足　73

な

内果皮　122, 123
内臓脂肪　191, 216
ナシ　46, 122
ナシ状果　122
ナス科植物　120
ナッツ　**126-27**
　アレルギー　127, 210
ナツメグ　130
ナトリウム　17, 34, 134, 135, 152, 213
生クリーム　85
涙　36
　タマネギと　118, 119
軟体動物　210

に

匂いと味　16, 17, **18-19**
苦味　17, 19
肉
　赤身　68-69, 219
　新たな供給源　247
　オーガニック　231
　加工　25, 74-75, 219
　固さ　72
　加熱調理　62-63, 65
　金属味　68
　原料偽装　236
　効率　229
　飼育条件がおよぼす影響　232
　宗教と倫理的信念による禁忌　186-87
　消費量の増加　228-29

白身 70-71
西洋の食生活 182
代用品 76-77, 103
地中海式食事 183
吊るし 69
東洋の食生活 184
生 73
軟化剤 123
肉食の歴史 8
二酸化炭素排出量と 241
廃棄される割合 239
培養肉 **148-49**
非加熱 221
部位 **72-73**
冷凍 50, 51
ニコチン 14
二酸化炭素 17, 94, 95, 125, 142, 147, 160, 240, 241
二酸化炭素排出量 189, 229, 240, 241
ニッケル 35
日光 178
日本の食生活 79, 177, 185, 194
乳化剤 59, 82
乳がん 115, 127, 166, 218, 219
乳酸 86, 95
乳酸菌 52, 86, 87
乳製品 **84-89**, 176-77
　代用品 103
　乳糖不耐性 208-209
　廃棄 239
乳糖 **84-85**, 86
　耐性 85
　不耐症 8, 208-209
ニューロン 36, 201
尿
　水分の排出 37
　ビタミンの排出 32
煮る 60
妊娠
　食事 **220-21**
　糖尿病 216, 221
ニンジン 54, 63, 116, 197
妊娠糖尿病 216, **221**
ニンニク 109, 118, 215

ね・の

ネギ属 118
粘液 18
脳
　アルコールと 169
　オリーブ油と 183
　快感中枢 142
　嗅覚と味覚 18, 19

進化 8
水分と 36
断食 201
と飢え 15
によい食物 215
のためのエネルギー 23
農業 228, 246
　遺伝子組み換え食品 **242-43**
　家畜の飼育形態 **232-33**
　集約 228, **230-31**, 241
　食品廃棄物 238, 239
　フェアトレード **234-35**
　有機 230, **231**
　歴史 9
濃縮液、果汁 158
脳卒中 135, 165, 193, 213, **214-15**
飲み物 **150-73**
　西洋の食生活 183
　東洋の食生活 184
飲み物のサイズの巨大化 161
ノロウイルス 64

は

肺
　アルコールと 169
　がん 115
バイオテクノロジー 228
バイオリアクター 149
胚芽 92
廃棄物
　削減 238
　消化系 21
　食品 47, 187, **238-39**
　プラスチック容器 153
焙煎
　カカオ豆 145
　コーヒー豆 154
パイナップル 122, 123, 158
胚乳 92
培養肉 **148-49**
ハカール 53
吐き気 35, 42, 81, 130, 168, 169, 206, 208, 209
吐き出し行為 224
バーキット、デニス 198
麦芽糖 95, 172
麦芽汁 172
白内障 115
はじけるキャンディ 147
バジル 133
パスタ 56, 90, **96-97**, 98
パストゥール、ルイ 84
パースニップ 116, 197
バター 29, 129, 136, 137, 143,

194, 195
ハチミツ 9, 19, 109, 138, 139, 188, 236
バチルス・チューリンゲンシス 242
発育不全 211
発煙温度 137
発がん性物質 63, 69, 74, 75, 95
白血球 36, 206
発酵 **52-53**
　アルコール 164
　生地 94, 95
　消化 21
　蒸留酒 166, 167
　食品廃棄物 239
　大豆 103
　ビール 172
　ワイン 170-71
発酵パン 94, 95
初乳 222
鼻 18
バナジウム 35
放し飼い **232-33**
　平飼いのニワトリ 71, 232
鼻血 42
バナナ 51, 91, 122, 125
　フェアトレード 234-35
馬肉 236
パパイヤ 123, 242
パパイン 123
ハーブ 130, 132-33
　サプリメント 178
　保存料として 48
ハーブティ **156**, 202, 203
ハム 75
パーム油 29
葉物野菜 54, 111, **112-13**, 215, 219
刃物類 64
ハラール基準 186-87
バランスの取れた食事 12, 13, **176-77**, 194
パン 90, **94-95**, 98, 183
ハンバーガー 59
販売供給網 9, 46-47, 233, 236, 237

ひ

ビーガン 54, 77, 113, **188-89**, 222, 241, 243
挽き肉 74
ヒスタミン 207
微生物
　飲用水 152, 153
　加熱殺菌 56, 84
　加熱調理と 64
　食物の腐敗と 46, 50, 52

チーズ製造 88, 89
発酵 52, 53, 86
非セリアック・グルテン過敏症（NCGS） 99
ビタミン 13, **32-33**, 40
　赤身肉 69
　加工中の損失 58
　過剰摂取 42
　加熱中の損失 54
　強化食品 56
　果物と野菜 40, 47, 53, 107, 108, 112, 115, 117
　欠乏症 12, 13, 32-33, 42
　子ども 223
　魚 78
　サプリメント 32, 33, 178-79
　産生 25
　脂肪と吸収 29
　卵 82
　乳 84
　茶 157
　ビール 172
　ビタミンA 32, 42, 48, 82, 105, 107, 116, 132, 179, 221
　ビタミンB$_1$ 33, 48, 56, 82, 179
　ビタミンB$_2$ 33, 48, 56, 157, 179, 210
　ビタミンB$_3$ 33, 48, 55, 56, 82, 179
　ビタミンB$_5$ 33, 179
　ビタミンB$_6$ 33, 104, 132, 179
　ビタミンB$_7$（ビオチン） 33, 48, 179
　ビタミンB$_9$（葉酸） 33, 48, 73, 178, **179**, 211, 220
　ビタミンB$_{12}$ 33, 54, 56, 84, 179, 188, 219, 222, 243
　ビタミンC 32, 33, 40, 41, 47, 48, 52, 53, 54, 56, 84, 104, 109, 113, 115, 117, 123, 156, 179
　ビタミンD 30, 31, 32, 43, 48, 54, 82, 124, **178**, 179, 210, 211, 219, 222, 223
　ビタミンE 32, 71, 82, 109, 157, 179
　ビタミンK 25, 32, 82, 89, 132, 179
　漏出 41
必須アミノ酸 26, 69, 103
必須脂肪酸 13, **29**, 71, 82
ビーツ 109, 117, 195, 197, 202
ピーナッツ 126

アレルギー　127, 206-207, 211
皮膚
　疾患　206
　水和作用　36
ビフィドバクテリウム・ビフィドゥム
　　　87
皮膚プリックテスト　207
非ヘム鉄　113
ヒマワリ油　136
肥満　9, 12
　２型糖尿病と　216
　アジア民族　185
　インスリン耐性と　217
　エネルギー出納と　191
　血圧と　212
　子ども　223
　菜食主義と　189
　砂糖の入った飲み物と　159
　食物繊維と　25
　食欲と　15
　心疾患と脳卒中と　214
　睡眠と　180
　全世界の割合　204
　人気のダイエット法　204-05
ピーマン　107, 129, 246
肥満細胞　206-7
媚薬　**80**
病原菌　55, 60, 206
表示偽装　236
肥料　229, 230, 231, 239, 243
微量栄養素　32, 40, 82, 113,
　　　120, 124, 189
微量ミネラル　34, 35
ビール　165, 166, **172-73**
疲労　42
貧血　12, 33, 35, 167, 218, **219**
品質保持期間　58, 239
ヒンドゥー教　186-87

ふ

ファイトエストロゲン　102, 107
ファイトケミカル　12, 39, 101,
　110-11, 112, 113, 115, 118,
　　　120, 126, 127, 130, 189
ファッジ　147
プーアール茶　156
フェアトレード　**234-35**
フェノール類　130, 133, 156, 157
フザリウム属　76
付随漁獲物　245
ふすま　90, 92
豚　232
不耐症　**208-209**, 210
豚肉　69

ブタノール　164
二日酔い　169
仏教　76, 186-87
フッ素　35, 152
ブドウ　123, 158, 164, 171
　ワイン　170-71
ブドウ球菌　55
ブドウ糖　12, 15, 22, 23, 90,
　138, 139, 140, 141, 190, 191,
　　　196, 216, 217
フードマイレージ　46-47, 205,
　　　240-41
腐敗　46, 50, 52, 238, 239
不飽和脂肪酸　29, 40, 136, 214
不眠　155
不溶性食物繊維　24
フライドポテト　16, 105
フラボノイド　54, 157, 170
フラボノール　170
プラム　122, 126
ブランデー　166, 169
フリーガン　187
フリーズドライ　85, 133, 155
フリーラジカル　32, 48, 50, 111,
　　　112, 113, 115
ブルーベリー　**108**, 109
フレキシタリアン（準菜食主義者）
　　　188
プレバイオティクス　199
プロシアニジン　170
ブロッコリ　47, 107, 109
プロテインシェイク　162, **163**
プロバイオティクス　12, **87**
プロピオン　119
ブロメライン　123
分量
　子ども用　223
　西洋の食生活　182
　ダッシュダイエット　213
　東洋の食生活　185

へ

ヘキサナール　113
ヘキサノール　113
ベーキングパウダー　142
ペクチン　63, 123
ベージュ脂肪　191
ヘーゼルナッツ　126
ベータカロテン　107, 116, 120
pH値　204-205
pH調整剤　59
ペプチド　26, 27, 123
ヘム鉄　113
便秘　37, 198, 199

便微生物移植　86

ほ

ポイ　53
包装　43, 57, 239
　ペットボトル　153
膨張剤　59, 94, 142
放牧　233
ホウレンソウ　112, 113, 159
飽和脂肪酸　29, 57, 136, 214, 219
ホエイ　88, 163
捕獲禁止エリア　245
牧草飼育
　チーズ　89
　動物　233
捕食動物、自然界の　231
保蔵処理　52, 74
保存　**48-49**, 56
　肉　74-75
　発酵　52-53
　冷蔵と冷凍　50-51
保存料
　健康への影響　75
　炭酸飲料　160
　添加物　58
ボツリヌス中毒　75
ポテトチップス　57, 105
ボトル入りの水　153
母乳　222
骨
　運動と　193
　牛乳と　84
　骨折　42
　骨粗しょう症　127, 219
ポリッジ　94
ポリフェノール　110, 115
ホルモン　27, 29, 30, 107, 221
　家畜用ホルモン剤　232
　植物性　102
　成長ホルモン剤　231

ま

マイコプロテイン　76-77, 124
マーガリン　29
マグネシウム　34, 35, 211, 220
マグロ　78, 79, 236, 244
マクロビオティックダイエット
　　　204-205
マシュマロ　147
マッシュ　94, 166, 172
マヌカハニー　**109**, 236
豆　91, **100-101**, 106, 126, 148, 229
マメ科植物　91, **100-101**, 120, 126

マヨネーズ　82
マンガン　35, 220
満腹　**14-15**, 194

み

ミオグロビン　62, 68
味覚　**16-17**
　と嗅覚　**18-19**
水（水分）　12, 36-37, 176
　飲用水　**152-53**
　水道水　152-53
　炭酸飲料　161
　茶の抽出　157
　調理中　63
　と減量　205
　と満腹感　14, 15
　不足　246
　冷凍　50-51
味噌　53, 124
ミトコンドリア　111
緑の革命　**228**, 230
ミネラル　12, **34-35**
　加工処理による損失　58
　加熱調理による損失　54
　果物と野菜　108, 112, 114,
　　　115, 116, 117
　欠乏症　12, 34, **35**, 42
　サプリメント　179
　自然食品　40
　生理的要求　19
　卵　82
　乳　84
　茶　157
　添加　56
ミネラルウォーター　153
未来の食品　**246-47**

む

無機ヒ素　223
無酸素運動　192
虫　148
虫歯　35, 152, 157, 158, 159, 161
蒸す　60
無糖（機能表示）　43
無発酵パン　**94**

め

目
　暗視　116
　潤い　36
　健康　**115**, 216
　高血圧と　213

タマネギと	119	
メイラード（褐変）反応	60, 61,	
	63, 95, 137, 146, 147	
メキシコ風料理のスパイス	131	
芽キャベツ	114	
メタノール	164	
メタン	238	
メチオニン	26	
麺	90, **96**, 185	
即席麺	38, 96	
免疫系		
アレルギー	**206-207**	
脂肪と	29	
腸内細菌と	25	
の発達	206	

も

モモ	122, 216
モリブデン	35
モルヒネ	111
モルモン教	186

や

焼く	60, 95
野菜	**106-107**, 176-77
アブラナ類	55, **114-15**
おかず	184
加熱調理	63
缶入	39
根菜	**116-17**
ジャガイモ	**104-105**
スムージー	159
鮮度	46
タマネギの仲間	**118-19**
つけ合わせとして	183
デンプンを多く含む食品	90, 91
豆類	**100-101**
廃棄	239
葉物野菜	54, 111, **112-13**,
	215, 219
変な形の	238
水洗い	64
冷凍	39, 50
ヤシの実	122
ヤムイモ	90, 117

ゆ

有機硫黄化合物	110, 113
有効賞味期限	47
有酸素運動	192
夕食	181
油脂	29, **136-37**

オリーブ油	28, 29, **136-37**,	
	183, 214, 237	
体によい	40, 136, 214	
体に悪い	136, 214	
コレステロール	**28-29**	
食品表示	43	
体内に運ぶ	31	
ナッツと種子	126	
肉	72	
劣化	48	
輸送	46-47, 161, 234, 235,	
	240, 241	
ユダヤ教	186-87	
ゆっくり加熱調理	61	

よ

葉酸	33, 48, 73, 178, **179**,
	211, 219, 220
ヨウ素	35, 78, 203, 220
葉緑素	107, 112, 113, 123
葉緑体	113
ヨーグルト	52, **86-87**, 208

ら

ライスミルク	223
ライフスタイルの選択	204
ライ豆	101
ラガービール	173
ラクターゼ	85, 208-209
ラズベリー	40, 122
ラット	148
ラム	167
卵巣がん	127

り

リグナン	**127**
リコピン	39, 55, 106, 120, 121
リサイクル	239
リシン	26
リステリア菌	64
リノール酸	29, 89
リポタンパク質	31, 214
流産	221
流通	46-47, 234, 235, 238
涼味	17
猟鳥獣の肉	69, 70, 221
緑茶	109, 156, 157, 184
リン	34
鱗茎	117
リンゴ	122, 158
食物繊維	24
鮮度	46-47

種	122	
ビタミン	41	
リン酸	161	
リン酸塩	84	
倫理的な食生活（環境や社会に配慮		
した食事）	186, **187**	

る

ルテイン	107, 115
ルピナス豆	149, 210

れ

冷蔵	9, 47, 48, 49, **50-51**
冷蔵庫	9, **50-51**
冷凍	9, 39, 46, 47, 48, 49, **50-51**
レスベラトロール	170
レバー（臓物）	221
レプチン	15
レンネット	88

ろ

ローウェダー、オットー	95
ロースト	60
ロックキャンディ	146
ロブスタ種コーヒー	154
ローフーディズム	**54**
ローフード	**54-55**
ロリポップ	146

わ

ワイン	165, 166, **170-71**
ワサビ	129
ワタ	242, 243
綿菓子	146

謝辞

本書の制作にご協力いただいた以下の皆様に、DK社よりお礼申し上げます。

編集協力：Marek Walisiewicz (Cobalt id), Sam Atkinson, Wendy Horobin, Miezan van Zyl

デザイン協力：Simon Murrell (Sands Design), Darren Bland (Cobalt id), Paul Reid (Cobalt id), Clare Joyce, Renata Latipova

装丁制作協力：Harish Aggarwal, Priyanka Sharma, Dhirendra Singh

索引作成：Helen Peters

校正：Ruth O'Rourke